지혜와 사랑의 대화

스트레스를 모르는
사람이 아름답다

스트레스를 모르는
사람이 아름답다

재판 1쇄   2025년 1월 25일

지은이   노라 S. 킨저
옮긴이   공보길
펴낸곳   예감출판사
펴낸이   이규종

등 록   제2015-000130호
주 소   경기도 고양시 덕양구 호국로627번길 145-15
           서울 마포구 토정로222 한국출판콘텐츠센터 422-3
전 화   02-6401-7004
팩 스   02-323-6416
이메일   elman1985@hanmeil.net
홈페이지   www.elman.kr

ISBN   979-11-89083-91-5(13510)

값 16,000 원

지혜와 사랑의 대화

스트레스를 모르는
사람이 아름답다

노라 S. 킨저 지음

공보길 옮김

예감출판사

이젠 당당히
스트레스와 맞서자!

이 나 미
(신경정신과 박사)

인간은 태어난 순간부터 스트레스를 받는다. 좁은 산도를 거쳐 고통스럽게 바깥세상으로 나오면 갑작스럽게 느껴지는 찬 공기와 따갑도록 눈부신 빛 … 편안하고 따뜻했던 어머니의 자궁 속과는 달리 낯설고 우악스럽기만 한 외계의 손길들 ….

이미 그때 인간은 외부라는 스트레스와 쉴 사이 없이 싸우기 시작하는 것이다.

만약 "나는 스트레스를 단 한 번도 겪지 않고 살고 있다."라고 자신 있게 말할 수 있는 사람이 있다면 그는 틀림없이 성격 장애자이거나 아무리 힘들어도 힘든 걸 모르고 끊임없이 일을 벌리고 뒷감당을 못하는 중증의 조증(Mania) 환자일 것이다.

입학, 졸업, 취직, 멋진 애인을 만나는 일, 결혼, 이사, 질병 등 우리가 살면서 겪어야 하는 이 모든 것들이 다 스트레스의 원인을 제공하는 요인들이기 때문이다.

스트레스란 현대인이기에 받는 서구식의 개념만은 아니다. 스트레스라는 다소 어색하고 버터 냄새나는 용어를 불교식으로 말한다면 삼고(三苦) 즉 괴고(壞苦), 고고(苦苦), 행고(行苦)라고 표현할 수 있을 것이다. 즐거운 일이나 애써 이루어 놓은 일이 깨어지는 괴로움과 인연 때문에 인간 관계에서 받는 괴로움, 생명 가진 죄로 어쩔 수 없이 끊임없이 움직여야 하기에 받는 괴로움은 현대인이 받는 스트레스의 동양적 대칭 개념이 아닌가.

살아 있기에 받아야 하는 고통들을 동양인들은 한(限), 업보(業報), 운명 등을 운운 하면서 그대로 수용하고 받아들였다면 현대의 서양인들은 보다 실제적으로 접근하고 있음이 서로 다를 뿐이다.

일단 이 책의 저자도 스트레스란 충분히 퇴치하고 치유할 수 있는 어떤 대상으로 간주하고 있는 듯하다. 그러한 그의 낙관적 태도는 스트레스를 가능한 조금 느끼게 만들며, 자기에게 주어진 난관을 단시간에 해결할 수 있게 만드는 필요한 조건이라고 해도 실은 틀린 말이 아니다.

병의 원인을 알아야 적절한 치료가 가능하고 그에 따른 진료 방침이 서는 것처럼 일단 스트레스의 원인을 파악하고 그에 따른 대처 방안을 세워야 한다. 따라서, 저자는 책의 전반부에서 도대체 스트레스란 무엇이냐를 주로 서술했고, 후반부에서는 각론적 접근으로 구체적인 대응 방침을 제시해 주고 있다. 먹는 것, 옷 입는 것, 대인관계 등등 저자는 어찌 보면 지나칠 정도로 자상하게 스트레스를 이기는 방법을 제안하고 있다.

특히 이 책에서는 여성들이 받는 스트레스를 보다 중점적으로 다루고 있다. 비교적 여성의 지위가 안정되어 있다고 생각되는 구미(歐美)에서조차 여성들의 불평등한 입지에 대한 불만이 아직 많다고 하니 오래된 가부장제의 남아 선호 사상에 물들어 있는 우리 나라의 경우는 어떠할지 굳이 말할 필요가 없을 것이다.

주로 경쟁사회에 던져진 남성들의 스트레스에 대해 많은 사람들이 주목해 왔다. 그러나 뜨거운 논쟁거리가 된 여성운동의 큰 흐름 속에서 이제는 여성들이 겪는 지극히 개인적인 심리적 고통까지도 관심의 대상이 되고 있다.

이 책에 들어 있는 스트레스의 원인 분석과 치료를 위한 자세한 지침들을 습득해 본다면 지금 이 땅에서 고통 받는 여성들이 자신들의 문제를 객관화시켜 적극적으로 대처하는 데 큰 도움이 될 것이다.

스트레스를 모르는 사람, 아니 스트레스가 두렵지 않은 사람들, 보다 당당하면서도 따뜻한 가슴을 잃지 않는 성숙한 사람들의 건강한 모습을 기대하며 이 책을 권한다.

아름다운 삶을 위하여

우리는 많은 단어들을 사용하고 그 단어들이 삶에 주는 의미가 무엇인가를 생각하며 살아간다. 특히 '여성'이란 단어가 주는 의미는 스트레스를 연상케 할 정도로 주위 분위기가 좋지만은 않은 것 같다. 현대인들은 과거와 다르게 많은 것을 할 수 있는 자유가 생겼다. 그러나 그 자유가 진정한 자유일까?

심리상담학 강의를 통해서 만나게 되는 여성들을 보면서 스트레스란 단어가 여성에게 주는 의미가 무엇인가? 또는 여성이기에 피할 수 없는 스트레스를 갖게 된다는 것이 무엇인가 하는 의문을 갖게 되었는데 이 궁금증이 이 책을 번역하면서 풀렸다.

이 책의 내용은 여성과 스트레스와의 관계를 쉽게 이해하게 한다. 여성의 운명과 스트레스와의 관계, 스트레스에 대한 올바른 이해와 그 증후, 또한 개성 시대를 살아가는 여성이 아름다움을 가꾸는 방법들, 지나친 자기 관리로 인하여 받게 되는 스트레스 등이 자세하게 나와 있다. 그리고 가정에서 느낄 수밖에 없는 여성의 스트레스의 원인과 해결책에 대한 조사도 있으며 스트레스와 섹스라는 조금은 생소한 관계도 잘 설명하고 있다. 스트레스 하면 빼놓을 수 없는 약물 요법이라든지 여성의 옷 등에 대해서도 다루고 있으므로 스트레스를 여성 스스로가 풀어나갈 수 있도록 돕고 있다.

그러므로 아름다워지기를 원하는 여성이라면 누구에게나 이 책이 필요하다고 믿는다. 나는 이 책을 통하여 많은 여성들이 아름다워지기를 꿈꾸어 본다.

직접 쓰는 글보다 번역하는 일이 어렵다는 것을 실감하면서 이 책이 나올 수 있도록 도와주신 엘맨 출판사 사장님께 감사를 드린다.

목차

제1장

여성이라는
이유 하나만으로

여성도 남성과 똑같은 자격을
가지고 있는 완전한 인간이다.
그러나 여성으로 태어났다는
이유만으로 남성만큼
존중되지 못할 뿐만 아니라
가정에서든 사회에서든
늘 하급자의 지위를
감당해야 될 때가 많다.
여기에서 여성만이 느끼는
스트레스가 시작되는 것이다.

1
여성은 자기 운명을
알고 있는가?

필자는 이 글을 쓰기 전에 많은 여성들과 카운셀링하면서 그들에게 다음과 같은 질문을 해보았다.

"당신은 여성의 운명에 대해서 어떻게 생각하는가?"

이 질문에 대한 많은 답을 통해서 나는 감히 '여성의 운명'이라는 말을 쓴 것이다. 그리고 이 여성의 운명이란 말은 미모의 지성인인 어떤 여성의 말에서 빌려온 것이다. 그녀는 나에게 여성의 운명을 강조하면서 이렇게 말했다.

"여성이라는 운명을 남성들은 언제나 이해하게 되는지요?"

어떤 여성은 스스로의 운명에 잘 순응함으로써 이에 만족하기도 한다. 그러나 그렇지 않은 여성도 여성으로 태어난 운명을 언제나 슬퍼하고 있는 것은 아니다. 어떤 때는 운명이라는 사실에 만족해 하기도 하고, 또 여성으로 태어난 것에 대해 아주 자랑스럽게 여기기까지 한다. 그것은 물론 그 여성이 당한 상황에 따라 변하기도 하겠지만, 그 여성의 가치관에 따라 결정되기도 한다.

여기서는 먼저 여성의 운명에 대해 요약하고, 그에 대한 설명을 하나하나 예를 들어 하도록 하겠다.

여성의 운명

여성도 남성과 똑같은 자격을 가지고 있는 완전한 인간이다. 그러나 여성으로 태어났다는 이유만으로 남성만큼 존중받지 못할 뿐만 아니라 가정에서든 사회에서든 늘 하급자의 지위를 감수해야만 될 때가 많다. 여기에서 여성만이 느끼는 스트레스가 시작되는 것이다.

여성의 생리적인 운명은 어머니가 되는 것과 자유스러운 인격으로서의 인간적인 운명과의 사이에는 남성보다 더 어려운 입장에 놓여 있는 것이다. 또한 그 해결마저 여성 스스로의 힘에 의하는 것이 아니라 다만 남성의 선의와 자애의 힘을 빌리는 정도이다.

남성으로 태어나는 것은 그들 자신들의 의지와 희망으로 되는 것은 아니다. 그럼에도 불구하고 남성은 남성으로 태어나서 득을 보기도 하고 자랑스럽게 느끼기도 한다. 반면에 여성은 좋아서 여성으로 태어나는 것도 아닌데 다만 여성이기 때문에 손해를 보는 경우가 많다.

더욱이 이러한 점은 생리적으로만 그치는 것이 아니라 사회적으로도 불리하게 작용한다. 이것은 남성의 악의나 이기주의 및 타산에서 비롯되는 것이라기 보다는 오히려 남성의 무의식과 자기 만족에서 오는 것이다.

프로이트에 의하면, 여성은 소녀 시절부터 자기 자신을 형제들과 비교하면서 이때부터 이미 강한 실망감을 느끼는데, 이것은 소녀들의 언어나 행동을 보면 금방 알 수 있는 것이다. 프로이트의 견해에 식자는 일부 동의하지만, 프로이트는 지나치게 이 사실을 확대 비약함으로써 소녀의 무의식의 깊은 심리적 스트레스와 이 같은 감정이 미치는 영향력을 과대평가하고 있다. 스트레스를 나타내는 현상이 너무 지나치다 할 때 그것은 가정이나 사회의 태도와 판단이 빚은 서투른 결과일 수도 있는 것이다.

아동기가 계속되고, 소녀기에 접어들지 않은 무렵의 여성은 남성들과 비슷한 행동을 하게 된다. 물론 나이에 비해 조숙한 소녀도 있기는 하지만 대개 10살 무렵까지는 사내아이들과 잘 어울려서 심한 장난도 한다. 여자아이들끼리면 자연히 그들 나름의 놀이를 하지만 사내아이들과 놀 때는 대개 심한 장난도 서슴없이 하는 것이다.

그러나 사춘기 초기의 생리 현상이 12~14살 무렵부터 시작되면 그때부터 여자아이도 여성 특유의 운명을 날카롭게 의식하기 시작한다. 그것은 아동기에 중성화 되어 있던 것이 사춘기에 접어들어 심리적으로나 생리적으로나 성별이 뚜렷해지기 때문이다. 이때부터 소녀는 의젓한 여성다운 면모를 보이고, 또한 여성으로 태어난 사실을 뚜렷이 의식하기 시작한다. 이 의식은 육체적·정신적 사춘기가 함께 병행해 나가는 감정적인 사춘기가 서로 결합함으로써 더욱 강렬해진다.

아동은 제 마음대로 노는 한편, 주위의 감각적 세계에 많은 흥미를 느낀다. 그러나 자기를 반성하거나 또는 다른 대상들과의 비교 연구는 하지 않는다. 다른 대상들과 비교해 보는 것은 기껏해야 뒷바퀴가 작은 자전거, 자동차, 옷, 인형 등 아주 하찮은 것들이다. 따라서 인간생활을 구성하는 경제적인 조건이나 사회기구 따위에 대해서는 아무것도 모른다.

그러나 소녀기에 들어서 몸집도 커가고 육체적인 변화가 나타나기 시작함에 따라 사태는 급격히 달라진다. 소녀는 때로는 남들과 비교도 해 보고 자기 반성도 하고 사회적 지위와 계급도 차츰 깨닫기 시작하며, 아버지의 직업이 어떠한 지위를 차지하고 있는지도 완전히 알게 된다.

소녀는 소년들보다 지적으로나 육체적으로 훨씬 더 빠르게 발달하기 때문에 13살 정도가 되면서부터는 이미 정신적으로 충분히 성숙하게 된다. 그리고 사회적으로 차지하는 여성의 지위와 또는 이에 따르는 자연적이거나 인위적인 제한이 많음을 깨닫게 된다. 또한 육체적인 면에서 보더라도 생리적인 불편과 그로 말미암아 매달 되풀이해야만 하는 행동의 제약은 여성만의 특징이라는 사실을 알게 된다. 따라서 이 이유만으로도 자신이 여성으로 태어나지 않았으면 좋았을 것이라는 생각을 하며, 스트레스 비슷한 것을 느끼게 된다.

가정 역시 남매의 대우는 다르다. 남편과 아내의 서로 다른 행동이라든가 부모의 사회적 지위 등이 모두 다르다. 중산층의 소녀는 특히 공부를 잘 한다는 소리를 자주 듣는다. 이처럼 아들의 학업 성적에 큰 관심을 가지는 부모들도 딸에게는 "학업 성적이 다소 떨어지더라도 그리 큰 문제는 아니다"라고 말한다. 그러나 사춘기의 소녀는 이 같은 가정의 분위기에 무척 민감하다.

아들은 가정에서도 많은 자유를 누린다. 외출하는 것도 자유이고, 간섭도 없고 남녀의 교제도 비교적 자유롭다. 더욱이 남자가 취직하면 그의 행동은 훨씬 더 자유롭다. 이런 면에서부터 여성은 스트레스를 받게 된다.

또 가정에서 부모의 언쟁에 있어서도 아버지는 어머니에게 일반적으로 "내가 하라는 대로 해."라며 윽박지른다. 그리고 흔히 어머니는 아버지가 좋아하는 음식을 만든다. 스케줄 역시 아버지 위주로 짠다. 어머니는 아버지 시중들기에 정신이 없다. 그러나 일요일에 아버지는 자신이 즐기는 운동경기를 보러 가거나 낚시 등을 하러 가면서 집안 일은 거들떠 보지도 않는다. 그러한 일요일은 어머니에게는 더 바쁜 날이다. 딸에게는 좀 거들어 줄 것을 바라면서도 아버지나 아들에게는 아예 기대하지도 않는다.

이와 같은 자질구레한 일들은 여성으로 하여금 여성만이 갖는 스트레스를 느끼게 한다.

사회적으로 볼 때도 지도자 중 거의 모두가 남성들이다.

남녀 평등이니 또는 여성의 지위가 법적으로는 차별을 받지 않는다고 해도 아직은 여성이 여러 부분에서 실제적으로 차별 대우를 받고 있다. 이와 같은 요인은 여성들 자신이 일반적으로 지도적 지위를 차지하려는 야망이 없어서라고 볼 수도 있으나 제도상의 장벽이 가로 놓여 있는 것도 무시할 수 없는 것이다.

재능과 능력이 있는 여성은 사회적으로 여러 악조건에 굴하지 않고 현실에 도전함으로 자신의 지위를 확보하려고 하지만 현실적으로는 많은 좌절을 느낀다.

여성들은 장래의 결혼에 관심을 갖기 시작할 무렵인 17~18세가 되면서, 여성들 스스로도 남성에 비해 훨씬 불리하다는 사실을 직면한다. 다시 말해 '아들은 하고 싶을 때 결혼하지만, 딸은 할 수 있을 때 결혼해야 한다'는 사실을 깨닫게 된다. 더욱이 여성의 꿈의 실현마저도 남성에 의해 좌우된다는 사실에 의식 있는 여성은 또 한 번 좌절감을 느낀다.

또 사회적 관습으로 볼 때, 한 여성이 어떤 남성을 사랑한다고 해도 여성 편에서 먼저 사실대로 사랑을 고백하기가 매우 어려운 실정이다. 따라서 우회적인 방법을 쓰기도 하고, 또는 남성 편에서 구혼해 오도록 은근한 방법을 사용하기도 한다. 이처럼 상대방의 마음을 사로잡는 일에까지 남성보다는 여성의 입장이 매우 불리하다는 사실을 절감하지 않을 수가 없는 것이다.

그밖에 육체적인 면에서도 불리하기는 마찬가지이다.

임신이나 해산의 고통은 여성만이 겪는다. 그러나 이 고통은 어머니가 된다는 기쁨으로 차라리 고통이 아니라 기쁨이 될 수가 있다.

위에서 고려해본 여러 가지 사실만 보더라도 남녀의 운명은 공평하지 않고 불합리한 것이다.

불합리한 남녀의 운명

사회적인 측면에서 볼 때, 만일 어떤 여성이 아버지가 없는 사생아를 낳으면 온갖 중상모략을 다 받으며, 자녀 교육비는 물론 양육비도 혼자서 부담한다. 이렇게 막다른 길에 놓인 여성은 그것이 아주 부당하다고 느끼지만, 현실은 그렇지 않다.

더욱이 남성의 유혹으로 아이를 갖게 되어 남성이 여성을 버릴 경우, 남성은 오히려 당당하게 행동하지만 여성은 온갖 모멸과 비난을 받는다. 그리하여 여성은 몸을 숨기거나, 은밀히 아이를 버리거나 한다. 어쨌거나 여성이 받는 피해와 시련은 여성들로서는 도저히 감당할 수가 없다.

나는 미국인으로서 내 조국을 얕보거나 다른 나라로부터 받은 부당한 평판과 행동에 대해 관심을 가지며, 미국의 국제적 지위를 높이는 일이라면 어떤 어려운 일이 있더라도 해낼 것이다. 그러나 교수로서 동료 교수들 사이에 좋지 않은 일로 나쁘게 인식되거나 혹은 교수 전체가 사회로부터 비난을 받으면 몹시 괴롭다. 따라서 어디를 가든 모든 사람들의 따가운 시선을 받는 것 같아 기분이 매우 좋지 않다.

남녀가 모두 바라는 문학상이나 어떤 상을 여성이 수상하게 되면 나는 무척 기쁘다. 또한 필자와 아는 여성이거나 또는 모르는 여성이라도 불명예스러운 일을 하게 될 때, 같은 여성으로서의 공동적인 감정이 우러나는 여성 특유의 본능 탓인지 내 일처럼 수치스럽게 여겨진다.

현대 문명의 풍조에 따라 여성의 지위가 높아지기는커녕 낮아지고 있는 상황에서, 그리고 이 같은 사실을 알면 알수록 자기 자신이 여성이라는 부정적인 면을 느끼지 않을 수 없게 되어 이러한 부정적인 면을 없애려는 것을 여성들이 간절히 바라게 된다. 그때까지는 할 수 없이 이러한 분위기에 둘러싸여 감염되고, 그리하여 심한 열등감과 함께 스트레스를 받게 되기 마련이다.

그러나 현대 사회의 진보는 오늘날의 여성들에게 보다 폭넓은 장래의 가능성을 열어 주고 있다. 이와 같은 경향이 열등감을 없애는 데 어느 정도 도움이 되고 있는 것은 사실이다. 그러나 아직은 인위적으로나 자연적으로 남성에 비해 불리한 점이 많기 때문에, 불리한 점에 관한 한 여성의 운명의 가혹함을 많든 적든 느끼지 않을 수 없다.

또한 결혼의 적령기에 이르러 결혼을 생각하게 되면 앞에서 잠시 언급했듯이 또 한번 여성의 운명을 생각하지 않을 수 없게 된다. 사실 결혼은 대다수의 여성들의 마음을 강력하게 이끌고 있다. 그러나 재능과 미모에서 뛰어난 여성만이 결혼의 어두운 면을 조금이라도 바라본다. 모든 남성들의 인기를 끌고 있던 여성이 결혼함으로써 한 남성에게 일생을 바친다는 것은 지금까지 누린 인기나 선망을 헌신짝처럼 버린다는 뜻이어서 아름다운 아가씨들 중에는 이러한 이유 때문에 선뜻 결혼하기를 주저하는 여성이 많다.

재능과 능력이 있고, 또 좋은 직장에 근무하고 있는 여성에게는 결혼이 소득 없는 '애매한 것'처럼 생각되어 주저하게 된다. 이러한 부류에 속하는 여성의 숫자는 최근 여성의 사회 진출이 활발해지면서 점차 늘어나고 있다.

그런데 이런 여성들은 심한 갈등을 느낀다. 남성들은 사회 활동과 가정생활을 결합시키는 일을 비교적 쉽게 한다.

그런데 여성들에게는 이 일이 매우 힘든 것이다. 직장을 매우 중요시하는 여성은 직장인으로서의 역할과 가정 주부로서의 사명감 사이에서 항상 갈등을 느낀다. 그로 인해서 언제나 마음속에는 스트레스가 쌓여 있다.

근래의 대학을 졸업한 여성들은 직장과 가정생활을 함께하기 위해서 부단한 노력을 하고 있다. 그러나 이러한 여성들을 좀 더 자세히 관찰하면 그들의 행동이 어딘지 부자연스럽다.

그들의 심리 저변에는 항상 일시적으로 풀어버릴 수 없는 스트레스가 쌓여 있는 것이다.

여성의 심리에서 기인한 스트레스

여성은 남성보다도 작고 체력도 약하다. 이것은 잘 알고 있는 사실이다. 그런데 이 간단한 사실이 일반적으로 눈에 띄는 성격상의 경향을 드러내 보이고 있다.

여성은 모든 면에서 남성에게 뒤지므로 남성보다 약하다고 스스로 인정한다. 여성에게 있어 체력이 약하다는 것은 열등감을 조장하는 일이다. 남자나 어른들과 다투면 지게 되는 게 확실하므로 체념해 버린다. 따라서 항상 매를 맞는 쪽은 여성이고, 때리는 쪽은 남성이다.

힘을 믿는 남성은 욕설이나 분노, 부당한 행동, 폭력 등을 행사하는데, 기분이 상하거나 신경질이 날 때 그러한 행동을 하게 되면 기분이 좀 완화되기도 한다. 그러나 여성에게는 그러한 배출구가 없기 때문에 할 수 없이 공격받는 위험을 가능한 피하려고 하며, 그러한 기분을 억제하려고 하니까 자연 스트레스가 쌓이게 마련이다. 이러한 스트레스의 원인은 여성의 타고난 체력의 열세에서 남성과 대결할 때 일어나는 것이라고 할 수 있다.

신체상의 이러한 특징은 특히 키가 작을 경우에는 예외 없이 더 두드러진다. 여성의 키가 일반적으로 훨씬 작을 때 이들 여성들은 수줍음을 더 많이 타며 마음의 농도를 더 심하게 드러낸다. 얼굴을 너무 붉히거나 자신 없는 행동 등을 드러내 보이는 여성은 내성적이며 특별히 수동적인 여성들이다. 활동적인 여성이라면 허세를 부리거나 일부러 무뚝뚝하거나 퉁명스런 모습을 보인다. 또한 억지를 쓰는 태도를 취하기도 한다.

이러한 태도도 신체적으로 열세를 느낀 여성들의 스트레스 발로의 한 방법이라고 볼 수 있다.

여성의 기질 중에 또 하나의 요소는 신경계통의 균형이 불안정하다는 사실이다. 인간에게는 두 개의 신경계통이 있는데 그것은 교감신경과 미주(迷走) 신경이다. 이 두 개의 신경은 서로 관계가 있으며 또한 내분비선과 연결되어 있다. 그리하여 혈액 중 내분비물의 변이가 신경의 균형에 영향을 미친다는 것을 쉽게 알 수 있다.

여성이 월경을 할 때 호르몬의 분비는 끊임없이 변한다.

따라서 신경의 균형이 변함에 따라 여성의 기분도 변하는 것이다. 쾌활하고 낙천적인 생활을 하다가도 우울하고 비관적인 생각을 한다. 그래서 희망적인 생각을 하다가 곧 우울하고 기분이 좋지 않게 변하기도 하는 것이다. 이제까지는 상냥하고 명랑했던 여성이 어느 날 갑자기 화를 내거나 안절 부절 못하고 물건을 손에서 떨어뜨려 주위 사람들을 당황하게 하기도 한다.

생리에 따라 그때 그때 기분이 달라지는 여성들의 이러한 기분의 변화는 어느 여성에게나 흔히 나타나는 현상이다.

이러한 기분의 변화로 인해서 하찮은 일에도 스트레스를 받게 되는 것이 여성이다. 기분이 상향선을 그릴 때는 대인 관계가 원만하게 이루어져서 어느 정도 힘든 일에도 스트레스를 받지 않는다. 그러나 하향 곡선을 그릴 때는 시시한 일에도 스트레스를 받는다.

여성들의 이러한 주기적인 생리변화를 남성으로서는 도저히 이해할 수 없다. 남성들은 이 같은 사실을 그대로 받아들여 '고약하고 이상한 성격' 탓으로 돌리고 만다.

그런데 여성들의 표면상의 행동이 언제나 이 변덕스러운 기분에 영향을 받는다고 말할 수는 없다. 여성은 오직 생리상의 영향 때문에 스트레스를 받을 수도 있다는 것을 말할 따름이다.

따라서 여성은 스스로 마음의 움직임에 진정한 원인을 파악함으로써 마음에서 일어나는 충동이나 욕구 혹은 감정의 표시 정도를 어느 정도 자제할 수 있다.

여성의 소망과 좌절로 인한 스트레스

일반적으로 여성은 남성에 비해 사회적인 접촉에 대한 커다란 불안을 가지고 있다. 이러한 불안에 대비해서 오히려 다른 사람의 마음에 들기를 바라는 마음은 더 크다. 예를 들어서 5살 정도의 남자아이는 제멋대로 행동하며 무뚝뚝하다. 그러나 같은 나이 또래의 여자아이는 그렇게 하기를 꺼린다. 아양을 부리거나 해서 다른 사람의 칭찬을 받으려고 한다.

이러한 여성의 소망은 나이가 들수록 더욱 심해진다. 그리하여 여성은 남들이 자기를 어떻게 생각하며 어떻게 판단하고 있는가를 몹시 알고 싶어 한다. 따라서 유행에 대해 신경을 쓰는 것도, 자기 자신을 남들 앞에 두드러지게 나타내고 싶어 하는 것도 그러한 여성의 희망의 표시이기도 하다.

여성이 유행을 열심히 좇아가는 것은 아름다워 보이기 위해서만도 아니다. 유행이기만 하면 그것이 아무리 이상하게 보일지라도 그것을 받아들인다. 이러한 사실로 볼 때 유행이 미(美)를 만들기도 한다. 여성은 유행에 따라가고자 하는 욕구가 본능적으로 강하기 때문에 이것이 이루어지지 않으면 스트레스를 느낀다.

여성들의 입장에서 보면 유행은 즐거운 취미의 규범이며 자신을 돋보이게 하는 방법이므로 이 유행을 잘 지켜서 다른 사람들의 이목을 끌고 싶은 것이다.

2
구원을 받으려는 소망에서
오는 스트레스

여성들은 일정한 형태의 성장 과정을 거쳐 모두가 자신에 대한 책임을 스스로 져야 하는 성년에 대해 현실적 요구를 감당하지 못한다. 여성들은 한결같이 다른 누군가의 '일부'가 되어 죽을 때까지 보호받고 지탱되며, 그래야만 행복감을 느끼고 힘을 얻는다.

그러나 70년대 소위 여성 상위 시대가 되면서 여성을 생각하고 평가하고 대접하는 방식이 과거와는 판이하게 달라졌고 이에 대한 여성들의 의식도 달라졌다. 여성들에게도 더욱 필요한 것은 돈과 힘 그리고 자유라는 이야기가 들려왔다.

여기서 말하는 자유란 삶에 대응하는 방법으로 삶을 어떻게 파악하고 가장 가치 있는 삶이 어디에 있는가를 결정하고 선택하는 능력을 말한다. 이러한 자유가 한 남자의 일부가 되어 안전을 누리는 것보다 낫다는 이야기가 끊임 없이 들려온다.

그러나 여성들이 자유를 누리면서 여러 가지 새로운 상황 즉 승진이나 책임이 두려워졌다. 그래서 여기서 오는 갈등과 함께 스트레스가 자연히 쌓이기 시작했다.

여성에게 많은 형태의 새로운 기회들이 주어졌으나 그러한 자유와 더불어 여성들에 대한 새로운 요구도 많았다. 여성들은 자랄 때부터 자신보다 '더 강하다'고 판단하고 선택한 그 누군가의 도움과 보호를 받았으나 남편이나 부모 또는 은사의 가치 기준이 아닌 이제 자신의 가치관에 따라 의사를 결정하기 시작해야 한다.

자유는 또한 여성들이 스스로 결정하고 참된 자세를 갖출 것을 요구하고 있다. 이러한 요구에 당장 부응하기는 어려운 일이다. 이제는 그저 '착한 아내'나 '말 잘 듣는 딸' 또는 '선량한 학생'만으로는 주변의 요구를 담당할 수 없다.

여성들이 그들을 억압하는 사람들로부터 떨어져 나와 자립하는 과정을 밟기 시작할 때가 되면, 지금까지 자신들의 가치관으로 생각했던 것이 실은 그렇지 않음을 비로소 인식하게 된다. 그 가치 기준은 다른 사람의 것이었다. 마침내 진실에 눈을 뜨는 순간이 다가온다.

이러한 의식을 갖게 되는 그 순간부터 두려움은 연속된다. 분명하다고 생각했던 모든 것이 산사태처럼 허물어져 내리면서 모든 것이 두렵게 느껴지게 된다. 낡고 퇴색한 의식구조가 와르르 허물어지는 아찔한 순간이 곧 진정한 자유의 시각을 알리는 신호라 할 수 있다. 그러나 이러한 과정에 두려움을 느낀 나머지 지레 겁을 먹고 안전하고 익숙하며 잘 아는 본래의 둥지로 허둥지둥 되돌아가는 일도 흔히 있다.

그렇다면 껍질을 깨고 전진해 나갈 수 있는 상황에서 뒷걸음을 하는 것은 무엇 때문일까? 여성들은 두려움에 부딪쳐 나가면서 일을 극복하는 데 익숙하지 않기 때문이다. 여성들은 아주 어릴 때부터 두렵게 생각되는 것은 무엇이든 피하고 그 대신 편안하고 안전하게 생각되는 일만을 하도록 배워 왔다. 사실 여성들은 자유를 누릴 만한 훈련이 되어 있지 않으며 오히려 그 반대인 다른 사람에 종속되는 일에 길들여져 있다.

누군가에게 의지하는 속성

여성은 어릴 때부터 해로울 정도로 의존성을 키워 나가도록 주변의 계속적인 권장을 받는다. 자신의 의식을 찬찬히 살펴본 여성이라면 자신을 스스로 돌보고 홀로 자립하여 자신의 주장을 내세우는 데 전혀 익숙하지 못하다는 사실을 알게 된다.

남성들의 자립심은 천부적인 것이 아니다. 이는 어디까지나 단련을 통해서 얻어지는 것이다. 남성들은 태어나는 그날부터 자립적인 태도를 배우기 시작한다. 그러나 여자들은 남자들이 자립심을 배우는 것과는 정반대로 언젠가 누구로부터 구원을 받게 될 것이라는 점을 체계적으로 주입받는다. 여성들이 잠시 자기 고집대로 위험을 무릅쓰고 나설 때도 있을 것이다. 그러나 이러한 행동 이면에는 여전히 자립적인 자신의 한계가 확연히 드러나고 있다. 끝까지 남아있는 것은 어린 시절에 귀가 따갑도록 들은 이야기뿐이다. 즉 어느 날 누군가가 나타나 자신의 모습을 되찾게 되어 참된 삶의 불안으로부터 자신을 구해줄 것이라는 이야기다.

다른 사람이 자신을 돌보아 주기를 바라는 욕망이 여성들에게 감추어져 있는데 이러한 은폐된 허상(虛像)이 마치 자립인 양 착각하여 자신을 우롱해 왔었다. 그리하여 위장된 허상을 너무 확신한 나머지 그 허상을 실상으로 계속 믿어 왔었다. 그러나 이러한 허상을 뿌리쳐 보려고 노력하는 가운데 마음속에 감추어져 있는 허상과 갈등을 느끼면서 거기에서 여성의 운명적인 스트레스를 느끼게 된다.

스트레스에서의 도피

시몬느 보봐르가 이미 4반세기 전에 지적한 것처럼 여성들은 진정한 삶을 추구하는 데 따른 긴장이 싫기 때문에 이를 회피하기 위해 순종적인 역할을 받아들인다. 스트레스의 도피가 바로 여성들의 숨겨진 목표가 되었다.

오늘날 여성들은 이러한 목표에서 벗어나 다른 사람의 도움을 받지 않고 스스로 자립해 보려고 몸부림을 친다. 그리하여 낡은 사회적 관념과 새롭고 급진적인 사회관념 속에 끼어 가치관의 혼란을 겪고 있다. 그러나 이제 낡은 사회적 역할에 더 이상 의존할 수 없다. 이 역할은 남녀가 구별되는 기능적 역할일 수 없으며 진정한 의미의 선택적인 것도 아니다. 오늘에 합당한 역할로서 이해하고 바라면 된다.

여성의 역할은 여성 해방이라는 용어가 등장하기 훨씬 이전부터 서서히 변화과정을 밟아왔다. 여성들의 상황이 더 이상 안전하지 못하고 앞길 또한 몹시 불투명하다는 두 가지 사실이 오늘날의 여성들이 성장과정에서 겪는 불안과 두려움이며 여성들만이 겪는 스트레스의 원인이 되기도 한다.

이제 모든 것이 개방되었고 또 여성들 스스로가 판단해 보아도 능히 자립할 수 있음이 분명해졌음에도 아직 해소되지 못한 감정적인 문제들이 여전히 여성들의 발뒤꿈치를 붙잡고 있다. 또한 여성들은 아무런 구속 없는 자유를 갈망하면서도 다른 한편으로는 타인의 도움을 받고자 한다.

타인에게 의존하려는 여성의 욕망은 대부분 깊은 뿌리를 지니고 있다. 이 뿌리는 유아시절부터 뻗어 나온 것이다. 여성들은 이러한 의존성을 감추려고 온갖 노력을 다한다. 특히 자립을 권장하는 사회적 분위기가 고조되어 있는 그들 앞에는 의존심을 마음 한구석 그대로 은폐하거나 억제시키려는 충동이 강해진다.

문제가 되는 것은 이처럼 마음속에 묻어두고 부인하는 그 부분에 있다. 이 부분은 꿈이나 환상 속에서나 그 모습을 드러낸다. 또는 공포의 형태로 나타날 때도 있다. 이 부분은 또 여성들의 사고방식이나 행동양식과 말씨에도 영향을 미친다.

뉴욕의 정신과 의사인 알렉산드라 사이먼즈는 자신이 진료한 여성들 대부분이 의존성이라는 문제에 갖가지 영향을 받은 사람들이라고 말했다. 그는 표면적으로는 상당히 성공한 듯한 여성들조차도 자신을 타인에게 종속시키려 하는 경향이 강해서 이 두 가지 상반된 생각들이 때로는 마찰을 일으켜 갈등과 스트레스의 원인이 되기도 한다고 지적한다.

여성의 콤플렉스와 스트레스

여성들이 해방을 원하는 진정한 목표는 단 한 가지밖에 없다. 즉 내부로부터 자신을 해방시키는 것이다. 오늘날 여성들이 스트레스를 받는 심리적 원인이 바로 이 심리적 의존 상태와 그것을 벗어나려는 갈등에서 비롯되었다는 것을 나는 먼저 지적하고 싶다. 오늘날 여성들은 억압된 태도와 불안이 뒤얽혀 그들의 의욕과 창의성을 마음껏 발휘하지 못하고 있는 것이다.

필자가 이 글을 쓰면서 만나 본 여성들은 각계 각층의 사람들이었다. 직장을 가지고 있는 여성들, 취직을 하지 못한 여성들, 가정에서 가정주부로서 만족하는 여성들 또는 항상 불만을 느끼면서도 할 수 없이 그럭저럭 살아가는 여성들 등 다양하다.

이들은 모두 본래 지니고 있는 자질과 능력을 제대로 발휘하지 못한 채 그들 자신이 만들어 놓은 여성이란 성(城)에 갇혀 있다. 이들은 그 속에서 무엇인가를 기다리고 있다.

인터뷰에 응한 여성 중 문제의 핵심이 어디에 있으며 스트레스의 심리적 원인이 어디에 있는가를 제대로 아는 여성이 많지 않았다. 그들은 모두 내적인 갈등과 스트레스에 몹시 시달리고 있었다.

다른 사람들로부터 보호를 받으려는 깊은 욕망이 그들 마음속에 내재되어 있음을 솔직히 인정함으로써 자신이 누구이며 또 그들이 실제적으로 성취할 수 있는 것이 무엇인가를 파악하는 현실적인 감각을 지니게 된다. 이런 여성들은 억압되고 부정 받은 삶을 계속하기 보다는 내부적인 자아의 실상에 정면으로 맞섬으로써 모든 갈등을 극복할 수 있을 것이다.

🔊 소녀 때의 생각을 벗어나지 못해서 일어나는 스트레스

필자가 상담한 32세의 독신 여성의 고백을 여기에 소개하겠다.

"나는 무슨 일이고 혼자 하기가 무척 어렵습니다. 나는 항상 내 위치가 다른 사람보다 뒤지고 있다고 느껴졌어요. 나에게는 오빠가 한 사람 있는데, 내가 보기에 그는 흠 잡을 데 없는 완벽한 사람 같았지요. 그런 오빠와 나 자신을 비교하면 항상 불만이 생기고 그때마다 스트레스가 쌓였어요.

나는 내가 결혼하지 않고 또 자녀도 갖지 않는 것이 상궤(常軌)를 벗어난 불합리한 행위가 아닌가 하는 생각이 들 때가 있어요. 물론 내가 살고 있는 샌프란시스코에서는 이런 일을 근사하게 보아주는 사람이 많다는 것을 알고 있긴 하지만… 그러나 미혼으로 있다는 것은 내가 성장하면서 배운 것과는 전혀 다른 것이고 또 내가 반드시 원하는 바가 아니지요. 이런 점으로 판단해 보면 내가 혼자 독립하겠다는 생각은 진정으로 우러나는 것이 아니라는 느낌이 들어요."

그녀는 심리학 박사학위를 받은 여성 학자로서 크게 성공한 사람인데도 자신의 의존성에 대해서 솔직하게 시인했다.

그녀는 자신의 역할에 대해 혼돈하고 있다. 즉 누군가의 뒤에 안전하게 서서 의지하려는 내면의 욕구와 일선에 나와서 스스로 자립하고 성공하겠다는 의욕이 예리한 모순을 드러내고 있는 것이다. 이러한 모순으로 인해 가끔 갈등을 느끼고 작은 일에 대해서도 스트레스로 반응을 나타내는 것이다.

주리드 코번은 <마드모아젤>에 이런 글을 기고했다.

"언제나 여성의 삶은 너무나 힘겹게 느껴지고, 따라서 모든 노력을 포기하고 남성의 보호를 받아버릴 가능성은 아직도 여성에게 길게 남아 있다. 이러한 가능성 때문에 자립하겠다는 의지가 약화되기 쉽다. 갖가지 요구 청구서가 쌓이거나, 승용차가 고장이 나거나, 여행 일정이 엉망이 될 때 여성들은 이렇게 간단히 말해버린다. '결국 나 혼자서는 할 수 없어요'" 라고.

현대 여성이라고 자칭하는 사람들의 이야기에 잠시 귀를 기울여 보면 새로운 모습의 여성이 사실은 전혀 새로워지지 않았음을 알 수 있다. 새로운 여성은 있을 것 같지 않은 세계 속에 살면서 낡은 가치체계와 새로운 가치체계라는 두 개의 가치관 사이에서 헤매고 있다. 정서적으로 여성은 두 개의 가치 체계 중 어느 하나와도 조화를 이루지 못하고 있을 뿐만 아니라 이 양자를 통합시킬 방도도 찾지 못하고 있다. 여기에 바로 문제가 있는 것이다. 내부적으로 혼돈과 불안 속에 빠져 있기 때문에 여성들은 가정이 아닌 바깥세계에서 온몸을 드러내놓고 살아가는 일에 선뜻 나서지 못한다.

여성들이 두려움을 느끼는 이유는 무엇일까? 이 문제의 답변은 자신감에서 찾을 수 있다. 만약 여성들이 밖으로 뛰어나가 무슨 일이든 부딪치지 않으면 여성들은 가정 밖의 모든 일에 계속 두려움을 느끼며 살아가게 될 것이다. 그러나 가정 밖으로 나가 자신의 능력을 키워 나가거나 전문직에 종사하면서 상당한 기반을 닦아 놓은 여성들 중에도 내면적으로는 여전히 안정감을 느끼지 못하는 사람이 많다.

사실 외면적으로는 대단한 자신감을 과시하면서도 내면적으로는 자신감을 잃고 있는 여성들이 매우 많다는 것은 주목할 만하다. 이런 여성들은 작은 일에도 스트레스를 많이 받는 것이다.

미시간 대학의 여성심리 조사에 참여한 심리학자 주디드 바드위크는 이 연구 결과에 대해 다음과 같은 결론을 내리고 있다.

"수동성과 의존성 그리고 자부심의 결여가 여성으로 하여금 스트레스를 민감하게 받게 하는 주요한 원인의 하나이다."

여성들의 자신감 결여 현상은 어릴 때부터 유래되는 듯하다. 이러한 현상이 너무나 뚜렷한 나머지 여성들은 마치 자신들의 개인적인 결함처럼 느끼는 경우가 많다. 그래서 이따금 그런 자신에 대해서 원망하기도 한다. 스스로 판단할 줄 아는 성인처럼, 신축성 있고 자유스러우면서 강인하게 살아보려고 아무리 발버둥을 쳐도 마음속에 도사리고 있는 이 유약한 어린아이는 여성들의 귀에 계속 두려운 경고를 전달한다. 이러한 불안정감의 영향이 광범위하게 확산되면 여성들의 타고난 능력을 제대로 발휘하지 못하는 결과를 빚어 사회 전반적으로 적잖은 손실을 가져오는 것이다. 문화적, 심리적 양면에 걸친 여러 가지 이유로 말미암아 이 이유 중에는 여성들의 진정한 활동이나 기여를 기대하지 않는 사회제도도 포함된다. 여성들은 계속 그들 자신을 억압하고 있는 것이다.

🗨 스트레스를 감당하지 못한 여직원들

오늘날 여성들은 자신의 기반을 단단히 다져나가기는커녕 새로운 자유에 반동하여 뒷걸음을 치는 경우가 있다. <월스트리트> 저널지의 조사 결과에 따르면 여성 근로자들은 기업체들이 그들을 위해 특별히 마련한 작업 능력 향상 계획에 좀처럼 참여하지 않는 것으로 밝혀졌다.

직장을 가지고 있는 주부사원들 중 일부는 근무 자체가 그들이 감당하기 어려울 만큼 많은 스트레스와 불만을 안겨준다는 이유로 사표를 내고 있다. 한 조사에 의하면 주부사원들은 자신의 성장발전에 따른 당연한 불만을 기대하고, 대신 자신을 더 필요로 하는 가정이라는 안이한 생각에 빠지는 경향을 보였다. 사실 이들은 자신을 사회가 필요로 한다는 인식은 깨끗이 버리고 그러한 인식을 가정으로 돌려 자신이 없으면 가족들이 허전해 할 것이라고 믿고 있다. 직장에 나가는 주부사원들은 직장생활의 불안을 감당하지 못해 직장을 포기하고 가정으로 돌아간다. 이들은 남편의 허락을 받고 직장을 그만두고 나서 "그처럼 편안할 수 없었다." 고 실토했다.

캘리포니아 대학의 정신의학자인 루드물턴은 뛰어난 재능을 가진 여성들마저 능력을 발휘할 시기에 의도적인 임신을 하여 직장생활의 불안에서 벗어나려 한다고 말했다. 그녀는 구체적인 실례로서 두 차례나 '우연이라고 할 수밖에 없는' 임신을 한 여류화가를 들었다. 5년의 간격을 둔 두 차례의 임신은 모두 공교롭게 그녀의 작품 전시회가 주선되던 때였다. 그녀는 개인전의 기회가 주어지면 일을 회피하기 위한 구실로 임신을 선택했다.

물턴 박사는 "이처럼 무리한 임신과 뒤늦은 자녀 양육이 가정에 다시 안주하려는 여성 심리의 대표적인 징후"라고 말했다. 이것은 사회활동의 요구를 물리칠 수 있는 대표적인 기능을 부여하기 위한 것이었다.

스트레스 회피를 위해 임신을 하는 현상은 가정생활에 결코 긍정적인 영향을 미칠 수 없다. 여성들이 자신의 개인적인 성장에 따른 불안과 스트레스를 피하기 위해 자녀를 갖는다고 한다면 악순환은 계속될 수밖에 없다. 여성들은 스스로 선택한 답답하고 제한적인 역할을 원망하게 될 것이고, 나아가 가정 밖의 일에 대한 두려움은 날이 갈수록 더해갈 것이다. 여기에 우울증까지도 겹칠 수 있다.

오늘날 여성들의 스트레스 해소책으로 제기되고 있는 유력한 의견은 무엇보다도 여성들에게 자유로운 선택권이 주어져야 한다는 것이다. 즉 직업을 가질 것인지, 가정에 안주할 것인지, 직장에 근무하면서도 풀타임으로 근무할 것인지, 시간제로 근무할 것인지를 여성 스스로 선택하도록 해야 한다는 것이다. 누구도 여성들에게 '이것은 해야 한다'거나 '저것은 안 된다'는 등의 말로 강압해서는 안 된다는 것이다.

흔히 여성은 가정에서 아이들을 기르고 청소하며 또 밖에서 일하는 남편이 갖가지 스트레스와 불만을 극복할 수 있도록 뒷바라지 함으로써 사회에 큰 기여를 할 수 있다고 말한다. 여성들은 이러한 일에 스스로 긍지를 느낄 수도 있다.

그러나 여성들이 스스로 자립할 것인가, 아닌가를 선택할 수 있는 권리 자체가 사실은 여성의 스트레스 해소의 좋은 방법일 것이다.

여성들은 업무나 직무에 대한 그릇된 태도 때문에 일을 해나가는 데 여러 가지 곤란을 겪고 있다. 어떤 여성은 몇 년씩이나 직장 생활을 하면서도 업무 처리의 요령을 익히지 못한다. 어떤 여성은 남성들의 경쟁 세계를 혐오하면서 이 경쟁에 뛰어 들기를 거부한다. 그러나 이런 여성들은 자신이 할 수 없거나 또는 어렵다고 생각하는 일을 남성이 거뜬히 감당해내는 것을 내심 두려워한다. 예를 들면 어려운 상담을 풀어나가는 일이나 독자적인 프로젝트를 추진해 나가는 일 등을 감당할 때, 여성들은 갈등이나 자신의 무력감을 느낀다.

또 테스트에 대한 불만은 남성보다 여성들에게 특히 두드러진다. 전문직 취업이나 전직 또는 승진 등에 일정한 형태의 시험을 거쳐야 한다고 하면 여성들은 크게 위축되거나 자신의 계획을 포기하기 쉽다.

여성들은 다른 사람들 앞에서 이야기하는 데도 많은 어려움을 느낀다. 컬럼비아 대학의 한 교수는 대학원생 200명을 대상으로 조사한 결과 여학생은 50%가 공개석상에서 제대로 의견을 밝히지 못하고 있으나 남학생은 20%만이 어려움을 겪고 있음을 밝혀냈다. 일부 여학생은 너무 긴장한 나머지 현기증을 느끼거나 똑바로 서있는 것조차 못할 정도였다.

자부심이 강하지 못하거나 남에게 의존하려는 경향이 짙은 여성들은 일반적인 의사소통 중에도 어려움을 느낀다.

일부 여성들은 당황해서 자기가 하고자 하는 말을 잊어버리거나 적절한 표현을 찾지 못하고 또 대화 상대자의 눈을 제대로 쳐다 보지 못한다. 또는 쉽사리 얼굴을 붉히거나 말을 더듬고 어떤 때는 말소리가 떨리기도 한다. 이들은 또 어떤 사람이 자신의 의견에 동조하지 않고 반대의견을 내놓으면 그만 성질을 낸다.

이러한 어려움은 모두 성취 불안의 형태로 나타나고 다시 성취 불안은 무력감이나 무방비감과 관련이 있는 일방적인 불안으로 이어진다. 즉 자신과 다투고 있는 사람으로부터 어떤 반격과 보복을 받지 않을까 하는 불안이나, 잘못된 일로 비판을 받지 않을까 하는 불안 등이 그것이다. 이러한 불안은 특히 여성들에게 큰 영향을 끼치는 것들이다. 왜냐하면 자신의 일을 스스로 처리하거나 자신의 주장을 당당하게 내세우는 것이 '여성답지 못한 행동'이라고 가르침을 받았기 때문이다. 그래서 이들은 상냥하며 여자다운 모습을 지니려고 애쓰고 있다. 이러한 희망과 노력은 여성들이 스스로의 삶을 보람 있고 풍요롭게 이끌어가는 데 방해가 된다.

제2장

여성에게
스트레스란 무엇인가?

스트레스는
여성의 육체나 정서에 영향을 준다.
그들의 인생에 있어
예기치 않던 사건의 출현 – 이를테면
이혼, 별거, 질병, 불화 등 – 으로 말미암
아 여성들의 인생은 변화를 만나게 되고,
이러한 가운데 스트레스를
직면하게 되는 것이다.

1
스트레스란
무엇인가?

🗨 스트레스 용어의 역사

여성에게 있어서 스트레스는 무엇인가를 논하기에 앞서 스트레스란 무엇인가에 대해 생각해 보자.

영미권에서 통용되는 '스트레스'라는 용어의 의미는 1936년까지는 매우 명백했다. 옥스포드 영어사전에 따르면 이 단어의 기본적 의미는 적어도 15세기로 거슬러 올라가는데, 그 시기에는 '물리적 긴장인 압박'이라는 의미로 풀이되었음을 알 수 있다. 그 이후로도 이 단어는 이런 의미에서 크게 벗어나지 않았을 뿐 아니라, 물리적인 것 외에도 널리 일반화되어 사용되기까지 하였다. 예를 들어 1704년에 이르러 스트레스는 '고난, 역경 또는 불운이 여성에게 가해지는 압박'의 뜻으로 사용되었다. 10세기 중반에 이르러 스트레스의 개념은 더욱 확장되어 '신체 기관이나 정신력에 가해지는 압박'이라는 의미를 포함하게 되었다. 그 외에도 다른 관련 있는 의미들이 나타났지만, 그런 의미들 또한 적어도 1936

년까지는 '스트레스'의 기본 개념에서 크게 벗어나지 않았다. 그해, 캐나다 맥길 대학의 한 젊은 학자가 이제까지와는 전혀 다른 새롭고, 충격적인 스트레스에 대한 정의를 내린 보고서를 발표함으로써 질병이라는 것에 대한 우리의 고정관념에 대변혁을 일으켰다.

한스 셀리는 처음에는 자신이 연구 발견한 상황을 스트레스라는 용어로 설명하는 것을 의식적으로 피했지만, 후에 생각을 바꾸어 1940년대 중반부터는 자신의 발견을 '스트레스'라는 용어로 설명하기 시작했다. 그가 이 용어를 사용하기로 한 것도 여러 관점에서 볼 때 참신한 아이디어였지만, 그보다 그의 방대한 집필들을 비롯한 연구 상의 위대한 업적은 과학계에서 이 새로운 용어를 확립시키는 데 큰 공헌을 하였다.

셀리 박사의 '스트레스' 정의에서 가장 중요한 점은 전통적인 정의를 뒤집어 놓았다는 데 있다. 그는 스트레스를 일종의 자연력이나 강제력으로 보기보다는 어떤 다른 자연력이나 강제력의 출현으로 인해 한 유기체 내부에서 발생한 '결과'로 보았다. 또한 셀리의 스트레스 개념은 유기체의 생물학적 작용에 근거를 둔 생리학적인 것이라는 사실을 유념해야 한다. 그런 점에서 셀리가 의학과 내분비선학을 전공했다는 것은 그리 놀라운 일이 아니다. 셀리의 생물학적 모델은 다음의 스트레스 접근법의 기반이 되었다.

셀리는 스트레스를 '어떤 행동형으로 표현되는 상태'로 보았다. 즉, 생리학적 스트레스는 특정한 일련의 사건들로 표현된다. 셀리는 이러한 연속을 총체적 적응 증후군이라는 용어로 정의하고 그러한 기재 안에서 세 단계로 구분했다.

그것은 '경고 반응', '저항 단계', 그리고 '피로 단계' 순으로 발생한다. 이러한 단계들을 하나하나 조사해 보자.

경고 반응은 생리학적 복합 반응으로 스트레스 인자에 의해 야기된다. 스트레스 인자의 개념에 대해서는 나중에 좀 더 자세히 살펴보기로 한다. 지금은 스트레스 인자가 '스트레스를 일으키는 것'이라는 셀리의 정의를 그대로 받아들이기로 하자. 스트레스 인자가 출현하면, 경고 반응이 뒤따른다.

경고 반응의 가장 일반적인 증세는 혈류로 아드레날린이 방출되는 현상이다. 누구나 때때로 흥분하거나 겁을 먹을 때, 피가 심장으로 몰려드는 듯한 느낌을 받는다. 이러한 갑작스러운 심장 박동 수 증가는 신장 위쪽에 있는 부신선의 아드레날린 분비로 인한 것이다. 이와 동시에 다양한 신체적 변화가 일어난다. 호흡이 가쁘고 피가 피부와 내장에서 근육과 뇌로 흘러서 그 결과 손과 발이 차가워진다. 마지막으로 이러한 비상 시기에 반응해야 하는 신체 부위, 특히 근육 조직에 영양 저장분이 재분배된다.

우리가 인식할 수 없는 다른 많은 것들이 이러한 감각의 기초가 되고 있다. 공포, 분노, 기쁨, 슬픔 및 실망과 같은 감정을 조절하는 시상하부 중뇌의 일부분은 호르몬 경고 체계의 주요 요소이다. 우리의 뇌가 '위험' 반응을 감지, 판단하면, 시상하부는 전기화학적 신호를 두개골 밑에 있는 뇌하수체로 보낸다. 뇌하수체는 부신선을 합성화시키는 ACTH라는 호르몬을 분비한다. 그러면 부신선에서는 코티코이드라는 다른 선과 기관에 신호를 보내는 물질이 혈류로 방출된다.

예를 들어, 비장이 활성화되어 적혈구를 혈류로 방출한다. 체내 다른 세포로 산소와 영양분을 운반하는 적혈구가 많아져야 스트레스 반응의 경고 단계 동안의 더욱 커지는 수요를 따를 수 있다. 마찬가지로 혈액의 응고력이 강해지고, 간에서는 저장된 비타민과 영양분이 자당의 형태로 방출되며, 자당은 체내 세포들에 필요한 영양소로 전환된다.

또 인체는 경고 단계에서 다량의 비타민 B 복합체, 비타민 C 판토텐산 및 그 외의 영양소들을 소모한다.

그러나 호르몬 체계는, 스트레스 인자가 확인되어 경고 단계가 발생할 때 활성화되는 유일한 조직망은 아니다. 월터 B. 캐논은 스트레스 반응에 대한 선구적 연구를 실시한 저명한 생리학자로서, 스트레스 반응에서 자율 신경계라는 유기체의 여러 기관들을 연결시키고 있는 일련의 신경회로의 관련성을 발견하였다.

캐논은 또한 그것을 긴급 반응으로 정의했고, 셀리가 정의한 경고 반응의 심한 경우라고 생각할 어떤 반응을 자세히 설명하였다. 이러한 극심한 반응은 '저항 또는 회피'의 원칙에 따른 유기체의 생존을 위해 발생된다고 캐논은 보았다.

즉, 극심한 위험에 직면하여 유기체는 그 위험에 맞서거나, 거기서 달아나려 한다. 인간은 물론 동물들의 경우도 이 반응은 유전적 소인과 현재의 환경 사이의 상호작용과 관련이 있다. 그러므로 위험에 직면했을 때, 대부분의 동물들은 – 곰이나 사자조차 – 달아날 것이다. 반면, 집 안에서 기르는 애완동물과 같은 평상시에는 유순한 동물들도 구석으로 몰리면 극심하게 반항한다. 그러나 캐논의 '긴급 반응'은 셀리의 '경고 반응'보다 훨씬 더 구체적이고 심한 경우라는 사실을 이해해야 한다. 대부분의 경우 인간은 캐논이 설명한 것들보다 훨씬 온건한 스트레스를 겪는다.

그 외에도 다른 몇 가지 경고 반응이 함께 발생한다. 그중의 하나는 근육 긴장이다. 우리의 몸이 경고 반응을 시작하면, 그 결과로 근육 조직의 긴장이 발생한다. 그것은 특히 등 아래쪽, 목과 어깨의 긴장 및 두통의 형태로 나타난다.

불행히도 이러한 긴장은 때로 경고 반응이 끝난 이후에도 지속되는 경향이 있다. 이러한 긴장은 스트레스의 주요 신호로서 우리의 스트레스 유형을 결정하는 척도로서나 스트레스를 조절하기 위한 도구로서 큰 가치가 있다. 4장에는 그러한 근육 긴장의 영향을 줄이는 데 효과적인 이완 기법들이 나와 있다.

경고 반응은 또 보통 음식의 소화에 필요한 위산의 분비를 촉진시킨다. 그러나 위가 비었을 때 산이 방출되면, 그 산은 위벽과 식도 및 장의 윗부분을 침식시킬 수 있다. 그러한 조직의 연소가 오랜 기간 동안 반복되면 궤양으로 발전한다.

매번 위산의 분비를 자극하는 장기간의 경고 반응은 매우 큰 위험을 초래할 수 있다. 이와 비슷한 상황이 심혈관계에서도 발생한다. 반복되는 경고 반응에 따라, 지속적인 심혈관계의 활성화는 결국 심혈관계 질환이나 심하면 심장마비로 악화된다. 많은 사업가나 교수들이 지속적인 스트레스의 결과로 위궤양이나 심장 질환을 앓고 있다.

그리고 이것이 경고 반응, 즉 상호작용을 하는 많은 인체 기관들이 관련된 복합적 생리 반응이다. 경고 반응을 일으킨 스트레스 인자가 지속되고 있으면, 스트레스는 저항 단계로 발전한다. 증후의 두 번째 단계에서 인체는 스트레스 인자와 격렬히 싸울 수 있도록 활성화 된다. 경고 반응의 특징적인 증세는 이런 저항 기간 동안 사라진다. 그리고 인체는 스트레스 인자와 격렬히 싸워가며 정상으로 되돌아간 듯해진다. 그러나 한 가지 위험이 있다면 이 저항 단계는 너무 오래 지속된다는 사실이다. 인체가 너무 오랫동안 활발히 작동하면 그 원동력이 차츰 고갈되기 시작한다.

이렇게 되면 증후의 마지막 국면인 피로 단계로 접어든다.

저항 단계가 끝나고, 피로 단계가 시작될 때, 다시 한번 경고 반응과 비슷한 증세가 나타난다. 그러나 더욱 중요한 것은 증후의 마지막 단계에는 인체가 질병과 기능 부진에 더욱 민감해진다는 사실이다. 사실, 이때 스트레스성 질환이 가장 명백하게 나타나기 시작한다.

셀리 자신이 강조했듯이 증후를 피할 방법은 없다. 긍정적이거나 부정적인 모든 종류의 스트레스 인자에 의해 스트레스 반응은 계속해서 발생한다. 흥분, 환희 및 예기치 않은 행복도 슬픔이나 갑작스러운 비극만큼 강력한 경고 반응을 불러일으킬 수 있다. 경고 반응의 빈도나 강도를 줄일 수는 있지만 완전히 제어할 수는 없다.

스트레스 인자에 대한 첫 번째 반응은 먹거나 숨쉬는 것처럼 자연스럽다. 저항 단계도 마찬가지다. 경고 반응처럼 인체는 질병에 저항하고 얼마 동안 스트레스를 받도록 예정된다. 그러나 증후의 마지막 단계는 피할 수도 있다. 지속적인 경고 반응은 그 지속성으로 인해 저항이 발생하더라도 견딜 만하다. 그러나 피로 단계까지 가는 것은 위험하다. 어떻게 이런 피로 단계를 향한 마지막 발걸음을 돌려놓을 수 있을까? 증후의 진행 속도를 늦추는 것이 – 또는 정지시키는 것이 – 가능할까? 이러한 의문에 답하기 위해 우리는 인간의 심리가 스트레스 반응에 미치는 역할을 고려해 보아야 한다.

스트레스 반응의 심리적 요인들

육체와 정신은 때로 과학적 연구를 목적으로 편의상 분리하여 취급하기도 하지만 그 둘이 합쳐져서 하나의 완전한 전체를 이룬다. 이러한 정신과 육체의 상호 작용은 증후의 두 가지 측면, 즉 스트레스 인자 자체의 개념과 증후 반응의 지속 기간에 있어서 명백히 드러난다. 우선 스트레스 인자를 관찰해 보자.

앞에서도 언급되었듯이, 셀리는 스트레스 인자를 '스트레스를 일으키는 것'이라고 매우 간단하게 정의했다. 그러나 정확히 어떤 것이 스트레스 요인이 될 수 있으며, 어떻게 그것이 증후의 경고 반응을 야기하는 것일까?

자신의 몸에 일어나는 현상들은 특정한 원인이 있는 것으로 생각하는 데 익숙해 있는 우리들에게 첫 번째 의문에 대한 답은 다소 놀라운 것이다. 예를 들어, 이하선염에 걸렸을 때 우리는 특정 유기체에 감염되었기 때문에 그 병에 걸렸다고 생각한다. 다른 사람이 같은 유기체에 감염되었다 해도 우리는 그도 홍역이나 감기가 아니라 이하선염에 걸린 것으로 판단한다. 그러나 이런 인과관계는 스트레스의 경우에는 적용되지 않는다. 사실 그 정반대이다. 여러 가지 사건들이 모두 경고 반응을 야기하는 인자의 역할을 할 수 있다. 이것은 부분적으로 셀리 자신이 스트레스를 '불특정한' 반응이라고 언급하며, 스트레스와 그에 따르는 증후를 일으키는 하나의 특정한 원인은 없다고 강조한 이유이다. 오히려 신체의 불특정한 활성화인 스트레스 반응은 여러 가지 원인들이 복합되어 시작될 수 있다.

앞서 언급했듯이, 스트레스 인자는 긍정적일 수도 부정적일 수도 있다. 결혼식은 장례식과 같은 정도로 강력한 경고 반응을 일으킬 수 있으며, 복권 당첨은 도박에서 돈을 잃는 것만큼이나 큰 스트레스를 줄 수 있다. 그러나 스트레스 인자는 다른 많은 점에 있어서도 다양할 수 있다. 경고 반응은 외부사건이나 내적 생각과 기억 또는 양자의 결합으로 시작될 수 있다. 예를 들어 소음이나 대기오염 같은 환경적 상황도 스트레스 인자에 포함된다. 또는 너무 혼잡하거나 쾌적하지 못하고 위험한 주변 환경 같은 사회적 상황도 포함된다. 또 집이나 직장에서의 대인

관계에서도 나타날 수 있고, 신체적으로도 질병이나 상해 등과 연관되어 발생할 수 있다. 또한 스트레스 인자는 사적인 개인의 문제 - 나쁜 기억에서 비현실적인 기대나 해결되지 않은 사소한 말다툼에 이르기까지 광범위한 것 - 일 수도 있다. 이러한 것들과 다른 많은 잠재적 스트레스 인자의 유일한 공통점은 그 인자들이 스트레스 반응을 야기하는 힘이 있다는 점이다.

그렇다면 어떻게 스트레스 인자가 증후를 자극, 유발시키는 것일까? 이에 대한 답은 첫 번째 것보다 훨씬 복잡하다.

우리의 정신이 어떤 것을 스트레스 인자로 규정할 때야 비로소 그것은 스트레스 인자가 되기 때문이다. 이것은 스트레스 반응을 야기하는 것이 우리의 인식에 달린 문제이기 때문이다. 인식이란 우리의 정신이 외부 세계나 우리의 내적인 사고와 감정의 체험에서 얻은 지식을 얻게 되는 과정이다. 요컨대 정신은 우리의 몸에 스트레스 인자가 나타났다는 신호를 보낸다. 그러면 경고 반응이 발생한다. 정신이 정확히 어떻게 자극제를 '스트레스 인자'로 파악하는가의 문제는 스트레스 조절법에 관한 가벼운 책의 범위를 넘어서는 복잡하고 어려운 문제이다. 그러나 그 '규정'이 여러 지각 단계에서 발생한다는 것쯤은 알아두는 것이 좋다. 예를들어, 어떤 스트레스 인자는 우리의 정신에서 다소 자동적으로 파악된다. 그런 경우, 경고 반응은 거의 즉각적으로 일어나지만 우리는 종종 그 반응이나 그것을 일으킨 스트레스 인자를 완전히 인식하지 못하기도 한다. 우리가 스모그를 개의치 않더라도 대기오염은 스트레스 반응을 일으킬 수 있으며 비행기에서 나는 강도 높은 소음은 공항 근처 항공로에 살고 있는 주민들에게는 그들이 비행기의 소음을 개의치 않더라도 같은 반응을 일으킨다. 출퇴근 시의 교통 혼잡 또한 그런 묵계적인 스트레스를 일으킬 수 있다. 위와 같은 경우의 곤란은 정신과 육체의 연관이 너무 직접적이어서 의식적인 조절을 시도할 수 없다는 데 있다.

오염이나 소음 또는 혼잡한 도로에서의 운전이 스트레스 반응을 불러일으킨다는 사실을 아는 것만으로는 그러한 반응을 예방할 수 없다. 다시 말해 증후는 우리의 인자에 관계없이 일어난다. 스트레스 조절의 관점에서 그러한 반응들의 면역성은 중요한 사항을 말해주고 있다. 이러한 스트레스 인자들에는 적극적으로 대처해야만 한다. 우리는 그런 인자를 피하거나, 수정하거나 또는 그 외 다른 방법들 - 4장의 이완 방법과 같은 것 - 을 이용하여 그 영향을 줄여 나갈 수 있다.

다른 스트레스 인자들은 다소 조절하기 쉬운 것들이다.

편의상 이러한 것들은 3개의 그룹으로 나눌 수 있다. 그것은 '잠복된' 스트레스 인자, '지각되지 않은' 스트레스 인자 및 '명백한' 스트레스 인자라고 칭하도록 하겠다. 각 유형은 정신의 인지 과정과 그에 따른 스트레스 반응에서 다소 차이가 있다. 그리고 각각의 것들에 다소 다른 방법으로 대처할 수 있다. 우선 '잠복된' 여러 가지 스트레스 인자들을 조사해 보기로 하자.

🌀 잠복된 스트레스 인자

40대 중반에 다소 비대한 몸매의 소유자인 T부인은 최근 작은 회사의 과장급으로 승진했다. 그녀의 남편은 4년 전 갑자기 심장마비로 세상을 떠났다. 남편이 죽은 지 약 6개월 후, 그녀는 의사도 원인을 알 수 없는 여러 가지 증세를 겪기 시작했다. 그 증세는 그 이후로도 계속되었다. 그녀는 신경과민으로 고생하였고, 잠도 제대로 잘 수 없었다. 활력이 계속 감퇴하였고, 때때로 정신 집중에 곤란을 겪었다. 지난 몇 년 동안의 지속적인 과식으로 비만 문제 또한 안게 되었다. T부인은 최근 문제를 해결하기 위해 심리 치료를 받기 시작했다. 치료의 성과로 그녀는 자신이 전혀 예기치 않았던 몇 가지의 감정을 마음속에 담고 있었다는 사실을 발견했다. 그런 감정은 특히, 결혼 생활을 할 때의 남편의 소극성과 냉정함에 대한 분노와 그의 갑작스런 죽음으로 자신이 재정적으로 거의 파산 상태에 처한 데다가, 사회생활을 해 나갈 능력도 없이 혼자 남겨졌다는 데에 대한 분노였다. 치료기간 동안 T부인은 마음껏 소리를 지르고, 울부짖고, 분노로 치를 떨었다. 이런 치료는 어떻게 보면 표면을 건드린 것에 불과한 것처럼 보이지만, 그 이후 잠을 더 잘 자고, 더욱 활기 있고, 2주 이상 다이어트를 지속할 수 있게 되었다.

T부인의 경험은 '잠복된' 스트레스의 일반적 형태이다.

그녀는 죽은 남편에 대해 느꼈던 부정적인 감정과 그런 생각을 용납할 수 없다는 자신의 판단 사이에서 무의식적인 갈등을 겪어왔다. 그 결과, 자신의 부정적 성향을 깨닫지 못했지만, 그녀는 남편이 죽은 이후 끊임없는 스트레스 반응의 대가를 치러야 했다. T부인의 경우, 갈등이 너무 높은 곳에 가라앉아 있었기 때문에, 그것을 극복하기 위해서는 전문적인 상담을 받아야 했다. 그러나 잠복된 스트레스 인자가 모두 전문가의 상담을 받아야 할 성질의 것은 아니다. 때로는 3장에서와 같이 신중한 자기 진단법으로 그런 숨겨진 갈등을 표면으로 드러나게 할 수도 있다.

지각되지 않은 스트레스 인자

위에서 언급한 잠복된 스트레스의 근원은 대개 개인관계나 개인적인 곤경에서 출발한다. 이러한 것들은 '지각되지 않은' 스트레스 인자의 근원이기도 하다. 그러나 이와 같은 스트레스 인자의 2차적 형태는 그런 뿌리 깊은 갈등을 일으키지는 않으며, 그 결과를 대처하기가 더 쉽다.

○씨의 경우를 생각해보자. 그는 매년 초봄으로 접어들 때면, 말로 표현하기 힘든 불쾌감을 겪곤 했다. 은행에서 연락이 와서 약속 날짜를 정해야 할 때면, 그는 그 날짜를 최대한으로 멀리 잡았다. 그러고 나면 그의 불쾌감은 눈에 띄게 악화되었다. 그는 이유 없이 짜증이 나고 소화불량에 시달렸으며, 때때로 헛배가 불러 고생하기도 했다. 약속한 날이 되면, 그는 갑자기 안달을 하며 집안과 사무실을 뒤져서 필요한 서류들을 찾아내려 하였다. 지난 한 해 동안의 자신의 신용 기록을 찾을 수 없

을 때면, 한참 동안 공포에 떨기까지 했다(그는 결국 옛날 잡지 더미에서 그것을 찾아낸다). 마침내 은행에 도착했을 때, 그의 업무는 영원처럼 길게 느껴졌으며 속이 몹시 거북했다. 마침내 은행에서의 용무가 모두 끝나면, 그의 기분은 훨씬 나아졌다. 그것은 그의 은행에서의 용무가 성공적으로 끝났기 때문만은 아니다. 그런 다음 한 주 이내에 ○씨의 소화불량 증세는 완전히 없어졌다.

스트레스를 낳은 갈등이 마음속 깊숙이 묻혀 있었던 T부인의 경우와는 달리, ○씨는 훨씬 더 명백한 문제로 스트레스를 받았다. 한 해 동안의 신용조사 기간은 그 이유가 무엇이건 간에 그에게 특정한 스트레스를 일으키는 근원이 되었으며, 그의 신체는 보고를 준비해야 하는 스트레스 상황의 인식에 정확하게 반응했다. 그러나 ○씨는 사실 이 스트레스 반응을 어느 정도 조절할 수 있었다. 통제권을 발휘하는 데 실패했을 뿐이다. 그는 고의적으로 답변 준비를 마지막 순간까지 미룸으로써 자신의 스트레스를 지연시켰다. 게다가 그는 서류들을 편리하고, 찾기 쉬운 곳에 보관하지 않았다.

사실 그는 거의 아무런 노력도 하지 않았으므로, 신용 조사를 받는 날의 아침 시간을 기록을 찾는 데 허비해야 했다.

이것은 안정을 찾거나 긴장을 줄이는 데 전혀 도움이 되지 않는다. 그는 아주 중요한 서류를 둔 장소를 잃어버리기까지 했다.

분명히 ○씨는 스스로 스트레스를 받고 불안을 느낄 만한 상황을 조장함으로써 문제를 만들었다. 그가 자기 분석을 실시하거나 필요한 경우 전문적인 상담을 받는다면 신용 조사에 대한 스트레스의 대부분은 약간의 노력으로 훨씬 가벼워질 수 있다. 예를 들어, 그는 약속을 더 빨리 잡아서 지연된 스트레스를 자신에게 부과하는 행위를 포기하면 된다.

이러한 몇 가지 간단한 변화는 신용조사에 대한 그의 부정적이고 스트레스적인 태도를 완전히 바꿔주지는 않겠지만, 스트레스의 강도는 약해지고, 전체적인 스트레스 반응의 지속 시간도 짧아질 것이다.

○씨의 예는 '지각되지 않은' 스트레스 인자와 관련한 스트레스 반응의 몇 가지 특징을 설명해주고 있다. 우선, 이러한 상황은 무의식적이거나 '감춰진' 종류의 것보다 의식적인 변화를 가져오기가 훨씬 쉽다. ○씨가 겪은 스트레스는 약속 시간의 조정이나 서류 보관에 신경을 쓰는 등 실질적인 행동의 변화로 쉽게 조절할 수 있다. 둘째, ○씨와 같은 경우는 셀리가 설명한 스트레스 반응의 속성을 잘 나타내고 있다. 스트레스 반응의 강도는 스트레스 인자 자체의 인지 정도에 비례한다. ○씨가 안고 있는 문제의 견지에서 보면, ○씨는 신용 조사 과정에서 자신이 할 수 있는 일이 아무것도 없다고 믿을수록 더 큰 스트레스를 받게 된다. 그가 신용 조사를 마지막 순간까지 연기해야 하고, 마지막 순간에 와서야 강박적으로 서류들을 찾아야 하는 두려운 것으로 생각하면 할수록, 그는 더 큰 스트레스를 받고 더욱더 자신을 무기력하게 느낄 것이다. 이런 결론은 세 번째 특징을 이끌어낸다. 즉, ○씨 자신이 그가 겪고 있는 스트레스에 책임이 있다는 것이다. 그는 자기 자신의 스트레스 인자 인식에 따라 일련의 행동을 취했다. 그는 신용 조사가 스트레스를 줄 것이며 불쾌한 시간이 될 것이라고 확신한다. 하지만 단지 자신이 어떻게 스트레스를 받도록 일을 처리해 놓았는지를 인식하기

만 하면, ○씨는 보다 생산적인 다른 방법으로 자신의 신용 조사에 직면
할 수 있을 것이다.

명백한 스트레스 인자

T부인은 자신의 생활에 스트레스 반응을 일으키는 갈등에 대해 전
혀 모르고 있었다. ○씨는 단지 자신이 어떻게 스트레스를 만들어 냈는
지에 주의를 기울이지 않았다. 그러나 '명백한' 스트레스 인자라는 또 다
른 경우도 있다. 이 경우, 스트레스 인자와 경고 반응의 관계는 훨
씬 더 의식적이고 명백하지만, 그 명백성조차 스트레스 반응이 계속되
지 않으리라고 보장은 되지 않는다. 수업에 큰 부담을 안고 있는 대학 조
교수인 J교수의 예를 들어보자. 지난 몇 년간 J교수는 때때로 이상한 증
세들이 잇달아 발생하는 것을 느껴왔다. 근육이 뭉치고 아팠으며, 특
히 어깨와 옆구리 부분이 그랬다.

또 저녁에 과음을 자주 하게 되었으며, 당혹감과 책임감으로 숨이 막
히는 듯한 기분을 여러 번 느꼈다. 운동을 거의 하지 않고 잠을 설쳤으
며 여성을 만나는 게 싫어졌다. 그는 또한 이런 이상한 증세들이 매 학
기말이 다가올 때 일어난다는 것을 깨닫게 되었다. 이때 학생들의 시
험을 준비해야 하고, 학기말 보고서들이 갑자기 늘어났으며 성적 문제
로 종종 학생들이 그의 연구실 문 앞에 늘어 서 있었다. "이게 전부 내 빌
어먹을 직업 탓이야." 그는 아내에게 이렇게 말했다. 그러나 J교수는 지

난 몇 년 동안 그랬듯이 계속 일을 해나갔으며, 매학기마다 똑같은 이상한 증세가 재발되었다.

　J교수의 상황은 단지 자신의 스트레스 근원을 깨닫는 것만으로는 스트레스를 조절할 수 없다는 사실을 보여준다.

　갑작스럽고 극적인 인식은 만족스러운 결과를 가져오겠지만, 그러한 경우에조차 인식만으로는 부족하다. 효과적인 스트레스 조절은 보통 그 여성의 행동에 변화를 주는 것을 의미한다. 그러한 의미에서 J교수의 문제점은 ○씨의 신용조사 시의 고충과 비슷하다. 유일한 차이점은 J교수의 문제는 근본적으로 그의 생활 방식에 더 큰 원인이 있다는 것이다. 다시 말해서 그가 가르치는 방식으로 인해 그는 매 학기 말마다 겪는 그런 지긋지긋한 증세를 피할 도리가 없는 듯하다. J교수는 마지막 순간에 역주를 해야 하는 방식으로 자신의 일을 계획했기 때문에 그런 고생을 하게 된 것이다. ○씨와 마찬가지로, J교수도 일의 부담과 책임을 고르게 분배하여 마지막에 일이 한꺼번에 쌓이는 사태를 예방함으로써 자신의 생활과 자신의 필요를 조화시켜 나갈 수 있다. 그러나 J교수는 그렇게 하고 싶어 하지 않는 듯하다. 그 이유는 J교수가 자신의 문제를 확실히 파악하고 있다고 확신하는 데 있다. 그리고 진짜 문제를 피해 나가는 교묘한 방법이기도 하다.

　우리가 어느 정도 조절할 수 있는 이 세 가지 스트레스 인자에 대한 설명은 모두 한 문장으로 요약될 수 있다. 우리를 비생산적이고 스트레스적인 상황으로 몰고 가는 것은 우리의 의식, 우리의 기대, 우리의 공포, 우리의 잘못된 확신이다. 이러한 스트레스를 활성화시키는 환경을 어떻게 조성하고 있는지를 인식함으로써 스트레스 조절을 시작할 수 있다.

인식과 스트레스 반응

그러나 스트레스 인자는 의식적 영향을 받는 유일한 스트레스 반응 요인은 아니다. 인식은 증후 반응 자체에서도 비슷한 역할을 한다. 스트레스 반응이 일어나기 위해서는 그것을 야기시킬 스트레스 인자가 필요한 것은 물론 반응이 지속되기 위해서는 그 스트레스 인자가 존속되어야 한다.

스트레스 인자의 존속이 인식되지 않을 때 경고 반응은 즉시 중단되고, 유기체는 스트레스가 없는 정상적인 상태를 회복한다. 이러한 스트레스 반응 존속 기간 전반에 걸친 스트레스 인자의 지속적인 확인의 필요성은 스트레스 조절을 위한 몇 가지 해결책을 암시하고 있다.

예를 들어, 본래 위험한 것으로 간주되고, 스트레스 인자로 규명된 자극제는 나중에 재평가되어 안전한 것으로 판단될 수도 있다. 그런 경우, 본래 스트레스 인자라는 인식에 의해 야기된 경고 반응은 정신적 재평가가 시작되자마자 중단된다. 다음의 경우 그와 같은 증후의 중단이 발생한다.

처음으로 스키를 타러 가는 한 젊은 여성이 부상을 걱정한다. 그녀는 스키를 타러 가는 것이 즐겁다고 생각하겠지만, 그녀의 의식은 그것을 잠재적으로 위험한 것이라 인식하고 있다. 그렇게 되면 목적지에 도

달했을 때 스트레스 반응이 시작된다. 그러나 일단 그녀가 슬로프에 섰을 때 속도와 방향 조절에 대한 자신감이 생기면 긴장이 풀리고 두려운 마음이 사라진다. 스키를 타는 것이 처음에는 스트레스 인자로 간주되었다가 나중에는 아주 잊혀질 수도 있다. 수영을 두려워하는 아이에게 수영장에 들어가도록 강요하면 아이는 경고 반응을 일으키게 된다. 그러나 얼마 후 얕은 곳에서 물장구를 치는 것이 아주 재미있다는 것을 알게 되어 처음의 두려움을 잊게 된다. 일단 그가 수영장에 들어가는 것이 위험하다는 생각을 중단하면 증후 또한 끝난다. 이는 명백한 듯하지만 스트레스 조절에 관한 한 매우 중요한 요인이다. 많은 사건은 단지 우리가 계속 그것에 대해 생각하기 때문에 스트레스 요인으로 남는다. 보통 이러한 기억의 고집은 내적 대화의 형태로 일어난다. 만약 앞에서의 초보 스키어가 계속적으로 자기 자신에게 "조심해", "주의해"라고 말하면서 스키 타는 것이 얼마나 위험할 것인지 계속 상기했다면 그녀는 계속 스트레스를 받고 오랫동안 두려움을 떨쳐버릴 수 없었을 것이다. 모든 부정적인 혼잣말은 구체적인 스트레스 인자로 작용한다.

그런 부정적인 내적 대화는 스키 기법을 배우는 데 있어서도 방해가 되고, 스키어로서 자신감을 갖는 것도 방해된다. 한편 우리가 특별한 사건으로 머릿속에 주입된 공포를 계속 생각하기를 중단한다면 스트레스가 금방 사라지는 것을 느낄 수 있다. 스스로에게 말하는 것의 내용을 바꾸기만 해도 비슷한 결과가 발생한다. 내적 대화에서 보다 긍정적인 언어를 사용함으로써, 처음에 우리의 의식에 스트레스 인자로 낙인 찍힌 것이 사실은 별로 위험하지 않다는 것을 깨달을 수 있다. 수영장에 들어간 아이처럼, 정신적 재평가로 두려움과 그로 인한 스트레스를 어느 정도 극복할 수 있다.

그러므로 우리의 인식은 스트레스 반응의 자극과 그 존속에 있어서 능동적인 역할을 한다. 증후의 생리적 반응은 외적, 내적 사건에 대한 의식의 평가에 따라 시작되고 끝난다.

스트레스의 악순환을 통제하려면, 의식의 지각 활동과 증후의 물리적 반응 사이의 이러한 상호 관계를 먼저 이해해야 한다.

스트레스의 대처 및 극복

정신과 육체는 또 다른 방법으로도 스트레스 반응에 관련된다. 스트레스 반응이 시작될 때마다, 우리의 몸과 마음은 가능하다면 스트레스를 경감시키거나 중단시키기 위해 스트레스를 주는 경고 반응에 적응하려 한다. 유기체가 이러한 적응 반응에서 보이는 행동을 '대처'라고 한다. 스트레스 인자의 경우처럼, 이런 대처 행위는 급히 차가 달려올 때 도로 밖으로 뛰어나가기와 같은 반사 반응에서, 귀찮게 구는 세일즈맨을 단호하게 거절하는 것 같은 의식적으로 결정한 수단에 이르기까지 광범위하다.

대처 행위는 스트레스 인자를 줄이거나 없앨 수 있는지, 또는 유기체에 심각한 손상이 가기 전에 증후 반응을 약화시키거나 빨리 지나가게 할 수 있는지에 따라 효과적일 수도 비효과적일 수도 있다.

하나의 외부적 또는 내적 사건은 경고 반응을 야기시킨다.

그 사건이 의식에서 위험스러운 것으로 평가된다면, 반응이 계속되고 대처 행위가 시작된다. 효과적인 대처법은 증후의 강도를 크게 약화시키거나 스트레스 반응을 완전히 중단시킬 수도 있다. 반면, 비효과적인 대처법은 증후를 약화시키지 못하여 경고 반응이 계속되며 그 반응을 자극한 스트레스 인자의 강도와 그 여성의 의식이 그것을 위험하다고 규정하는 기간에 따라 저항이나 피로 단계로까지 발전할 수 있다. 스트레스의 조절과 극복의 관점에서 효과적인 대처는 분명히 바람직하다. 비효과적인 대처는 말 그대로 효과가 없을 것이다. 더욱이 비효과적인 노력은 오히려 종종 또 다른 스트레스의 근원으로 판명된다.

M씨의 대처법을 살펴보자. M씨는 스트레스를 느낄 때마다 신경이 날카로워지고 불안해진다. 그는 흡연으로 그러한 불안감을 어느 정도 가라앉힐 수 있다는 것을 깨달았다. 그러나 흡연은 스트레스를 해소시키지는 않는다. 사실 흡연은 니코틴을 혈관으로 보내고, 타르와 진을 폐에 쌓이게 함으로써 체내에서 그 자체의 스트레스 반응을 일으킨다. 그로 인한 극단적인 결과가 폐 기능 이상이다. 대부분의 흡연자들이 그렇듯이 M씨는 흡연에 대해 자신의 몸이 거의 반사적인 경고 반응을 일으킨다는 사실을 인식하지 못하고 있다.

그는 자신이 담배를 피울 때 단지 피상적인 안도감을 느낄 뿐이라는 것을 알게 되었다. 그러므로 자신이 왜 신경이 날카로워질 때마다 담배를 피우고, 왜 흡연량은 점차 늘어만 가는지에 의문을 갖게 되었다. 그 이유는 그가 비효과적인 대처법에 크게 의존하기 때문이다. 흡연은 일시적인 효과를 주지만 스트레스의 진정한 원인에는 아무런 영향도 미치지 않는다. 그리고 흡연 습관은 그 자체의 스트레스 반응을 일으킨다.

그 외 많은 여성들이 즐겨 찾는 비생산적인 대처 방법들은 다음과 같다.

알코올: 이것은 우리 사회에서 가장 흔히 볼 수 있는 스트레스 대처법이다. 알코올은 필요할 때 필요한 만큼의 도취감을 주는 중앙 신경계 진정제이다. 알코올은 때로 일시적 안정감을 주지만 동시에 그 유기체 내에서 생리적 경고 반응을 일으킨다. 또한 복용자로 하여금 처음에 대처 행위로 알코올을 섭취하게 만든 문제를 회피하게 만든다.

약 물: 알코올처럼 약물의 주요 효과는 복용자가 처한 현실을 잊게 해주는 것이다. 특정한 약물의 효과는 매우 다양하지만 대처법으로 약물을 이용하는 것은 보통 스트레스의 진정한 근원을 회피하고자 하는 욕망에서 시작된다.

과 로: 스트레스 대처를 위한 격심한 활동에서의 주안점은 활동 그 자체이다. 자기 가족과의 접촉을 피하기 위해 매일 밤늦게까지 일을 하는 가장이나, 침묵과 휴식으로 불안과 혼란감이 표면으로 떠오르는 것이 두려워 계속 가만히 있지 못하고 집안일을 해대는 가정주부는 양쪽 모두 스트레스를 받고 있다고 말할 수 있다. 스트레스의 대처법으로

서의 이와 같은 격심한 활동은 엄청난 시간을 취미와 스포츠에 쏟아 붓는 여성의 경우에서도 찾아볼 수 있다. 예를 들어, 화단 가꾸기에 온 신경을 쏟는 여성이나 강박적으로 같은 운동을 계속하는 여성이 모두 그런 경우이다. 이런 시간을 죽이는 활동들 중 그 어느 것도 그 자체로 비효과적인 것은 없다. 생산적인 일이나 즐거운 여가 활동은 건강하고 완벽한 스트레스 대처법이 될 수 있다. 그러나 이러한 방법들이 너무 과도할 때는 - '계속 바쁜 것'이 문제를 회피하거나 스트레스에서 벗어나려는 필사적인 시도가 될 때 - 비효과적이다.

과 식 : 이것은 또 다른 비효과적인 스트레스 대처 행위이다. 스트레스 상황 하에서 과식을 하는 여성들은 먹는 것과 관련한 여러 가지 행위 - 냄새 맡기, 맛 보기, 씹기, 삼키기 또는 포만감 - 를 안도감이나 휴식과 연결시키는 경향이 있다. 그러나 다른 비효과적인 대처법들과 마찬가지로 이런 일시적인 즐거움은 몇몇 오래 지속되는 불유쾌한 효과로 상쇄된다. 가장 큰 곤란은 과식이 하나의 변명일 뿐이라는 사실이다. 즉, 과식은 일시적 안정감을 주지만 진짜 스트레스 인자는 피해 간다. 과식의 또 다른 문제점은 생리적, 심리적 부작용이 발생한다는 사실이다. 과식으로 인한 비만은 그 유기체에 스트레스를 줄 수 있으며 인체 기관의 기능 부진이나 질병을 일으키기도 한다. 과식은 또한 그 여성의 자부심에도 영향을 주고, 죄책감이나 무기력을 낳는다. 분명 과식은 생산적인 스트레스 대처법이 아니다.

비효과적인 대처법은 위에서 논의된 것 외에도 다른 많은 형태의 것이 있다. 그러나 모든 종류의 그런 행위는 모두 같은 결과를 가져온다. 효과적으로 대처되지 않은 스트레스는 유기체에 악영향을 준다. 그런 조절되지 않은 스트레스가 지속되면 증후는 결국 유기체가 차츰 경고에서 저항으로, 또한 종국에서 피로로 접어드는 희생을 치른다. 증후가 계속 진행되면서, 스트레스성 질환의 위험 또한 높아진다.

질병의 위험은 비효과적인 대처법의 또 다른 결과를 드러낸다. 다시 말해 피상적이거나 일시적이거나, 도피적인 수단은 스트레스 반응의 근원에 영향을 줄 수 없을 뿐만 아니라, 그 근원을 극복하고자 하는 우리의 노력을 어렵게 만드는 경향까지 있다. 비효과적인 대처법에는, 때로 문젯거리는 사소한 것이고 곧 사라지리라는 것을 스스로에게 믿게 만드는 효과 그 이상은 없다.

스트레스에 효과적으로 대처하기 위해서는 스트레스 반응과 그 패턴을 이해해야 한다. 그러므로 우리의 생활에서 스트레스가 발생하는 '방법'을 인식해야만 한다. 스트레스 인자를 찾아내고, 효과적인 대처법을 생각해 내는 것은 자신이 스트레스를 받고 있다는 사실을 스스로 깨달았을 때만이 가능하다. 다음 장에서 일반적인 스트레스 증세를 살펴봄으로써, 우리는 자신이 어떻게 스트레스를 받고 있는가에 대한 이해의 폭을 넓힐 수 있다. 스트레스 자기 분석법은 우리 생활에 숨어 있는 스트레스 인자를 규명하여 스스로 기발하고도 효과적인 대처법을 마련할 수 있도록 고안되었다.

2
스트레스의
증후

🌀 긴장과 건강의 악화

　스트레스의 신호에는 여러 가지가 있으며, 그 신호들은 사람에 따라 매우 다르게 나타난다. 그러나 어떤 스트레스 증세는 다른 것보다 일반적이다. 이러한 스트레스 증세보다 일반적인 몇 가지를 살펴봄으로써, 우리는 생활에 나타나는 스트레스 증세의 정도를 더욱 자세히 판가름해 볼 수 있다. 한 예로 다음 상황을 살펴보자. 고속도로를 달리던 중 웬 차 한 대가 경고도 없이 불쑥 앞으로 끼어들어서 급브레이크를 밟았다. 우리는 위험 경고의 강도가 높은 총체적 적응 증후의 경고반응을 야기함으로써 즉각 반응한다. 즉, 가슴이 두근거리고 호흡이 가빠지며 동공이 확대된다. 또 반사적으로 옆 차선으로 커브를 틀거나 급브레이크를 밟는 반응이 일어난다. 이쯤 되면 우리는 감정적인 반응도 일어나기 시작하여 그 무모한 운전자에게 고함을 치고 욕설을 퍼붓기까지 한다. 즉각적인 위험이 지나가면 다른 반응도 인식되기 시작한다. 즉, 근육이 매우 긴장되어서 두통이나 요통이 발생하고 복통이 일어나기도 한다.

몇 분 후, 경고 반응의 날카로운 신호는 대부분 사라진다.

심장박동과 호흡은 정상으로 되돌아오고, 동공도 본래의 크기로 되돌아온다. 감정도 조금은 온화해질 것이다. 그러나 변하지 않는 것도 있다. 경고 반응으로 일어난 근육 긴장은 쉽게 사라지지 않고 앞선 스트레스 상태의 후유증으로 계속된다. 그 사건에 대한 반응의 정도에 따라 위도 잠시 탈이 날 것이다. 이러한 경고 반응의 결과는 우리 자신의 스트레스 평가에 중요한 단서가 된다. 이는 근육 긴장이 스트레스의 후유증이라면 다시 말해 우리가 얼마나 긴장하고 있는가를 평가하면 우리의 현재 스트레스 상태를 어느 정도 알아낼 수 있을 것이기 때문이다. 근육의 긴장과 더불어, 스트레스 반응의 결과로 발생하는 여러 가지 신체적 증세가 있다. 다음은 그러한 영향들 중 가장 일반적인 것에 관한 질문들이다. 이 질문들을 자세히 읽고 자신이 어느 정도에 해당되는가를 평가해 본다. 다음은 그 질문이다.

1. 당신은 안면 근육 경련이나 그 외 다른 근육 경련을 자주 느끼는가?
2. 때로 눈꺼풀에 경련이 일거나, 손가락이 떨리거나, 계속해서 손바닥을 문지르는가?
3. 당신은 자주 목소리를 가다듬는가?
4. 재채기를 많이 하거나, 자주 코를 훌쩍이거나 킁킁 거리는가?
5. 당신은 때로 호흡이 짧고 숨이 가빠지는가?

6. 어떤 사건의 예측으로 입 안이 바싹 마르는가?

7. 감기에 자주 걸리는가?

8. 당신은 허리, 가슴, 어깨 또는 관절이나 다른 신체 부위가 당기거나 아픈가?

9. 복부의 통증은 없는가?

10. 당신은 자주 소화불량이나 위경련을 겪는가?

11. 자주 헛배가 부르거나 가스가 차는가?

12. 이유 없이 피부가 가렵거나 무의식중에 몸을 자주 긁는가?

13. 앉아 있을 때 당신의 자세는 구부정한가?

14. 다른 사람과 대화를 나눌 때 팔짱을 끼는가?

15. 걸을 때 발을 질질 끄는가?

16. 운전을 할 때 핸들을 꽉 쥐고 하는가?

17. 줄을 설 때 가장자리 쪽으로 나가서는가?

18. 소음이나 갑작스러운 움직임에 쉽게 놀라는가?

19. 때로 긴장성 두통을 앓는가?

20. 월경이 끊어지지 않는가?

긍정의 수가 많을수록 우리의 몸은 스트레스 증세를 더욱 적극적으로 나타내고 있는 것이다. 그 반응이 강력하거나 때로 큰 영향을 주었다면, 우리는 거의 피로 단계에 접어들어 있다. 증후의 이 단계에서 신체적 저항력은 크게 악화되고, 유기체는 좀 더 심각한 질병이나 기관 기능 부진에 시달릴 가능성이 커진다.

앞의 질문들 대부분에 해당하는 사람은 다음 질문들도 시험해 본다. 이 두 번째 질문 군에서도 해당 사항이 많을수록, 그 사람의 스트레스는 피로 단계로 악화되었거나 앞으로 접어들 위험성이 크다.

1. 고혈압, 위궤양, 심장질환 또는 기종(氣腫)을 앓고 있는가?
2. 혹은 궤양성 대장염이나 결장 경련 또는 치질로 고생하고 있는가?
3. 비뇨기계가 자주 감염되는가?
4. 성인성 여드름 또는 원인을 알 수 없는 발진 등이 생기는가?
5. 점점 더 악화되어가는 요통에 걸렸는가?
6. 편두통이 있는가?

이러한 상태는 첫 질문 군에서 기술된 다소 덜 심한 증세들과 마찬가지로 스트레스의 육체적 지표가 된다. 이러한 증세나 질병들을 통해 우리의 몸은 자신에게 강력한 메시지를 전달한다. 우리의 몸은 우리가 겪고 있는 스트레스를 거울과 같이 반영해 준다. 실질적인 스트레스 조절의 첫 단계로 이런 강력한 신호에 주의를 기울이는 법을 배워야 한다.

스트레스의 심리적 증세

그러나 육체가 스트레스를 알리는 유일한 수단은 아니다.

행동과 감정 또한 우리가 스트레스에 시달리고 있는지 아닌지를 나타내는 유력한 지표이다. 경고 반응과 계속되는 저항 단계에서 다양한 행동 지표들이 우리의 몸에 발생하는 증후의 출현을 나타낼 수 있다. 이 중 가장 명백한 것들로는 우리들이 스트레스에 시달릴 때 가장 잘 매달리는 일반적이기는 하지만 효과적이지 못한 대처 방법들 즉, 흡연, 음주 및 과식 등이 있다. 그 외의 일반적인 지표들은 감정적 동요와 지나친 활동이다.

스트레스를 받고 있는 사람은 더 빨리 걷고, 빨리 말하고, 호흡도 빠른 경향이 있다. 한 마디로 어디를 가든 서두르는 경향이 있다. 이런 이유로 스트레스를 받고 있는 사람은 보통 교통이 혼잡할 때나 엘리베이터를 기다려야 할 때 안절부절 못한다.

그러한 행동적 지표들 외에 그 사람이 스트레스를 받고 있는지를 나타내는 다른 심리적 신호들이 있다. 예를 들어 인지 과정이 혼란된다. 그 결과 유기체의 정상적 행동양식이 스트레스로 변경된다. 보통은 깔끔하고 치밀한 여성이 스트레스 상황 하에서는 혼란스럽고 무질서해질 수 있으며, 반대로 평상시에는 무분별한 주부가 스트레스 반응 중에는 결백증에 가까울 정도로 깔끔하고 질서 정연해지기도 한다.

스트레스 인지 반응은 좀 더 미묘한 방식으로 발생할 수도 있다. 예를 들어, 스트레스는 기억 패턴에 문제를 일으킬 수 있다. 스트레스를 받을 때, 어떤 여성은 일을 단정히 처리하지 못하거나 사소한 일에도 동요된다. 또 다른 증세는 집착적인 사고이다. 스트레스 상황에 있는 여성은 흥미 영역이 좁아지고 어떤 한 가지 생각에만 집착하는 경향이 있다. 종종 이것은 우리가 보통 말하는 '고민'이라는 형태로 나타난다.

스트레스는 정서에 영향을 주기도 한다. 한 예로 '병적 애착 정서'가 있다. 이는 한 가지 괴로운 생각을 끝없이 되풀이 하는 것처럼, 한 가지 감정에 집착할 때 발생한다. 예를들어 스트레스를 받을 때, 적개심을 품는 여성이 있다. 스트레스가 우리의 정서에 끼치는 영향의 또 다른 예는 갑작스런 분노나 환희의 폭발 또는 우울증에서 지나친 활기로의 갑작스러운 기분 변화이다. 증후의 처음 두 단계에서 조울증 또는 우울증이 나타날 수 있다. 우울증은 활력 감퇴, 유머 감각 상실, 침울한 표정 및 며칠이고 계속되는 무감각 상태 등의 증세로 대변된다. 조울증 상태는 그 정반대이다. 조울증일 경우 쉽게 도취, 열광하거나 어떤 경우는 난폭해지고 종종 상황에 맞지 않는 행동을 한다. 조울증이 생길 경우, 그 기분은 분명히 정상적인 감정과는 크게 다르다.

이런 다양한 행동, 인지 및 정서적 증세에는 모두 스트레스 상황이 발생했음을 가리킨다. 육체적 증세와 더불어 이런 다양한 심리적 신호와 그 강도는 그 여성이 얼마나 스트레스를 받고 있는지를 나타내는 단서가 된다. 이런 증세는 앞서 논의된, 몇 가지 스트레스성 신체적 증세를 겪고 있는 여성일수록 더욱 명백히 나타난다.

스트레스의 심리적 증세와 신체적 증세의 또 다른 공통점은 그 증세를 겪고 있는 여성이 피로 단계에 가까워질수록 더욱 강하게 나타난다는 사실이다. 신체적으로 이런 피로 단계로의 접근은 심각한 질병의 발생으로 신호가 나타난다.

피로 단계로 접근하고 있다는 심리적 신호는 활력 감퇴와 그로 인한 피로이다. 어떻게, 그리고 왜 이러한 증세가 발생하는지를 이해하기 위해 우선 에너지와 그 에너지가 우리의 육체와 정신에 미치는 영향을 조사해 보자.

활력 감퇴와 피로

생명 자체와 효과적인 기능 유지는 둘 다 지속적인 에너지의 흐름에 의존한다. 에너지는 우리의 생명력을 지속하게 하고 우리가 어떻게 생활해 나가느냐에 따라 조수처럼 우리 몸 안에 드나들며, 그 안에서 흐르는 힘이다. 외적인 압력이 심할 때 즉, 우리가 스트레스를 받고 있을 때 우리는 육체적, 심리적으로 즉각적인 압력을 받게 된다. 생활의 압력이 심해질수록 생존을 위해 더 많은 에너지가 필요해진다.

생물학적으로 생존은 어느 정도 우리의 영양 상태에 달려 있다. 우리가 먹은 음식이 소화되면, 흡수된 영양소는 에너지로 전환된다. 이러한 에너지는 우리의 사고, 정서, 신체적 활력 및 다른 모든 생물학적 기능을 유지하게 하는 힘을 제공한다. 이런 과정에서 물질의 에너지로의 전환이 일어난다. 그러나 심리적 에너지도 물질을 변형시킬 수 있다. 우리가 휴식을 취하거나 긴장을 풀거나 수면을 취할 때, 인체 생화학의 재편성을 자극하는 심리적 에너지가 재편성된다. 연구 결과 긴장 이완은 질병의 치료를 촉진시키고 생물학적 파탄을 예방한다는 것이 밝혀졌다. 이런 방식으로 심리적 에너지는 전체에 영향을 줄 수 있다.

우리의 몸과 마음은 스트레스 상황에서의 고도의 에너지 방출을 에너지의 저장분에 의존하기 때문에, 에너지는 스트레스의 이해에 있어서 간과할 수 없는 중요성을 갖는다. 이러한 에너지 저장분은 비타민, 미네랄, 지방, 탄수화물에 축적된 에너지를 내는 물질들의 형태로 저장된다. 간은 주요 저장고의 역할을 한다.

스트레스 시에 더 많은 에너지가 필요해지면, 간은 자당과 다른 영양소를 혈류로 방출하라는 신호를 받는다. 그러한 에너지는 영양소의 형태로 체내에 저장될 수 있기 때문에, 현재의 영양 섭취분이 필요한 만큼의 에너지를 충당할 수 없더라도 스트레스로 인한 필요 분을 어느 정도 채울 수 있다.

그러나 스트레스 인자에 맞서기 위한 지속적인 몸의 움직임으로 에너지의 수요는 점점 늘어간다. 증후의 경고 반응시, 신체기능의 활성화를 위해 부신선, 갑상선 및 뇌하수체 선이 활발하게 움직일수록 에너지치의 유지를 위해 더 많은 비타민 C, 비타민 B군 및 판토텐산이 필요해진다. 만성적인 스트레스 상황에의 노출로 저장된 영양분이 고갈되면, 필요한 만큼의 에너지를 내는 것이 어려워지고, 생물학적 파탄의 가능성도 커진다. 이것은 증후의 피로 단계에 가까이 접근했을 때 흔히 나타나는 현상이다. 저항 단계가 장기적으로 지속되면, 체내의 에너지 저장분이 고갈되어 그 결과 우리 몸의 필수 에너지 공급에 큰 타격을 받는다. 그러나 에너지가 없을 때, 스트레스로 인한 파탄에 저항하기 위한 육체적·정신적 능력은 크게 악화되고, 그 결과 피로 단계 동안 심각한 질병의 발생률이 높아진다.

심리적으로 체내 에너지 저장분의 점진적 침식은 활력 감퇴와 피로의 순환으로 나타난다. 활력 감퇴와 피로의 피해를 입고 있는 사람들의 전형적인 예를 살펴보자. 그들은 일에 지쳐 녹초가 된 채 귀가하여 억지로 저녁을 드는 둥 마는 둥하고 수저를 놓는다. 그러나 방으로 돌아와서 그들은 곧 TV 앞에 앉는다. 잠시 TV를 바라보다가 눈꺼풀이 점점 무거워지는 것을 느낀다. 그러면 대부분은 그 자리에서 잠이 든다. 그렇지 않고 잠자리에 들 시간까지 저녁 시간을 헛되이 보내지 않으려고 결심한 사람들은 대개 잠을 설치거나 아침에 잠자리에서 일어나는 것조차 힘들게 느껴지는 정도의 피로의 편린을 겪는다.

이들은 거의 극한에 다다른 사람들로, 점차 증후의 피로 단계로 접어들고 있다. 불행히도 그들은 스트레스 인자로부터 벗어나 안정을 되찾기 전에는 이러한 파탄적 주기가 계속될 것이다. 이러한 상태에 있는 여성들은 점점 생기가 없어지고 무력감과 무감각함을 느끼게 되며, 하는 일도 점차 무미건조하고 지루하게 느껴질 것이고, 거기에 더해지는 사소한 스트레스에조차 제대로 대처해 나가지 못한다. 사물을 보는 관점도 달라진다. 즉, 그들의 흥미 영역은 계속 좁아지고 격렬해져서 작은 구릉도 큰 산맥처럼 보게 된다.

여성들이 점차 피로 단계에 깊숙이 접어들면서 그들의 행동은 더욱더 우울증과 비슷해진다. 즉, 그들은 보통 수면으로도 가시지 않고 묘한 불안감과 함께 오는 피로를 겪는다.

그들은 냉담해지고 유머 감각을 상실한다. 그리고 수면이나 TV 또는 비현실적인 환상에 더욱 집착한다. 이런 사람들은 계속해서 비효과적인 대처 방법을 이용한다 – 특히 흡연, 음주, 약물 복용 등. 그리고 보통 절망감에 빠지고, 자신의 문제를 제대로 처리할 수 없게 된다. 또 그들은 스스로 곤경을 극복함으로써 기분이 나아질 수 있다는 사실을 의심하기 시작한다.

이러한 증세들은 우울증 환자들의 증세와 비슷해 보이지만 지속적인 스트레스 반응의 결과인 이런 피로- 에너지 감퇴 주기에 들어선 사람들과 우울증 환자들 사이에는 보통 한 가지의 중요한 차이점이 있다. 즉 이상적인 우울증은 상실감이나 내적 갈등이나 분노의 억압에 대한 반작용이다. 이런 경우, 우울증은 슬픔과 패배감의 성격을 띤다. 그러나 스트레스로 인한 육체적, 정신적 피로의 경우에는 그런 패배감이나 갈등은 없다.

스트레스의 피해를 입고 있는 여성은 단지 지칠 뿐이다.

다시 말해 에너지가 고갈되어 육체적, 정신적으로 대처할 수 없을 뿐이다. 그들은 정상적 기능을 수행하기 위해 필요한 에너지가 부족하고, 완전히 기진맥진하기 직전에 와 있다. 피로 – 에너지 감퇴 주기는 어떻게 보면, 그런 에너지 저장분의 고갈에 대한 대처 행위의 시도이다.

우리의 정신과 육체는 스트레스의 도전에 민감하게 반응한다. 그 반응의 종류는 광범위하지만 스트레스에 대한 육체적, 정신적 반응의 증세는 스트레스 반응의 존재 여부와 그 강도 및 지속성에 대한 중요한 지표가 되기에 충분할 만큼 특징적이다. 스트레스의 육체적 증세를 연구하고 그것을 심리적 행위, 사고 및 정서와 비교함으로써 우리는 스트레스가 현재의 우리 생활에 미치는 영향을 정확히 파악할 수 있다. 그러나 이를 측정하기 위한 또 다른 방법이 있다. 그 방법은 스트레스와 인생의 변화 사이의 관계에 초점을 맞추고 있다.

🌀 스트레스 신호로서의 변화

우리의 일상 생활은 스트레스 반응을 불러 일으키는 사건들로 가득 차 있다. 수많은 행위들 - 커다란 소음, 대기오염 또는 가정의 불화, 과식 등에 이르기까지 - 이 육체적, 정신적 동요 상태를 야기한다.

우리는 이런 모든 잠재적 스트레스 인자를 피할 길은 없다. 한스 셀리 박사는 어느 정도의 스트레스는 필수적이며, 오히려 건강에 좋다는 사실을 강조했다. 그는 스트레스가 '인생의 양념'이라고 믿었다. 스트레스 인자의 완벽한 회피는 불가능할 뿐 아니라 바람직하지도 않다. 스트레스는 우리 생활의 모든 양상에서 필수적인 요소이다. 그리고 피할 방법도 없다. 사실, 지금까지 우리는 스트레스의 부정적인 예에 중점을 두어 이야기를 이끌어온 경향이 있지만, 긍정적이고 흥미 있는 사건은 부정적이고 위협적인 사건과 마찬가지로 증후의 경고 반응을 야기시킬 수 있다. 스트레스는 그저 우리의 생활에 주어진 것이다. 스트레스 조절의 관점에서 중요한 것은 스트레스가 무엇이며, 그것이 우리에게 어떻게 영향을 미치는가를 이해하는 것이다. 그러한 지식은 효과적인 스트레스 조절의 기반이 된다. 스트레스 조절에서 가장 중요한 요소 중의 하나는 변화의 이해와 관리이다.

인간은 보통 그들의 세계가 질서 정연하고, 미리 예측할 수 있으며 안정되어 있을 때 침착할 수 있다. 변화가 발생할 때(그리고 그 변화가 긍정적이거나 부정적일 수 있을 때) 태도와 기대가 변경되어야 하고, 때로 새로운 선택을 해야만 한다. 이런 우선권의 재편성이나 재정리는 스트레스를 주며 경계 상태를 자극한다. 변화가 이전의 원칙이나 지식을 흔들어 놓거나, 가족 구조를 변화시키거나 새롭고도 예기치 못한 상황을 발생시킬 때, 종종 격한 감정이 일어난다.

요컨대 변화는 유기체의 스트레스 반응, 즉 격하고 에너지가 많이 소모되는 반응을 불러 일으킨다.

그 결과 여성들이 짧은 기간 안에 많은 변화를 겪을 때, 피로와 질병에 걸리기 쉬워진다. 예를 들어 한 여성이 대인 관계에서 위기를 겪고 나면, 2주 안에 그 사람은 연쇄상구균에 감염될 위험이 다른 균에 감염될 위험보다 4배나 더 높아진다는 사실이 한 연구 결과에 의해 밝혀졌다. 마찬가지로 심장마비로 입원한 환자는 보통 사람보다 심장마비 이전에 대인 관계의 위기를 겪는 비율이 높았다. 또한 암에 걸린 환자들의 약 75%는 악성 종양이 발생되기 전, 2년 동안 근친이나 가까운 친구를 잃었다는 사실을 발표한 보고서들도 많다.

분명 사람들의 인생의 변화, 특히 대인관계의 변화는 저항력 상실 및 질병의 발생과 관련이 있는 듯하다. 토마스 홈스 박사와 리처드 라헤 박사는 이런 변화의 결과를 참고로 삼기 위해 그 평가 기준표를 고안했다. 그들이 '인생의 사건들'이라고 칭한 그 기준표는 인생의 변화를 나타내는 여러 가지 사건들을 말하고 있다. 이 사건 중에는 이혼, 별거, 질병, 성적인 불화, 남편의 사업 실패, 남편의 실직 등이 있다.

근본적으로 '인생의 사건들'은 그 수준과 지난 2년 동안 겪은 변화로 인해 병에 걸릴 가능성을 나타낸다. 그러나 그 이전에 이것은 가능성일 뿐이라는 것을 명심해두어야 한다.

이 장에서 거론된 스트레스의 신호 - 육체적, 심리적 증세와 그 범위 - 는 그것을 바탕으로 어떤 개인적 스트레스 분석도 시도할 수 있는 기반을 제공한다. 이러한 다양한 신호들에 익숙해짐으로써, 우리는 다음 단계를 밟을 태세를 갖출 수 있다. 다시 말해, 언제 어떤 상황 하에서 이런 스트레스가 출현하는지를 알아보기 위해 우리의 일상적 행동을 관찰한다. 그러한 관찰은 스트레스 자기 분석의 첫 단계이다.

다음 장에는 그러한 분석을 이용하여 어떻게 자신의 스트레스에 대한 인식력을 높이고 스트레스 조절력을 향상시킬 수 있는지에 관해 자세히 기술되어 있다.

제3장

내 인생은
내가 개척한다

현대 여성이라면
인생의 파트너를 고르기 전에
경제적으로나 정신적으로
자립해 있어야 한다.
그렇지 않으면 한평생을
'어린애와 같은 아내'로
보내게 되는 것이다.
반 사람이 아닌
한 사람의 몫의 여성으로서
당당히 개성 있게 설 때
스트레스는 더 이상 여성에게
접근하지 못한다.

몇 해 전, 나는 교외의 벤치에 앉아서 선의(善意)에 가득 찬 주례자가 이제 곧 부부의 서약을 하려고 하는 젊은 부부에게 하는 주례사를 귀담아 듣고 있었다. 주례사의 내용은 주로 신부에 관한 것이었다.

"오늘부터 당신은 제인 로버츠가 아니라 제인 브룩스가 됩니다."

분명한 어조로 주례자는 신부에게 말했다.

"제인 로버츠와 관계가 있는 것은 오늘부터 모두 버려야 합니다. 그래야 당신은 앞으로 브룩스 부인으로 인정을 받게 됩니다. 남편의 성을 취하여 딴 사람으로 다시 태어난 것입니다. 이제 두 사람은 하나의 성, 하나의 침실, 하나의 인생 목표를 서로 나눠 갖고 힘을 합쳐 일심동체가 되어야 합니다. 개인이란 말은 특히 아내인 당신에게는 앞으로 해당되지 않습니다."

나는 점차 듣기가 거북했다. 주례자가 강조하는 말이 못마땅했다.

남성에게 유리하도록 여성의 개성을 저버리게 하여 '일심동체'가 되다니! 그 말의 본래의 뜻을 모독하는 것이 아닌가. 그런 요구는 그 말이 지닌 광의(廣意)의 뜻을 말살해 버리는 것밖에 되지 않는다. 각자 개성을 살려 공통된 목표를 향해 나가는 것이 진정한 결혼 생활이다. 그 과정에서 두 사람이 각자 성장해 가는 것이 얼마나 중요한가를 강조해야 한다.

일심동체라는 사고방식에 동조하는 여성은 자기가 아닌 어떤 다른 인간으로 살게 될 것이다. 자기가 어떤 인간인지 한평생 모른 채 생애를 끝내 버릴 것이다. 일심동체라는 언뜻 보아 로맨틱한 문구도 일단 환상이 사라져 버린다면 냉혹한 현실로 일변하는 것이다.

마음의 자립을 먼저 이루라

한 남성을 다른 모든 것에 우선시키고 싶으면 즉 당신의 메인 코스로 삼고 싶으면 그렇게 하라. 그렇게 되면 아마도 당신은 자기를 잃어버릴 뿐만 아니라 자존심까지도 잃게 될 것이다.

남성이라는 이유만으로 그 사람을 받들고 싶으면 그렇게 하라. 당신은 그 남자의 '종'이 되어 그가 인정해 주기를 어린아이처럼 기다리는 처지가 될 것이며 당신의 인생은 결코 행복하지도 아름답지도 못할 것이다.

남자란 단지 디저트에 불과하다고 생각하라. 스스로 진로를 결정할 수 있는 정신력으로 성숙한 여성에게 주어지는 포상으로 간주해야 한다. 그때 당신의 인생은 참으로 아름답고 바람직한 것이 될 것이다.

인생의 파트너로서 여성은 먼저 정신적으로 자립해야 한다. 그것은 여성의 책무이자 의무이다. 자기에게 결여된 것, 즉 결단력, 용기, 소원을 성취할 권리 그리고 개인적인 만족을 남성이 자기에게 제공할 것이라고 생각한다면 그 여성은 실망하는 것이 당연하다. 멋진 남성을 발견하는 것을 인생의 유일한 목표로 삼고 있기 때문에 그녀는 자기의 소질이나 능력을 개발할 필요를 느끼지 않고 있다. 그것은 자기를 속이는 일이다. 그 결과 결혼 생활을 떠받치는 파트너가 아니라 단지 부양가족이나 피해자, 때로는 가해자로 전락하고 마는 것이다.

자신의 힘으로 인생을 개척해 나갈 줄 아는 여성이라면, 자기 사명을 완수한 것에 대한 포상이 될 만한 남성을 찾아낼 것이다. 그것이 바로 디저트인 것이다. 그는 그녀의 인생을 더욱 풍부하게 하고, 뭔가 플러스가 되고 즐거운 침대를 제공해 주고, 삶의 행복을 제공해 주지만 결코 메인 코스가 되지 않는다. 아무도 당신을 행복하게 하거나, 인생 목표를 설정해 주지 않는다. 그것은 바로 당신 자신만이 할 수 있는 일이다.

여성이 남성에게 지배권을 주고 그들을 메인 코스로 삼는 것은 무슨 이유에서일까? 그것은 당연한 일이며 여성이 오늘날까지 줄곧 해 온 일이라고 생각하고 있기 때문이다.

그리고 그렇게 생각하고 있는 사람은 일심동체라는 말에 눈이 어두워진 보수적인 여성만이 아니다. 누가 보아도 훌륭히 자립하고 있는 듯이 생각되는 여성까지도 정식적으로는 남성에게 좌우되어 "그이가 없으면 마음이 놓이지 않아요" 라고 속마음을 털어놓기도 한다.

현재 55세인 안나는 젊었을 때 결혼을 했다. 아름답고 마음씨가 착한 그녀는 의사를 남편으로 맞아 가난한 집안 살림을 맡아 피나게 노력하여 중류층 이상으로 생활할 수 있는 정도가 되었다. 그러나 그때쯤 되어서 그녀의 결혼 생활은 이혼으로 끝났다. 결혼한 지 4년이 되던 해였다.

안나는 다시 학교에 들어가 부기를 배우고 싶었으나 가족이 반대했다.

"그 보다는 재혼하는 것이 낫다."

부모가 그녀에게 한 말이었다.

"일찌감치 재혼을 하지 않으면 나이도 먹고 아이도 커져 그렇게 되면 아무도 거들떠보지 않게 돼."

혼자 살아서는 안 된다고 부모가 성화를 부리고 또 원하는 일자리가 쉽게 나타나지도 않자 안나는 재혼을 했다. 자신은 그를 사랑하고, 그를 위해 취직도 포기했으며, 이 길만이 여자의 행복의 길이라고 자기 자신에게 타이르면서 다시 결혼했던 것이다. 3년 후에 두 아이가 태어났으나, 그녀의 얼굴에는 웃음기가 없어졌다. 그녀의 삶에 아름다움도 행복도 없어졌다. 남편은 얻었으나 또다시 기대에 빗나간 것이다.

그녀에게는 '자기'라는 것이 없었다. 자신이 지금 무엇을 원하고 있는지 알지도 못했으므로 무엇을 해도 만족할 수가 없었다. 자기는 주부로서 실격자이며 어머니로서도 실격이라고 생각하고, 가족으로부터 사랑을 받고 가족이 자기를 고맙게 여기고 있다는 것도 느낄 수 없었다. 자기의 심정을 밖으로 드러내는 일은 고작 화를 내는 정도이고 아이들에게 야단을 치고 남편을 몰아세우고 자기의 운명을 저주할 뿐이었다. 어째서 이 여성은 이렇게 되었을까?

지금 50대에 이른 그녀는 남편에게 버림을 받게 되지 않을까 하여 두려움을 느끼고 있다. 남편이 방에서 밖으로 나가기만 해도 마음이 놓이지 않고 남편이 직장에 출근하면 불안했다. 이렇게 마음이 산만해서는 가정의 일이나 남편의 시중은커녕 자기 일도 제대로 할 수 없게 된다. 이것은 모두 인생이 그녀가 재기할 수 없을 정도로 강한 타격을 주었기 때문이다. 그러나 그녀는 이것을 하나의 운명이라고 생각하고 있다.

정신적으로 자립할 길을 찾지 못할 경우에 인간은 남의 기분에 따라 움직이게 된다. 이것은 자기 자신을 남에게 팔아 넘기는 격이 되며 이로 인해서 그의 인생은 추한 꼴로 전락하고 만다.

부모가 안나에게 심어 준 것은 남편이 없으면 아무것도 하지 못한다는 것이었다. 그녀의 노력으로는 무슨 일도 이룰 수 없고 그것은 결혼에 의해서만 가능하다는 고정관념이었다. 그녀의 인생의 성패가 오로지 남자에 의해서만 좌우된다는 것을 교육한 것이다.

🌑 자기로부터 도피하기 위한 결혼

오늘날 많은 여성들 중에 '진정한 자기'로부터 도피하기 위해 결혼하는 경우가 너무 많다. 결혼만 하면 자기 인생은 원만히 해결되고, 행복한 인생이 펼쳐진다고 생각한다. 자기는 불완전하고 미숙하며 정신적으로나 경제적으로 자립할 능력을 갖고 있지 않다는 전제 아래 그녀들은 자기의 부양자이고 후원자이고 애인이고 영웅이며 자기에게 모든 것인 남성을 발견하려고 한다.

자기를 반쪽 인간, 즉 훌륭한 짝을 찾는 열등한 반쪽이라고 생각하기 때문에 결혼을 원하고 있는 그녀들에게 있어 남편은 자기를 완전한 인간으로 채워줄 적합한 존재로 당연하게 생각하는 것이다.

결혼 자체는 멋진 일이며 결혼으로 인해서 아름답고 행복한 인생을 보낼 수 있다. 그러나 이 신성한 결합은 '결혼이 곧 완성' 또는 '결혼이 곧 행복'이라는 사고방식에 여성을 예속시켜서는 안 된다. 오히려 거기서 해방되는 것이어야 한다.

'여성은 그 자체로는 인간으로서의 가치가 별로 없다. 결혼이라는 형태로 그 가치를 입증하지 않으면 진정한 의미의 여성이라고 할 수 없다.'고 여성들은 배워왔다. 그런데 그 진정한 의미의 여성이 되려고 남편을 택했으나 결과적으로 기대에 어긋나 자기가 인간으로서 별로 이렇다 할 평가를 받지 못하는 경우가 많다.

이것은 무엇 때문일까? 결혼이 어찌하여 우리 여성들을 행복하게 하지 못할까? 그 초조감은 어디서 오는 것일까?

대체 어디가 잘못된 것일까?

🎤 마음이 풍요로운 여성이 되라

어떤 여성은 자기가 갖고 있는 능력의 일부밖에 개발하지 못하여 그 때문에 서둘러 결혼하고 남성에게 자기의 운명을 맡긴다. 그리하여 남편이 이루려는 꿈에 동조하고 협력하기 위해 자기의 목표를 포기하며 자기의 인생을 주고 남편의 흥미와 요구와 목표를 주축으로 하여 살아간다. 이렇게 남편을 섬기는 보상으로 그녀는 남편의 사랑이나 동정, 아내로서의 행복을 보장받으려고 기대하지만 일이 그렇게 되지 않는다.

남편이 이런 사람이니 자기가 그와 결혼하게 되면 이런 변화가 일어날 것이라는 그녀의 기대에 남편은 대체로 어긋나게 된다. 그래서 그녀는 점점 화가 나게 된다. 그러나 남편에게 버림받은 것은 그 이상으로 두려운 일이다. 이윽고 자기는 헌신적인 아내로서 충실한 조역으로서 훌륭히 그 역할을 다해 왔으므로 이제는 버림을 받을 이유가 없다고 안심하기 위해, 아내로서의 자기 존재나 역할을 인정받고 감사해 줄 것을 남편에게 요구한다. 그러나 대개 허사로 끝나게 된다.

대체로 마음이 가난한 사람은 상처를 입기 쉽고 약해져서 의존심을 갖게 된다. 그러므로 만일 당신이 인생을 뜻있게 보내기 위해 반드시 남성이 필요하다면 그런 생각을 지금 곧 이 자리에서 버려야 한다. 이제는 자기의 능력, 자기의 인격 그리고 자존심을 평가해도 좋을 때이다.

마음이 풍요로울수록 필요로 하는 것이 적어지게 마련이다. 마음이 풍요로우면 상대를 기쁘게 하기 위해 급급하지 않아도 충분히 자기를 세울 수 있다. 그리고 자기를 행복하게 하거나 완성시킬 수 있는 사람은 다른 사람이 아니라 바로 자기 자신뿐이라는 것을 알게 된다.

마음이 풍요로우면 남자 때문에 슬퍼하거나 행복을 느끼는 일은 있어도 그들이 여성의 모든 요구를 책임지고 충족시킬 수 없다는 것을 알게 될 것이다. 마음이 풍요로우면 메인 코스는 남성이 아니라 자기 자신이라는 것을 알게 될 것이다.

영점(제로) 여성과 영점 남편

필자가 '남자란 단지 디저트에 불과하다'라고 한 것은 또 다른 의미도 포함시켜서 말한 것이다. 즉 여성들은 그들에게 상응한 남성을 차지하게 되는 것이다.

당신이 자기는 반쪽 인간이라고 생각하면 자기를 보태어 그가 되는 1.5의 남성을 차지하게 될 공산이 적다. 또 한 사람의 반쪽 남성을 만나는 것이 고작이다. 자기의 가치를 제로라고 간주할 경우에는 택하는 남성이 설령 활동적이고 적극적이며 자신만만한 남성으로 보일지라도 알맹이는 역시 제로이다. 따라서 여성은 자기가 인생을 싸우면서 살아가는 한 사람의 몫의 어엿한 인간이라고 생각해야 한다. 그러면 당신이 택하는 파트너는 당신과 결혼하기를 잘했다고 생각할 것이다.

자기는 기댈 수 있는 남성의 어깨를 필요로 하는 연약한 여자라고 생각하고 싶으면 그렇게 하라. 어차피 당신은 아내에게 아무 권한도 주지 않고 하나에서 열까지 참견하고 싶어 하는 독재 남편의 종이 될 것이다.

자기에게 없는 것을 갖고 있는 남성을 찾아내려고 해도 결국은 자기를 닮아가게 마련이다. 이 경우에 여성은 무엇을 간과하고 있을까? 대부분의 여성은 요람에서 대학에, 그리고 어느 기간을 직장에 다닐 때까지 자기가 어떤 인간인지 알지 못하고 계속 옮아간다. 남편을 잘 만나는 것 그것 하나에 승부를 걸고 있다.

🗨 자기 성장에 방해가 되는 사고방식들

다음과 같은 질문을 자기 자신에게 던져보라.

나라는 인간은 어떤 여성인가? 나의 즐거움은? 나의 인생의 중요한 과업은? 능력과 목표는? 그것을 달성하는 수단은 무엇인가? 자기에게 어떤 특성을 살려야 하는가?

알버트 엘리스 박사는 그의 저서 「심리요법에서의 이성과 마음 자세」에서 자기 자신을 성찰하는 것을 방해하고 자기를 해치는 사고방식으로서 주요한 것들을 다음과 같이 제시했다.

1. 무슨 일이 자기 뜻대로 되지 않으면 몹시 불쾌해진다.
2. 자기의 괴로움을 자기의 힘으로는 어떻게 할 수 없는 일이라고 생각
   하며 그 원인도 다른 사람에게 있다고 생각한다.
3. 어려운 일에 정면으로 도전하기보다는 피하는 것이 편하다.
4. 자기를 위해 구태여 무엇을 하지 않아도 행복하다고 생각한다.
5. 자기의 기분을 자기 자신도 조정할 수 없다.

위의 다섯 가지를 종합하면, 자기 인생을 자기로서는 어떻게도 할 수 없고 자기 이외의 다른 사람의 의견에 따라 결정할 수밖에 없고 또 그래야만 한다. 그러나 책임이나 어려움은 회피하거나 얼버무린다고 해서 그것으로 없어지는 것이 아니다. 행복이란 누가 나눠주는 것이 아니다.

결혼이란 경사스럽거나 행복하다고만 할 수는 없는 것이다. 여성들은 결혼 생활에서 '언젠가는…'이라는 기대감 속에서 살아왔다. 그러나 얻어지는 것은 그 기대감밖에 없었다. 언젠가는 원하는 것을 모두 손에 넣을 수 있을 것이다. 언젠가는 남편도 달라질 것이다. 언젠가는 진정한 사랑을 받게 될 것이다. 언젠가는 행복한 삶을 누리게 될 것이라는 기대감과 기만 속에서 삶을 보내고 있는 것이다.

'남자란 단지 디저트에 불과하다'라는 말은 남성을 무시하는 말이 아니다. 남성의 가치를 떨어뜨리고 그 중요성이나 우수성을 과소평가하려는 것도 아니다. 남성을 이렇게 되어 주었으면 하는 이상형(理想像)으로서가 아니라 있는 그대로 보려는 것이다. 그렇게 해서 남성을 한번 신뢰

해 보고자 한다. 남성도 이쪽과 마찬가지로 불완전한 존재라면 둘이 유무상통하면서 노력할 일이다.

'남자는 단지 디저트에 불과하다'는 말은 요컨대 남성은 메인 코스가 아니며 여성이 회전축(回轉軸)이라는 것을 상기시키기 위한 암시이다. 디저트를 주식으로 하면 몸이 계속 뚱뚱해져서 무기력하게 되고, 자기 파멸에 빠질 생각을 하기 쉽다. 이것은 정신력으로나 육체적으로도 불건전한 일이 아닐 수 없다.

🔊 여성에게 사랑은 인생의 전부인가?

부모가 딸에게 주는 처세훈 중에 가장 좋지 못한 것이 있다. '사랑은 여성에게 있어 인생의 전부이지만 남성에게는 일부에 지나지 않는다.'라는 것이다.

자기 딸에게 부부를 주인과 종의 관계인 것으로 생각하고 가르치는 것은 '너의 인생을 남편에게 팔아넘기고, 그를 메인 코스로 삼으라'는 말밖에 되지 않는다. 남성을 메인 코스로 삼기 위한 시나리오는 여러 가지 형태를 취하지만 다음에 말하는 것은 그 전형적인 것이다.

10대에 일찌감치 남편을 택하고 그 단계에서 결심한다.

그에게 학교를 마치게 하고 자기는 한동안 직장을 갖는다.

이윽고 그 일이 궤도에 오르면 자기는 직장을 그만둔다. 아내는 일할 필요가 없기 때문이다.

남편은 사람을 만나고 기회를 잡기 위해 노력한다. 아내는 여전히 그 그늘에서 남편의 시중을 든다. 이제 아이가 생겨 남편이 일이나 공부 때문에 책상에 앉아 있을 때에는 방해가 되지 않도록 아이를 잘 보고 있어야 한다.

부부 간의 대화도 별로 없고 남편이 간혹 건성으로나마 자기에게 조금 관심을 가져주는 정도로 만족해야 한다. 어쩐지 자기가 남편의 계획 속에 뛰어든 훼방자와 같은 느낌이 들고 심한 고독을 느끼게 된다. 그러나 무슨 말을 할 수 있겠는가? 남편은 가족을 위해 열심히 일하고 있는데 말이다.

남편은 경우에 따라서는 어느 정도 성공한다. 그는 곧장 밀고 나간다. 이와는 반대로 아내는 10대에 그와 만난 그 장소에서 한 걸음도 더 나가지 않고 있다. 세상을 알고 경험을 쌓았다고 하는 지금도 몸에 배는 자신감도 없고 기능다운 기능도 갖지 못한 10대의 소녀 그대로이다. 남편이 불의의 사고를 당하거나 결혼 생활에 파탄이 생기면 자기를 받쳐줄 돈도 없고, 돈을 벌 수단도 갖고 있지 않다.

남편이 출세가도를 달리게 되면 집에 있는 시간이 줄어들고, 자질구레한 집안 일은 아내가 떠맡게 된다. 가정 이외에 생활의 터전을 갖지 못한 아내는 남편에게 "당신도 집안 일에 신경을 쓰고 함께 좀 거들어 줘요. 나도 할 일이 따로 있으니까요"라고 말하지 못한다. 설사 그렇게 말한들 소용이 없다. 그리하여 정해진 경로를 밟게 된다. 남편은 비서나 회사 직원에게 마음이 끌린다. 그 여성이 아내 이상으로 자기를 알아준다. 그녀는 한낮의 파트너가 되어 아내 이상의 역할을 한다. 아내는 점점 생활비만 받는 타인이 되어간다.

그리하여 남편은 딴 여성 때문에 아내를 버린다. 아내는 깜짝 놀라고 화가 치밀고 상처를 받게 되지만 혼자서 살아가야 한다. 그러나 생계를 유지하려고 해도 의지할 만한 재능이 없다. 결혼을 했지만 이 부부 사이는 부모와 자식의 관계와 비슷했다. 그리고 어린이나 다름없는 아내는 갑자기 버림을 받아 살아갈 만한 재력도 없고 주변머리도 없는 것이 보통이다.

여성의 내적 에너지

부부를 결합시키는 공통된 목표나 함께 즐기는 공통된 취미나 함께 살기 위해 신중히 짠 계획도 갖고 있지 못하면, 두 사람이 서로 격려하면서 성장할 수 없다. 아무 변화도 없는 부부 생활은 하루의 일과를 마치고 주고받는 대화에 조금도 활기를 주지 못한다.

남편의 하루하루의 생활도 같은 일을 되풀이 하게 되지만 거기에는, 언제나 어떤 변화를 가져다 주는 작은 사건들이 있다.

'여성의 일'과 '남성의 일'이라는 역할 분담이 일단 정해지면 남성은 이것을 고집하게 된다. 이렇게 되면 정신적으로 부부의 거리가 멀어진다.

그리하여 아내의 입에서 무심코 이런 말이 튀어 나온다.

"내가 직장을 갖게 되면 좋은 아내가 될 수 없고 집안이 엉망이 된다. 따라서 당신이 직장을 갖는 건 하늘이 내린 권리이다."

남자들은 하루 8시간 내지 10시간씩 일에 매달린다. 그들은 어째서 그렇게까지 일에 몰두하게 되었을까? 일은 그들에게 활력의 근원이기 때문이다. 그런데 당신의 활력은 어디에서 오는가? 남편이 일에서 얻는 만족을 당신은 느낄 수 있는가? 당신이 없으면 도저히 처리할 수 없는 자질구레한 일들이 얼마나 있을까? 당신의 인생의 보람을 어디에서 찾을 수 있는가?

🌀 '사랑'이라고 착각하고 있는 것

나는 여성을 위한 오찬에 참석한 일이 있다. 참으로 엉터리 비프스테이크가 나왔다. 그런데 놀랍게도 그 여성들은 조리실에서 주방장을 부르더니 그 엉터리 요리를 칭찬하고 있는 것이 아닌가? 가정에서 비프스테이크를 그것도 엉터리를 제공하고도 칭찬받는 주부가 있는가?

어떤 의미에서 여성은 시시한 일에도 남성에게 감사한다.

그것이 여성이라면 용납되지 않을 일도 남성의 경우에는 칭찬하는 것이다. 남성을 칭찬하고 자기 자신은 깎아 내리는 일반 풍조에 거역하지 않으려는 것이다.

문제의 하나는 여성이 로맨틱한 환상 위에 결혼 생활을 쌓고 있는 데 있다. 전에는 주로 경제적, 정략적인 이유로 결혼이 이루어졌다. 따라서 부부는 상당히 현실적인 인생관을 갖고 있었다. 세상을 상대로 두 사람은 힘을 합쳐 싸워 나갔다. 가정은 안정된 편안한 피난처였다. 그런데 결혼이라는 것이 로맨틱한 환상에서 각자가 자기의 행복을 추구하는 관계가 되면서 이혼율이 급격히 뛰어올랐다.

🌀 로맨스는 현실을 잊게 한다

로맨스는 반드시 사랑과 관계가 있는 것은 아니지만, 으레 관계가 있는 것처럼 보이기도 하고 틀리기도 하는 것이 사실이다.

로맨스란 무엇인가? 로맨스의 특징은, 한때 현실을 잊게 만드는 것이다. 남자와 여자가 상대방에 대해 서로 착각을 하여 이상화하고 생각하는 것이 그것이다.

로맨스가 필요로 하는 것은 자기가 살고 있는 현실 세계를 반쯤 잊어버리고 로맨틱한 기분이나 성적 흥분을 자아내는 정서적인 조건, 예컨대 와인, 꽃, 서로를 바라보는 눈과 눈, 달콤한 속삭임, 은은한 등불, 아름답게 들리는 바이올린의 선율 등에 도취하는 것이다.

로맨스란 사랑의 멜로디이고, 사랑의 선물이며, 뜨거운 사랑의 고백이다. 서로 주고받은 약속, '언젠가는 반드시…'라는 약속 위에 로맨스가 이루어진다.

로맨틱한 프러포즈를 받은 적이 있는 여성이라면 알고 있겠지만, 그때 당신은 그 성급하고 달콤한 사랑의 대사를 사랑받고 있다는 증거로 받아들였을 것이다. 로맨스는 그 시점에서는 근사했다. 그는 멋있었으며 무드도 훌륭했다. 그 이상 무엇을 바랄 수 있겠는가?

그렇다. '결혼'이라는 해피앤드도 로맨틱한 꿈에 불과한 것이다. 당신은 결혼하고 나면 '드디어 최종 목표에 달했다, 나의 가치를 인정해 주는 남성의 사랑의 손길을 차지하게 되었다.'고 생각한다. 결혼만이 그녀에게 뭔가를 성취했다는 만족감을 주는 것이다.

그러나 오늘날에는 여성도 사회에서 발언권을 크게 갖게 되었으므로 이 도식을 그대로 적용할 수는 없다. 그러나 역시 많은 여성들은 로맨틱한 꿈에 지금도 매달려 있다.

그칠 줄 모르는 정열을 추구하고, 용감한 애인에게 구출되길 원하고, 뜨거운 눈길과 부드러운 친절에 자유로운 인생을 꿈꾼다. '왕자님'에게 인생의 왕좌를 내주라고 하면 기꺼이 이에 따른다.

이것이 과연 사랑일까? 결코 아니다. 그것은 매우 교묘하게 사랑으로 가장한 로맨스에 불과하다.

사랑과 로맨스의 차이점

로맨스는 주말이나 허니문이나 은밀히 하는 데이트를 장식하는 것이다. 로맨스는 꿈이며 현실은 아니다. 꿈은 꿈일 뿐 인간이 사는 현실은 아니다.

로맨스를 양식으로 하여 살려고 하면, 인간은 현실의 생활이나 살아가는 목표를 소홀히 하고 날마다 꿈 속에서 살아가면서, 한편으로는 언제나 충족되지 않는 아쉬움을 상대방에게서 느끼게 된다. 그 결과 함께 쓰러지게 마련이다. 서로 상대방을 지나치게 얽매어 살아가는 데 필요한 시간을 활용하지 못했기 때문이다.

로맨틱한 이상을 추구하는 것은 부실하고 불건전한 생활을 되풀이하기 쉽다. 그와 같은 이상의 추구를 사랑을 찾는 활동과 혼동할 경우 더욱 그렇다. 로맨스에는 비현실적인 환상이 따르게 마련이지만, 사랑은 현실에 뿌리를 내리고 있다. 그리고 서로 사랑하고 염려하기 위해서는 로맨스가 가져다 주는 숨 막힐 듯한 흥분을 느낄 필요가 없다. 그것이 진정한 애정이라면, 감정을 폭발시키거나 아쉬움을 느끼거나 눈물겹게 그리고 드라마틱하게 사랑을 호소하지 않고 상대방을 계속 아낄 수 있는 것이다.

사랑과 로맨스의 차이를 사랑하는 여성의 말에서 알아보자.

로맨티스트 - "당신에게 사랑을 받지 못한다는 것은 도저히 상상할 수 없어요. 제발 다시 한번 사랑한다고 말해 봐요."

사랑하는 여성 - "내가 사랑하는 것은 당신이 살아 있다는 사실이에요. 당신이 이 세상에 살아 있으면서 나를 생각해 주는 것이 내 인생에는 대단히 중요한 일이에요."

로맨티스트 - "당신은 나의 전부에요. 나도 당신의 전부인가요?"

사랑하는 여성 - "당신과 함께 있는 것이 행복이에요."

로맨티스트의 말 속에는 얼마나 열광적이고 자학적인 색채가 들어 있는지 알 수 있다. 로맨티스트는 곧 행동으로 보여 주지 않으면 그것은 성의가 없는 증거라고 말한다.

로맨스가 착각 위에 성립되어 있다는 것을 잊어서는 안 된다. 로맨틱한 막간극을 연출하고 있는 두 사람이 그대로 앞의 두 사람의 모습이라고 생각한다. 한 치의 빈틈도 없는 옷차림을 하고, 몸이 닿기만 해도 열이 오르는 매력적이고 나무랄 데 없는 두 사람으로 일관할 것이라고…. 이런 일은 있을 수 없다.

참으로 원하는 것이 사랑이라면, 로맨스를 원하는 마음을 달래어, 로맨틱하게 다가오는 상대방을 객관적으로 잘 관찰해 보아야 한다. 정신적인 충격이나 경제적인 좌절로 기가 죽었을 때, 곁에 있어 주어 서로 의지하고, 한편 여러 가지 기쁨을 그때그때 함께 나눌 수 있는 사람이 사랑에는 필요하다.

제임스 라메이의 저서 「진정한 우정」에는 이런 말이 있다.

"상대방에게 다해야 하는 최소한도의 의무는 오직 서로 알게 된 시점에서 보다 나쁜 상태에서 상대방을 버리지 않는 것, 즉 자기가 알게 된 것이 상대방에게 마이너스가 되지 않도록 하는 것이다."

로맨스에 눈이 먼 남성을 택하면 결국은 고배를 마시고 상처를 입게 된다.

🗨 마음의 눈을 흐리게 하는 로맨스

사랑이 시작될 무렵의 로맨스는 사람의 마음을 매혹시킨다. 사랑에 빠지면 딴 것이 눈에 보이지 않고 귀에 솔깃한 말만 들리게 마련이다. 그와 같이 기능이 마비된 상태에서 인간은 현실을 비뚤어진 형태로 파악하게 된다. 보고 싶은 것만 보고 자기에게 필요한 말만 듣게 된다. 이렇게 되면 바로 눈앞에서 진실을 보여주는 모든 것을 간과하게 된다.

다음에 소개하는 '로맨스 중독자'의 변명을 듣고, 앞에서 한 말과 나중에 한 말이 얼마나 모순된 가를 알아보기 바란다.

"그 사람은 마음을 놓고 얼마든지 떠벌리고 싶게 만드는 여성은 당신뿐이라고 입버릇처럼 말했어요. 그런데 결혼한 지금은 입도 뻥끗하지 않아요. 뭐 좀 물어봐도, 귀찮으니 잠자코 있으라고 윽박지르는 거예요."

그는 본래 남과 의사소통을 잘 하지 못하는 사나이였다.

그런데도 그녀는 자기가 그를 변하게 했다고 생각하고 있다.

"그 사람은 결혼하기 전에 나에 대해 잘 알지 못했던 거예요. 결혼하고 보니 나를 마치 가구처럼 취급하는 거예요."

그는 소유욕이 강한 사나이로 결혼한 후에도 그녀를 독점하고 있었다. 그녀는 결혼 전에는 그의 그런 점이 좋았으나, 지금 그녀는 하나의 소유물에 불과하다. 처음부터 그렇게 보였는데도 그것을 알아차리지 못하고 지금에 와서야 그녀는 화를 내고 있다.

"그 사람은 무작정 출세하고 싶어 하는 놈의 심정을 알 수 없다고 자주 비웃었어요. 나는 그가 쾌활하고 재미 있는 사람이라고 생각했어요. 그런데 지금은 회사에서 실수만 저지르고는, 그럴 때마다 상사 놈은 모두가 바보라고 욕을 퍼부어요."

그는 본래 매사에 자신이 없는 사나이였으나, 그녀의 욕심이 그를 유능한 사나이로 격상시켰던 것이다. 그런 그가 자기 능력의 한계를 알지 못하고 뭐든지 남의 탓으로 돌리고 싶어 하는 무책임한 사나이라는 것을 그녀는 이제야 겨우 알게 된 것이다.

여성의 눈을 흐리게 하는 로맨스의 베일을 벗고 보면 눈앞의 남성의 모습이 분명히 드러난다. 그리하여 자기 눈으로 분명히 보기 때문에 "당신 없이는 살 수 없어." 하면서도 눈은 딴 여자를 좇고 있는 행동에서 그를 평가할 수 있게 된다.

☎ "미안해!"라는 말 한 마디 못하는 남자는 요주의 남자

결혼하면 미래의 남편과의 관계가 연애시절과 같거나 그 이상으로 자기를 소중히 여길 것이라고 생각하면 큰 오산이다. 연애시절을 무난히 넘기면 결혼한 후에 더 큰 권리를 손에 넣을 수 있다고 생각하는 남자도 있다.

남성은 힘을 원하지만 여성은 별로 원하지 않는다. 힘을 갖는다는 것은 자기의 일은 자기가 결정하고, 자기 생활을 지배하고 그 결과에 책임을 지는 것을 말한다. 소유한 힘이 적으면 적을수록 인간은 복종적, 순종적이 된다. 그리고 대체로 여성은 자기의 인생을 스스로 살아가고 있지 않다. 사랑하는 사람을 잃을 수 있는 위험을 무릅쓰느니 차라리 자기의 인생을 남에게 내맡기려고 한다.

'자기'가 살아 있는 여성이라면 남성의 언동을 차분히 관찰하고, 모순이 발견되면 그것을 곧 상대방에게 분명히 말한다. 예를 들어서, 8시에 데이트를 하기로 약속했는데 전화 연락도 없이 상대방이 9시에 어슬렁어슬렁 나타났으면, 그것은 용납할 수 없는 일이라고 분명히 자기 의사를 밝힐 일이다. 굳이 그의 눈앞에서 문을 꽝 닫아버리거나 얼굴을 찌푸려 보이는 것이 최선은 아니다. 교양 있는 여성이라면 이렇게 말할 것이다.

"걱정했어요. 사람을 기다리는 건 싫어요. 기다리는 여자의 역할을 맡고 싶지는 않아요. 앞으로는 늦어지면 전화를 해 줬으면 해요. 또다시 아무런 연락도 없이 한 시간이나 늦어지면 당신이 일부러 나를 곯려주는 것으로 알겠어요."

상대방의 질문에 대해서 직접 비난하지 않고 자기의 권리를 주장하는 것이다. 만일 상대방이 교통이 막혀서, 회의가 길어져서, 또는 친구를 만나서 전화할 틈이 없었다고 변명하면서 '이렇게 왔으니까 다행이다'라는 식으로 말한다면 그의 인격을 잘 생각해 보아야 한다. 아무튼 이런 감정적인 폭발은 이쪽에서 자기를 내세우거나 비판을 할 때마다 일어날 것이다. 이 사나이는 한 덩어리의 석탄이다. 다이아몬드의 원석은 아니다.

"미안해! 앞으로는 시간을 지키도록 노력할게."라고 말한다면 그 남성은 이해심이 많은 남성이라고 할 수 있다. 연애하던 시절에 번번이 약속 시간보다 늦게 나타나는 남성은 결혼하게 되면 직장에서도 귀가하는 시간이 늦다. 친구 앞에서 여자친구를 무시하는 남성은 결혼 후에 자기 아내를 바보 취급 하는 경향이 많다.

부부의 서약을 한 순간부터 아내는 '귀여운 여자'가 되라고 주장하는 사나이는 학업이나 직장을 통해 성장하는 아내에게 위협을 느낀다.

◐ 자기를 좋아하는 여성이 되라

사람 대접을 제대로 해 주지 않는 남자와 결혼하는 여성은 대개 푸대접을 받아들이기 일쑤이다. 생활태도에서 사고방식에 이르기까지 일일이 지시해도 그것으로 버림을 받지 않게 된다면 자기의 생활을 단념할 가치가 있다고 그녀는 생각하고 있다.

남의 심정을 헤아려 주는 것은 수치스러운 일도 아니고 인간으로서의 약점을 드러내는 것도 아니라고 상대방에게 타이르는 대신에 그녀는 상대방으로 하여금 멋대로 군림하게 만든다.

여성은 남성의 부정적인 반응뿐만 아니라, 남성이 전혀 반응을 보이지 않는 것도 그대로 눈감아 준다. 어떤 여성에 의하면, 그녀의 남편은 아내의 차림이나 매무새에 대해 마음에 들지 않을 때에 그것도 1년에 겨우 한두 번이지만 아무 말도 하지 않는다고 한다. 결혼한 지 10년이 되지만 남편이 아무 말도 하지 않는 것을 보면 자기는 그다지 흉한 꼴은 하지 않았던 것으로 그녀는 알고 있다.

어째서 그는 아내의 옷차림에 대해 아무 말도 하지 않았을까? 공치사 한두 마디쯤 해도 되지 않을까? 그것으로 남편에게 인정받고 싶은 생각이 그녀에게 없었기 때문이다.

남편으로 말하면, 자기가 남편 노릇을 하고 있는 것만으로도 그녀는 고맙게 생각하고 있는 것이다. 아내가 자기에게 아무 불평도 하지 않는 것이 그 증거란 것이다. 행복이란 이만하면 됐다고 만족하는 것이다. 그렇다고 최소한도에서 만족하지 말아야 한다.

그러면 어느 정도면 만족할 수 있는가? 그 한도를 처음부터 정할 수는 없다. 로맨스의 올가미에 걸리면 어느 새 자기가 상대방의 기분, 즉 이런 여성이 되어주기를 바란다는 남성의 비위를 맞추고 있다는 것을 알아차리는 입장에 서게 된다. 모든 일이 자기가 원하는 대로 되기를 바라면서도 상대방의 비위를 맞춘다는 것은 사실 여성도 합세하여 그런 과제를 만들고 있다고 말하지 않을 수 없다.

자기를 불행하다고 생각하면 상대방의 인생에서 자기가 차지하고 있는 위치를 확인하고 어디가 잘못되었는지 잘 생각해 볼 일이다.

개성 있는 여성이 되자

로맨티스트일수록 실생활에서는 만족감을 얻기 어렵다.

로맨틱한 꿈에 젖어 있는 동안 자기는 한 사람의 어엿한 인간이라고 생각할 수 있지만, 생활을 위한 직업이나 결혼이라는 강제력, 자식을 키우는 책임 등과 어쩔 수 없이 타협하고 있는 동안에 자기는 한 사람의 어엿한 인간이기는커녕, 반쪽 인간도 될까 말까 하다고 생각하게 된다.

결혼한 지 2년 된 뉴욕에 사는 루우스는 남편이 바람을 피우는 것처럼 느꼈지만 이에 대해 상담할 적당한 사람이 없었다. 친구나 가족에게 털어놓았다가 만일 그것이 착각이나 오해였다면 그들은 자기를 그에게 어울리지 않는 여자로 볼 것이다. 그리고 만일 자기의 의심이 적중되었다면 그들은 남편의 부정을 입에 올리고 그녀를 여자로서 실격자로 생각할 것이다.

루우스는 거울을 들여다보고 거기에 비친 자기가 참된 자기라고 생각하는 보통 여성 중의 한 사람이다. 인생의 파트너로서 남성을 소유하는 것은 한 사람의 몫의 인간이 되기 위한 티켓을 손에 넣는 것과 같다는 가르침을 받고 자란 루우스에게는 남성이 없는 생활은 그녀에게 사는 권리를 빼앗는 것과 마찬가지였다.

루우스와 비슷한 비관적인 신념의 소유자는 이렇게 말한다.

"레스토랑에 데리고 가 주는 남성도 없는 여자는 굶어도 싸요."

🗨 반 사람 몫의 여성과 자기 비하

자기를 반 사람 몫이라고 생각하고 있는 여성은 어떤 여성이며, 또 어떤 행동을 취할까? 반 사람의 몫의 여성은 자기의 장점을 평가하려고 하지 않거나 혹은 평가하기를 두려워한다.

"내가 운전면허 시험에 합격하다니 시험관의 눈이 어떻게 된 게 아닐까?"

그리고 자기를 애매한 표현이나 일반적인 용어로 표현한다.

"요리는 좋아하는 편이라고 생각해요."

한 사람 몫의 여성이라면 이렇게 말할 것이다.

"면허를 따고 말았어요!"

"나는 요리를 좋아해요."

반 사람 몫의 여성은 남의 인정을 받는 것을 필요로 하는 인간으로, 사람들과의 원만한 관계를 유지하기 위해서라면 뭐든지 할 의사가 있다고 떠든다.

"당신의 차를 수리 공장에 놓고 왔어요. 다 고치면 찾아올까요?"

한 사람의 몫의 여성이라면 상대방을 위하는 일과 상대방의 노예가 되는 일의 차이를 잘 알고 있다.

"당신의 차를 수리 공장에 놓고 왔어요. 다 고치면 당신에게 전화할게요."

반 사람 몫의 여성은 자기는 여자니까 어떤 남성도 자기보다 뛰어나다고 믿고 있다. 그리고 남성이나 여성에 대해 고정관념을 갖고 있다. 그런 편협한 생각밖에 하지 못함으로 그녀는 주체적으로 살지 못한다.

"남성은 강하잖아요. 그러니까 여자는 언제나 남편이 하자는 대로 해야지요."

남편이 하자는 대로 하는 동안에 자기가 가족을 위해 공헌하는 일은 보잘것없는 것으로 생각되어 이상한 딴 욕심을 부리면 천벌이라도 받을 것 같은 기분이 든다.

"불평하다니요. 남편이 있다는 것만 해도 고맙잖아요."

한 사람의 몫의 여성은 여성이라는 이유로 열등의식을 가질 필요가 없다고 분명히 의식하고 있다. 그리고 남성의 겸손이 여성에게 은혜를 베푸는 것이라고 생각하지 않는다.

"남편에게는 좋은 점이 있지만 그건 내게도 있어요. 우리는 서로 의지하기 때문에 가정을 잘 꾸려 나갈 수 있어요.

남편이나 내가 언제나 올바르다고 할 수는 없어요. 그래서 우리는 서로 쌍방의 의견을 먼저 잘 듣기로 해요."

반 사람 몫의 여성은 자기의 판단, 가치 기준과 사물에 대한 이해력을 믿지 않는다. 판단은 주로 상대방에게 맡긴다.

"이집트는 아프리카에 있다고 단정하지만, 당신이 그렇지 않다고 말하면 틀림 없이 내가 잘못 안 걸 거예요."

한 사람의 여성은 자기의 판단을 믿고, 상대방이 자기를 무시하는 것을 용납하지 않는다.

"이집트는 당신이 뭐라고 해도 아프리카에 있는 거예요."

자기를 주장한다

반 사람의 몫의 여성은 혼자 있는 것이 싫어 자기 혼자서는 아무것도 즐기지 못한다. 누군가와 함께하는 것이 아니면 영화관에도 가려고 하지 않고 식사할 엄두도 내지 못한다.

"혼자 다녀서는 재미가 없어요. 그리고 두려워요."

"혼자는 싫어요. 텅 빈 집에서는 소리가 유난히 요란해서…."

한 사람의 몫의 여성은 혼자 있는 시간도 즐겁고 상대방에게 자기를 내세우기도 한다.

"나는 혼자 다니기를 좋아해요."

반 사람의 몫의 여성은 성(性)에 대해서나 경제적인 정신면에서도 스스로 요구하는 일이 없다. 요구해 봐야 깨끗이 거절당할 뿐이라고 뒤로 물러서고 결국은 남이 동정하여 제공하는 것만 받아들이는 것이 하나의 습성이 되어 있다.

"섹스 같은 걸 요구하면 남편은 화를 내요."

"12월에 보너스나 많이 줬으면 해요. 사고 싶은 물건이 많아서요."

한 사람의 몫의 여성은 정당한 권리가 자기에게 있다고 생각한다. 남이 쓰다 남은 것을 차지하거나 상대방이 주는 것만 갖지 않는다.

"오늘 밤에는 좀 색 다르게 해 봐요."

"이 달에는 냉장고와 소파 하나를 바꾸어야 되겠어요."

반 사람의 몫의 여성은 상대방에게 '아니오.'라고 말하지 못한다. '예' 하고 말하지 않으면 벌써 사랑을 받지 못하는 줄 알고 그것이 두려워 언제나 상대방이 하자는 대로 한다.

"좀처럼 시간을 내기 어려운데… 그렇지만 좋아요. 만나겠어요."

한 사람의 몫의 여성은 자기를 주장하는 것과 상대방에게 순종하는 것의 차이를 알고 있다.

"지금은 시간을 내기 어려워요. 한 시간 후에 전화를 드리지요."

반 사람의 몫의 여성은 자기 눈으로 상대방을 선택하거나 상대방의 요구를 거절하지 못한다. 상대방이 호의를 보이는 것만으로도 기뻐서 어쩔 줄을 모른다. 그러나 입으로 하는 말과 가슴으로 하는 독백은 전혀 다르다.

"그래요. 결혼하겠어요." (별로 훌륭한 남자가 아니지만)

"네. 일하기로 하겠어요." (좀 더 좋은 일을 찾아 보고 싶지만, 그럴 이유가 없어.)

한 사람의 몫의 여성은 자기 목표를 분명히 세운다. 지금 거절하면 다시는 기회가 돌아오지 않을지도 모른다고 서두르지 않는다.

"저 나름대로 사랑하고 있지만 지금은 결혼할 수 없어요."

"고마워요. 그렇지만 제 적성에 맞는 일이 아닌 것 같군요."

여성은 인생의 파트너를 고르기 전에 경제적으로나 정신적으로도 자립해 있어야 한다. 그렇지 않으면 한평생을 '어린아이와 같은 부인'으로 보내게 된다.

인간적으로 성숙되지 못한 원인은 자기의 선택권을 모두 포기하고 인생의 지도권을 남편에게 맡기는 데 있다. 그러나 자기의 일을 자기가 하는 버릇을 들이면 한 사람의 몫의 여성으로서 당당히 살아갈 수 있다.

제4장

아름다움이
스트레스를 부른다

아름다워지고 싶다는
욕망이 없는 여성은 없다.
그러나 진정한 아름다움이 무엇이며
어떻게 그 아름다움이 이루어지는지를
생각하는 여성은 거의 없다.
아름다움에 대한
참다운 의식이 있을 때
여성은 더 이상 스트레스를
느끼지 않을 것이다.

🗨 무엇이 아름다움인가?

오늘날 여성들은 아름다움에 대하여 많은 관심을 가지고 있다. 따라서 오늘날 화장이나 미용에 대한 사업이 날로 번창하고 있다.

젊은 여성이 자신의 아름다움을 추구하고 관심을 가진다는 것은 지극히 당연한 일이다.

그러나 여성은 아름다움에 대해 많은 관심과 기대를 걸고 있으면서도 아름다움은 어디서 오며 또 그 본질이 무엇인가를 정확히 알지 못하여 여성 스스로 스트레스를 만들기도 한다. 또한 자신보다 더 예쁘다고 느끼는 여성들을 대하면 부러워하며 질투를 한다.

아름다워지고 싶다는 욕망이 없는 여성은 없다. 그러나 진정한 아름다움이 무엇이며 어떻게 그 아름다움이 이루어지는지를 생각하는 여성은 없다.

여성의 아름다움은 그 개성에 있다는 사실을 깨닫는 여성이 얼마나 될까? 만일 자신이 조금 못생겼다고 열등의식을 느끼는 여성이나 그것으로 인해 항상 스트레스를 느끼는 여성은 여성의 참된 미(美)가 개성에 있다는 사실을 깨달으면 그런 열등의식을 느끼지 않을 것이다.

여성은 누구나 제각기의 아름다움을 갖고 있다. 그러나 그 개성의 미를 가꾸려고 하거나 찾으려는 여성은 너무 적다. 모든 여성들은 아름다움을 하나의 유행과 같이 생각하고 있다. 아름다움의 전부는 주어진 것이 아니고 자신이 만들어 간다는 사실을 여성들은 알고 있을까? 여성의 미는 여성 자신이 창조해 가는 것이다.

아름다움이란 여성의 지혜와 생활과 더불어 성장해 가는 것이다. 지식과 지혜가 많아지면서 교양미가 생기며 말소리와 얼굴 표정이 아름다워진다. 여성은 언제나 아름다운 여성이 되기 위하여 마음을 써왔다. 미혼 여성에게는 미혼 여성으로서의 아름다움이 있고, 기혼 여성에게는 기혼 여성으로서의 품위와 아름다움이 있다. 또 아내에게는 아내로서, 어머니에게는 어머니로서의 아름다움이 있는 법이다. 여성이 만일 이 법을 모른다면 그 여성은 아름다움이나 매력과 거리가 먼 여성으로 살아가게 될지 모른다.

여성에게 있어서 매력은 매우 중요한 것이다. 따라서 자신에게 매력이 없다고 느낄 때, 자신의 얼굴이나 신체를 사랑할 수 없으며 아름답게 가꿀 수 없게 된다. 여성에게 있어서 매력이란 바로 아름다움 그 자체이기 때문이다. 그렇다면 무엇이 여성을 아름답게 하고, 매력적인 여성으로 만들까? 이 질문에 대한 대답은 다르겠지만 필자가 생각하고 느낀 것을 이 글을 통해 제시하겠다. 모든 여성들이 아름다움을 창조하며 자신 있고 멋있게 살게 되기를 바라는 마음에서 이 글을 제시한 것이다.

진정한 아름다움을 찾게 될 때 그 여성은 외적 용모로 인한 스트레스는 느끼지 않을 것이다.

🔵 나이와 아름다움은 관계가 없다

필자는 아름다움에 대해서 연구하면서 깨달은 것이 있다.

적어도 여성이 스트레스를 받는 일이 없다면, 나이와 아름다움은 관계가 없다는 것이다. 필자 자신도 40대인데도 불구하고 30대로 오인 받기도 한다. 필자는 이 글을 통해서 각종의 미용과 의학 지식을 총동원하여 나 자신이 어떻게 하여 10년이나 더 젊게 보일 수 있었는가를 설명하려고 한다.

여성은 정신적으로나 육체적으로 나이와는 관계없이 자신의 아름다움을 발휘할 수 있다고 확신한다. 특히 25세 이상의 여성에게는 나이는 자신의 아름다움과 관계가 없어야 한다.

여성은 나이에 상관없이 아름다움을 유지할 수 있다고 필자는 단언한다. 다만 그 여성이 정신적인 갈등이나 스트레스를 받지 않는다는 조건이 따른다. 25세 이상의 여성은 문화로 비유한다면 전성기를 맞이하기 직전의 여명기에 접어 들었다고 할 수 있을 것이다. 다시 말하면 여성의 아름다움이 크게 만발하는 절정의 시기는 이제부터라고 할 수 있다.

이러한 장래의 절정기를 앞두고 여성은 다시 한번 나이와 아름다움이라는 것에 관해서 생각해 볼 필요가 있다.

　여성은 나이의 유형에 따라 다음 세 가지로 분류할 수 있으며 각각 다른 이미지로 파악할 수 있다. 이미지와 함께 주된 스트레스의 원인을 살펴보자.

　18세에서 25세의 여성은 젊고 건강하며 여자답다. 직장여성과 여대생이 대부분인 이들은 데이트를 즐긴다. 직장여성은 상사나 직장의 일이 스트레스의 주된 원인이며, 여대생들은 공부나 외모 또는 졸업할 때가 되면 찾아오는 취업 문제가 스트레스의 주된 원인이 될 것이다.

　26세에서 45세의 여성은 아내나 어머니가 대부분이다. 그들은 가정에 안주하면서 딸에게 "내가 너희들 적에는…" 하면서 싫은 소리를 한다. 배우거나 일하는 속도가 느려진다.

　남편이나 자녀가 주된 스트레스의 원인이다. 또한 경제 문제도 스트레스의 원인이 될 수 있다.

　46세 이상의 여성은 중년기, 은퇴기의 여성이다. 주로 경제 문제가 스트레스의 원인인데 남자의 외박도 주요한 원인이 되기도 한다.

　그러나 1960년대에 시작된 생활면에서의 혁명은 이와 같은 종래의 패턴을 무의미한 것으로 만들어 버렸다. 현대는 틀에 박히지 않는 여성의 시대라고 말할 수 있다. 새로운 틀에 박히지 않는 여성이란, 나이와 관계없이 건강하고 생기가 넘쳐 흐르는 여성으로서 과거에 젊은 아가씨에게만 허용되었던 모든 것을 마음대로 해치울 수 있는 여성이다.

　다시 말하면 직장 여성이나 연인도 될 수 있으며 또한 어머니도 될 수 있는 그러한 여성인 것이다. 이러한 여성은 인생이 무엇인가를 이미 다 체험하였거나 체험하고 있다는 강점을 갖고 있는 반면 진짜 나이보다 적어도 10년은 더 젊어 보이는 여성이다. 틀에 박히지 않고 적극적으로 자기 인생을 사는 여성이다. 그런 여성에게 시시한 스트레스 정도는 문제되지 않는다.

진짜 자기 나이보다 젊게 보이고, 행동도 젊음에 넘쳐 싱싱하고, 사고방식도 신선한 여성이 틀에 박히지 않는 여성이며 이들은 스트레스를 모르는 여성이다. 그러나 그들은 결코 시인이 말하는 바와 같이 '젊고 천진난만한' 것은 아니다. 그들은 시간의 흐름을 멈추게 하는 것을 배우며 경험한 여성들이다.

당신이 이제까지의 단조로운 생활 패턴을 버리고 활기차고 매력적인 생활을 원하며, 젊음을 유지하는 방법을 실천에 옮기려는 마음만 있다면 당신은 틀에 박히지 않는 여성이 될 수 있으며 스트레스를 모르고 살 수 있다.

젊고 혈기 왕성한 틀에 박히지 않는 여성이 되는 데에 나이는 전혀 관계가 없다. 40세인데도 생활에서 변화를 찾고 있는 사람이 있는가 하면, 25세인데도 젊고 혈기가 없는 나날을 보내고 있는 사람도 있다. 어쨌든 당신 자신의 마음속에 있는 이미지와 부합되는 육체를 만들어 내는 방법을 익혀 두지 않으면 안 되는 것이다.

그녀는 어떻게 해서 자신의 이미지를 현실적으로 젊고 아름다운 용모로 바꿀 수 있었을까?

무엇보다도 먼저 삶의 자세에서 그 방법이 있다는 것을 말하고 싶다. 능동적이고 적극적인 삶의 자세를 취하는 여성은 스트레스를 모르는 여성이다.

그 다음으로 아름다운 여성이 되는 것이다. 매력적이고 아름다움을 품어내는 여성, 아름다움을 아는 여성이 되어야만 한다.

🌀 아름다움을 아는 여성이 되라

스스로 아름다워지고 싶은 욕망은 이 세상 모든 여성들이 공통적으로 가지고 있는 소망이다. 남보다 조금 더 예뻐지고 싶고 남보다 조금 더 품위 있는 여성으로서 주위 남성의 시선을 끌고 싶어지는 미적 욕망은 아담을 만난 하와에게서부터 유지된 여성의 본능이다.

그러나 이 세상 모든 여성들은 저마다 각기 다른 모습을 가지고 있고 또한 다른 생각과 다른 분위기를 가지고 있다.

따라서 이를 바라보는 남성의 눈도 여성 개개인에 따라 각기 다른 이미지로 바라보는 것이다.

어떤 의미에서 아름다움의 원천은 '여성'이라고 생각한다. 아름다움을 생각하면 곧 여성을 먼저 생각한다. 여성이 없는 미(美)는 어쩐지 허전하다. 아름답지 못한 여성은 여성이라고 생각할 수 없다.

그러나 모든 여성이 저마다 똑같은 미를 소유하고 있지는 않다. 만약 이 세상 모든 여성들이 소유한 아름다움의 척도가 한결같다고 한다면, 아름다움 그 자체가 없어졌을 것이다. 저마다 가지고 있는 아름다움의 척도가 각각 다르고, 이를 바라보는 상대의 평가와 감정도 각기 다르다. 그런데 여성들은 이 사실을 인식하지 못한다. 그래서 자신보다 조금 예뻐 보인다고 생각되는 여성 앞에서는 콤플렉스를 느끼거나 스트레스를 느낀다.

모든 여성들은 스스로의 아름다움을 추구하고 오래도록 매력을 유지하도록 노력해야 한다. 그것은 곧 여성의 생활이요, 자기 보호이며 나아가서는 행복을 찾기 위한 탐구이기 때문이다.

여성은 항상 아름다움의 옹호와 개발 속에서 삶의 보람과 기쁨을 느껴야 한다. 여성이 아름다움의 영역에서 벗어날 때, 그 여성은 이미 자신을 찾는 탐구로부터 떠나게 되는 것이며, 그러한 여성을 바라보는 남성은 은연중에 스트레스를 받게 된다.

아름다움을 잃은 여성은 삶의 절대적인 목적을 상실한 패배자가 되는 것이다. 아름다움을 추구하지 않는 여성을 누가 좋아하겠는가? 여성이 아름다움을 상실할 때 그녀는 이미 더럽고 보기 흉한 생존경쟁의 패배자일 뿐이다. 이러한 비극의 주인공이 되지 않기 위해서 여성은 온갖 방법을 다 동원하여 아름다움을 추구하고 있으며, 미적 삶의 현장에서 낙오되지 않으려고 눈물겨운 투쟁을 멈추지 않고 있는 것이다.

그러나 많은 여성들이 아름다움을 추구하고 있으면서도 진정한 아름다움이 무엇인지를 모르고 있다. 쌍꺼풀 수술을 하고 값비싼 옷을 입고 화려한 액세서리로 온몸을 치장할 때 거기에서 진정한 아름다움이 생겨나는 것으로 착각하는 여성들이 많다. 물론 값비싼 옷과 희귀한 액세서리가 아름다움의 한 부분이 되어 줄 수 있다. 밋밋하고 작은 눈보다는 쌍꺼풀 수술을 한 눈이 더 아름답게 보일 수도 있다. 그러나 그것은 일시적인 아름다움에 지나지 않는다. 그런 것에서 아름다움을 찾고자 한다면, 그런 여성은 쉬지 않고 새로운 아름다움을 찾아 방황하게 될 것이다. 외적인 형상에서만 아름다움을 추구하는 여성의 욕망은 얼굴 형태나, 신체적 요소 그리고 작은 키가 원하는 만큼 채워지지 않는다. 그러므로 아름다움이란 외적인 것에서만 국한시켜서는 안 된다.

인간은 영적 동물이다. 따라서 인간은 내적인 아름다움과 외적인 아름다움을 동시에 지니고 있다. 제아무리 외적인 아름다움이 그 높이와 넓이를 더해 간다 하더라도 내적인 아름다움이 주는 깊이를 따라갈 수는 없는 것이다.

우리 주위에는 무턱대고 화려한 것이 아름다움인 양 착각하는 여성이 많다. 그것은 잘못이다. 당신이 진정으로 아름다운 여성이 되고자 한다면, 진정한 아름다움이 무엇인지 알아야 한다. 아름다움이 어떤 것인가를 안 후에라야 당신은 보다 품위 있는 아름다움을 소유할 수가 있다. 내적인 아름다움과 외적인 아름다움이 극적인 조화를 이룰 때 당신은 참으로 아름다운 여성이 될 수 있는 것이다.

여기서 먼저 외적인 아름다움을 만드는 데 필요한 조건들에 대해서 하나씩 열거해 보기로 하자.

표정은 여성의 아름다움의 상징이다

표정은 여성의 상징이다. 표정은 모든 존재의 상징이 될 수도 있다. 이 세상에 존재하고 있는 모든 것이 표정을 가지고 있기 때문이다. 눈에 보이는 것은 어느 것이나 모두 표정을 가지고 있다.

긴 겨울 한파를 견디며 꿋꿋하게 살아서 생명을 꽃으로 승화시키는 한 송이 국화꽃의 자태는 참으로 거룩하다. 숲을 가로질러 뛰어드는 한 마리의 노루를 보라. 얼마나 평화롭고 생존적이며 얼마나 자연적인가!

산을 보라. 하늘과 별과 달을 보라. 얼마나 숭고하며 관념적이며 종교적인가! 수많은 것들, 이 우주에 널려 있는 수많은 물질들을 보라. 이 무수한 표정들! 유형 무형의 표정 속에 우리의 인생은 저마다 짧은 자기 본질과 표정을 가지고 살다가 없어지는 것이다. 인생뿐만 아니라 이 우주 안에 있는 모든 것들이 저마다 표정을 가지고 존재하다가 어느 날 문득, 그 표정과 함께 사라지고 만다.

표정이 없는 사물의 아름다움을 상상할 수 있을까? 표정이 없는 여성의 멋을 생각할 수 있을까? 더욱이 표정이 없는 여성의 아름다움을 상상할 수 있겠는가? 이 세상의 모든 사람들은 제각기 다른 표정과 얼굴과 성격을 가지고 태어난다. 이것은 곧 이 세상의 모든 사람의 인생이 저마다 다르다는 것을 의미하는 것이다.

이렇게 서로 다른 것 가운데서 우리는 지금 살아가고 있다. 서로 사귀고, 친해지고, 싫어하고, 미워하고, 사랑하며 살아가고 있는 것이다. 이 모든 삶의 몸짓들이 바로 표정이다. 서로가 다르고, 서로가 알지 못하고, 서로가 가까이 있으면서도 멀지만 '서로'가 보다 가까워지고, 알게 되고, 친해지는 첫 마당은 무엇인가? 그것은 바로 표정이다. 서로가 다른 개인이 빚어내는 제각기의 표정이다. 표정은 저마다 가진 독특한 아름다움이다. 표정이 그 사람의 이미지를 창출한다.

회사에서 잔소리를 잘하는 상사의 표정만 보아도 스트레스를 받는다. 잔소리가 심한 시어머니나 히스테리가 지독한 노처녀 시누이의 표정만 봐도 왠지 기분이 나쁘고 긴장이 된다. 표정은 여성의 아름다움이기에 환한 미소를 띤 여성의 얼굴 표정만 봐도 그날의 하루가 기분 좋을 것같이 생각된다. 가정에서 아내의 밝은 표정만 보아도 남편의 스트레스는 풀어진다.

귀여운 딸로서, 자랑스러운 아내로서, 자상한 어머니로서, 여성은 수많은 표정을 지니고 한평생 살아간다. 이 말은 곧 여성이 많은 미적 변화를 겪으면서 그들의 인생을 살아가고 있음을 뜻하는 것이다. 그래서 표정은 곧 여성을 상징하며 아름다움 그 자체인 것이다.

여성의 표정에 따라 주위의 사람들이 스트레스를 받기도 하고 가지고 있던 스트레스가 확 풀어지기도 한다. 사무실에서 항상 일그러진 얼굴을 하고 있는 여사원의 표정을 보면 어쩐지 불길한 예감이 든다. 그러나 항상 환한 표정으로 대하면 그날의 스트레스는 말끔히 없어진다.

아름다움은 상대적인 것이다. 따라서 우리는 표정에 상대적인 기대를 걸고 새롭고 기품 있는 아름다움을 창출할 수 있도록 노력해야 한다. 기쁨과 축복이 넘쳐 흐르는 여성의 표정은 여성의 아름다움을 배가시켜 주는 요인이다.

아름다움을 표정에 심어라. 당신의 표정이 기쁨에 넘쳐 흐르게 하라. 그러면 스트레스를 모르고 생활할 수 있다.

🌑 눈은 마음의 창이다

눈은 마음의 창이며, 얼굴은 마음의 거울이다. 마음이 고요하면 얼굴의 표정도 고요하게 나타난다. 눈은 사물을 관찰하고 그 가치를 판단한다. 눈은 입처럼 말을 하고 귀처럼 말을 듣는다. 눈이 맑다거나, 차갑다거나, 빛이 난다거나, 그림이 있다거나 시가 있다는 말은 바로 그것이다.

또한 천태만상으로 변하는 것이 바로 눈이다. 기쁨과 시름이 있고, 두려움과 교만함이 있으며, 차가움과 따뜻함이 우리 눈 안에 존재한다.

눈을 보면 그 사람을 안다고 한다. 그것은 눈이 곧 그 사람의 모든 것 이를테면, 인격과 성품과 교양과 모든 아름다움을 대신하는 창문이기 때문이다. 그래서 눈이 크고 아름다운 여성이라야 미인에 든다는 속설이 있다. 맑고 아름다운 눈을 가진 여성이라면, 비록 그 여성이 볼품없는 차림을 하고 있더라도 아름다움의 진가를 잃지 않은 여성이다.

맑은 눈을 가진 여성을 대하면 스트레스가 말끔히 씻어지며, 어쩐지 기분이 상쾌해진다. 그러나 불쾌한 눈을 가진 여성을 대하면, 기분이 나빠진다. 그런 눈을 가진 여성을 바라보는 것만으로도 스트레스를 느낀다.

그러면 어떤 눈이 아름다운 눈일까? 단순히 시적(詩的)이거나 영감이나 예술가적인 날카로운 상상력이 이것을 판단할 수 있을 것인가? 한 마디로 눈의 아름다움을 말하기는 곤란한 것이다.

아름다운 눈을 갖기 위해서는 화장을 해야 한다. 아이새도우를 바르고, 쌍꺼풀 수술을 하는 물리적인 화장이 아니라 정신적인 화장을 해야 한다. 먼지가 낀 창문이 아름답게 빛나는 것을 본 적이 있는가? 맑지 않은 창문은 빛을 제대로 받아들일 수가 없다. 눈도 마찬가지이다. 마음이 깨끗하지 않으면 눈이 맑을 수가 없다. 맑은 눈을 갖기 위해서는 먼저 마음이 깨끗해야 한다. 마음에 쌓인 먼지를 털어내고 정신을 새롭게 화장하지 않으면 안 된다. 정신의 화장은 그 기간이 오래 걸린다. 그것은 지적인 활동에서 자연스럽게 이루어지는 창조적인 행위이기 때문이다.

여성의 참된 아름다움은 의식적인 수양이나 일시적인 교양의 축에서 이루어지는 것이 아니라 오랫동안 자연스럽게 지적 활동을 쌓는 데서 얻어지는 것이다. 이러한 지적인 아름다움은 얼굴에도 육체에도 나타난다. 더욱이 매력 있는 빛을 풍겨주는 지적인 아름다움 외에 감성적인 아름다움도 눈에 나타난다. 이러한 현상은 즉시 체득되는 것이 아니다. 그러한 마음의 작용이 용모에 비칠 때마다 그 영향은 되풀이 되어 나타나고, 그리하여 점차 확실한 모양으로 나타나는 것이다.

창문은 열려 있을 때가 가장 아름답다. 굳게 닫혀 있는 창문은 우울하고 폐쇄된 반응을 보여 준다. 커튼이 걷히고 마음껏 빛을 받아들이는 활짝 열린 창문은 티 없이 맑고 아름답다. 사람의 눈도 역시 열려 있을 때가 가장 아름답다.

사랑과 기쁨으로 충만한 아름다운 눈, 그런 애정의 눈은 마음을 열고 아름다움을 받아들일 때에만 가질 수 있는 맑은 눈이다.

당신이 맑은 눈을 갖기 원한다면 활짝 열어라. 당신 내부부터 참 아름다움을 마음껏 받아들여라. 맑고 고운 눈을 가진 애정은 참으로 아름다운 애정이다.

눈이 아름다워야 미인이 될 수 있다는 말에 공감한 나머지 한 여배우가 아름다운 눈을 갖기 위해 성형수술을 받았다. 현재의 눈보다 더 아름다운 눈을 갖기 위해 그녀는 수술을 했으나 오히려 매력이 더 없어진 것을 깨달았다. 그러나 때는 이미 늦었다.

이와 같은 예는 우리 주위에서 많이 볼 수 있다. 쌍꺼풀 눈이 외꺼풀 눈보다 더 아름답다는 일반적인 생각에 그녀는 그런 우를 범한 것이다.

쌍꺼풀의 눈은 오똑한 코와 어울린다. 따라서 외꺼풀의 눈은 평범한 인상의 얼굴에 어울린다. 쌍꺼풀은 날카로운 인상의 얼굴에 어울리지만, 외꺼풀은 평범하고 예쁜 얼굴에 더 어울린다. 외꺼풀의 인상에 쌍꺼풀을 만들면 두 개의 효과를 모두 상실한다. 말하자면 동양적인 얼굴에 서양적인 쌍꺼풀을 더하면 동양감각과 서양감각을 혼합한 괴상한 느낌을 주기 때문에 성형수술을 받기 전에 깊이 생각해 보아야 한다. 그러나 오늘날 여성들은 거의 성형수술을 한다.

역시 가장 매력적인 용모는 자연스러운 눈이다. 최근에 와서 눈 화장이 매우 크로즈업 되었다. 눈은 얼굴의 심벌이다. 눈 화장에 있어 특히 눈에 악센트를 두는 데는 세심한 주의가 필요하다. 눈에 너무 화장을 치중하다 보면 얼굴의 균형을 깨트릴 뿐만 아니라 교양과 성품마저 의심받기 쉽다.

언제나 자연스러운 눈 화장이라야 매력이 풍긴다. 너무 짙게만 바른다고 해서 눈이 돋보이는 것은 아니다. 자칫 잘못하면 얼굴의 균형도 잃고 지적인 개성의 아름다움을 잃게 된다. 얼굴 모양과 균형을 이룰 때 비로소 눈의 매력은 빛을 발하게 되는 것이다.

코가 아름답지 못하다고 생각하여 스트레스를 받는 여성

여성들은 무조건 코가 높아야 미인이 된다고 생각한다.

아름다운 코는 예부터 콧등이 날카롭고 콧대가 곧게 뻗은 높은 코가 기준이었다. 높은 코가 제값을 치르기 시작한 것은 서양에서는 희랍인의 코다. 희랍인의 코는 인당에서 코끝까지 일직선으로 쭉 뻗은 코다. 많은 사람들은 이 희랍인의 코를 미(美)의 표준으로 삼았다. 따라서 유럽인의 코가 가장 아름답다는 인상이 심어졌다. 그러나 현대에 이르러서는 높은 코가 아름답다는 인상이 약간 변형되고 있다. 왜냐하면 매력의 내용이 넓어졌고 아름다움의 개념이 다양해졌기 때문이다. 얼굴의 다른 부위와 조화를 이루지 않고 무조건 아름다운 코란 있을 수 없다.

오늘날은 개성미의 시대이다. 코가 높다고 하여 자만심을 가져서도 안

되며 코가 낮다고 하여 열등감을 가질 필요가 없다. 개성적인 아름다움은 다만 기품 있는 우아한 인상에서만 우러나는 것이다.

낮고 편평한 코는 자상하고 상냥해 보인다. 그러나 낮은 코는 성형수술을 해서라도 높여야만 매력적이라고 생각하는 사람이 많다. 그것은 천만의 말씀이다. 아름다움을 위해 인공의 힘을 빌린다는 것은 오히려 실패할 확률이 많다.

높은 코가 매력적이라고는 잘라 말할 수 없다. 얼굴의 형태와 입과 눈의 조화에 따라 코의 매력은 살아나는 법이다.

따라서 무조건 코가 높아야만 미인이 된다는 생각은 이제 버려야 한다.

🗨 입술에서의 여성의 아름다움

얼굴의 주요한 부분으로 입술을 빼놓을 수 없다. 입술은 얼굴의 인상을 조정하는 핸들과 같다. 여성의 얼굴에서 받는 인상은 입술의 표정에 의해서 많이 달라진다.

입술은 여성의 어느 부분보다도 눈에 잘 띈다. 입술의 생긴 모양은 그 여성의 성격을 상징한다. 어떤 여성의 입술은 벌렁 하고, 어떤 여성의 입술은 꼭 다물어졌다. 입술의 생긴 모양은 한마디로 그 여성의 성격의 상징이라고 할 수 있다.

옛날 사람들은 입이 큰 여성을 좋아하지 않았다. 그러나 현대 사람들은 입이 큰 여성을 미인이라고 한다.

입이 작은 여성은 생활 능력이 약하고 소극적이다. 그러나 침착하다. 이러한 여성은 소극적이기 때문에 스트레스를 잘 받는다.

현대인은 절대적으로 입이 큰 여성을 좋아한다. '큰 입술은 적극적인 여성의 상징'이라고 생각하기 때문이다.

큰 입술의 움직임에서 애교를 맛보며, 큰 입술의 움직임에서 무한한 매력을 느낀다. 마스코트적인 입술에서 표정을 나타내는 듯한 입술로 바뀐 것이다. 현대인은 표정이 살아 있는 생생한 여성을 요구하고 있는 것이다.

입술은 얼굴에서 가장 눈에 띄기 쉬운 부분이므로 화장할 때는 특히 움직이는 표정을 보호해 줄 수 있도록 자연스럽게 신경을 써야 한다.

루즈는 입술의 매력을 살리는 멋진 처방이지만 잘못 이용하면 품위를 떨어뜨릴 가능성이 많다. 따라서 루즈로 화장할 때는 다음 사항에 유의하여야 한다.

첫째, 루즈는 잠자리에 들기 전에 콜드 크림으로 말끔히 닦아내고 입술의 색소를 없애야 한다.

둘째, 당분간 루즈를 바르지 말고 식물성 기름을 바른 다음 손끝으로 입술을 가볍게 맛사지 한다.

이상의 두 가지를 항상 유의하여 입술 화장을 한다면 충분이 표정을 살릴 수가 있을 것이다.

루즈를 바르는 목적은 입술의 선명한 윤곽을 살리기 위함이다. 아름다운 입술은 맑은 눈처럼 매력적인 인상을 준다.

화장 여하에 따라 입술의 표정은 얼굴의 인상을 바꾸어 놓는다.

입술은 부드러워야 한다. 생긴 모양이 아름답다 하더라도 거칠면 매력이 떨어진다. 또한 제아무리 모양을 표준형으로 좋게 그린다고 하더라도 얼굴과의 조화가 없으면 매력이 없다. 그러므로 얼굴에 알맞는 모양을 생각하고 색깔도 조화를 이루도록 주의하지 않으면 안 된다. 화려한 색보다는 은근한 색으로 얼굴에 알맞는 형태의 입술을 그린다면 여성의 얼굴은 생생하게 살아 있는 매력을 간직하게 될 것이다.

헤어스타일로 스트레스를 느끼는 여성을 위하여

헤어스타일은 여성들이 외모에서 스트레스를 느끼는 요인들 중에 큰 비중을 차지하는 것이다. 아침에 또는 외출할 때 머리 모양이 마음에 안 들어서 스트레스를 느껴본 경험이 어느 여성에게나 한두 번은 있을 것이다.

헤어스타일은 유행 덕분에 그 종류가 많다. 여성은 특히 유행에 민감하다. 자기의 얼굴형이 어떤지도 생각지 않고 무턱대고 유행을 따르는 예가 많기 때문에 그로 인해 짜증이 난다.

헤어스타일은 언제나 얼굴과 조화되는 모양을 택하지 않으면 안 된다. 그래야만 개성미가 살고, 동시에 매력을 더할 수가 있다. 다음의 유형을 참작하여 헤어스타일을 택한다면 머리 모양으로 인해 짜증나는 일이 없고 동시에 매력 있는 여성의 아름다움을 간직할 수 있을 것이다.

1. 당신이 둥근 얼굴일 때 : 여성의 둥근 얼굴은 항상 젊고 귀엽게 보이는 얼굴이다. 당신의 얼굴이 이런 형일 때는 가르마를 중앙에 타면 모양이 없다. 얼굴이 납작하게 보일 것이다. 흔히 앞머리가 높으면 얼굴이 길어 보인다고 생각하고 있으나 그것은 오산이다. 얼굴형을 생각하지 않고 머리만을 무조건 높인다면 그 모양이 우습게 되고 말 것이다. 이런 경우에는 머리를 둥글게 올린 듯한 윤곽에 변화를 주어 불규칙하게 올리는 것이 바람직하다.

2. 당신의 얼굴형이 긴 얼굴일 때 : 헤어스타일에 특히 신경을 써야 한다. 자칫 잘못하면 매력을 잃기 쉬운 얼굴이기 때문이다. 이런 얼굴형에는 좀 푹신한 헤어스타일이 잘 어울린다. 머리칼을 뒤로 바짝 잡아당기듯 하거나 지나치게 짧게 하면 매력을 잃게 된다. 특히 머리칼을 길게 내려 씌우듯 하는 스타일은 피하는 게 좋다.
긴 얼굴을 더욱 강조하기 때문이다.

3. 당신의 얼굴이 세모형의 얼굴일 때 : 이런 형의 얼굴에는 가르마를 가운데 타는 머리가 어울린다. 이마가 넓고 턱이 뾰족하기 때문에 중앙에 가르마를 타면 세모형의 윤곽이 안정감을 준다.

4. 당신의 얼굴이 다이아몬드형의 얼굴일 때 : 옆으로 퍼진 얼굴로서 짧은 머리가 잘 어울린다. 개성이 강한 얼굴이라고 할 수 있다. 그러나 딱딱한 느낌을 줄 우려가 있다. 머리카락은 전체적으

로 짧되 뒷머리는 아주 짧게 컷트 하여 웨이브를 굵게 넣으면 이상적인 헤어스타일이 될 것이다.

5. 당신의 얼굴이 네모형의 얼굴일 때 : 다른 형의 얼굴에 비해 개성이 강한 얼굴이다. 머리 모양을 좌우로 똑같이 빗고 부드러운 인상을 주도록 손질하면 멋의 조화를 연출할 수 있다. 규칙적인 느낌을 살려서 좌우 양쪽으로 균형을 잡아 모나게 하면 매력적이다. 머리는 될 수 있는 대로 가볍게 빗고 머리카락은 귓바퀴보다 약간 밑으로 내려오게 하며 이마는 올리고 양쪽 끝은 부드럽게 컷트를 하면 이상적인 헤어스타일이 될 것이다.

이 밖에도 헤어스타일은 여러 가지가 있다. 그러나 어떠한 헤어스타일이든 간에 얼굴과 몸매에 따라 각각 다른 형태를 취해야 한다. 조화를 이루지 못한 헤어스타일은 그 자체가 아름답다 하여도 결코 매력을 가질 수가 없기 때문이다.

누구든지 개성미를 가질 때 그 여성은 아름다움으로 인해 열등감을 느끼거나 스스로 스트레스를 받는 일은 없을 것이다. 개성의 아름다움은 본래 오래 지속되는 법이다. 자기 자신의 얼굴형을 연구하여 이에 어울리는 헤어스타일을 찾는 것이 매력 있는 헤어스타일을 갖는 최선의 방법이다.

🌀 피부 때문에 스트레스를 받는 여성들을 위하여

자신의 피부가 마음에 들지 않아 항상 불만을 느끼거나 스트레스를 받는 여성들이 많다. 아름다운 여성으로서 갖추어야 할 조건 중에 매력적인 피부를 빼놓을 수가 없기 때문이다. 젊음의 척도 역시 피부로부터 비롯된다.

먼저 생각해야 할 것은 당신이 건강하지 못하면 아무리 용모가 아름다울지라도 매력적인 피부를 간직할 수 없다는 사실이다. 피부의 아름다움은 건강한 피부의 조건에 있고, 아름다운 피부는 당신의 건강미를 상징한다. 옛날 사람들은 미인을 규정할 때에 얼굴의 생김새보다는 살결의 아름다움을 더 큰 조건으로 삼았다. 피부에 대한 관심은 오늘날도 마찬가지이다. 피부는 환절기의 날씨만큼이나 변덕스럽다.

신체의 장애나 바깥 공기의 자극 또는 스트레스에 의하여 수시로 변하는 것이 여성의 피부이다. 여성의 피부는 그만큼 예민하다. 따라서 피부를 아름답게 가꾸는 일은 한 마디로 보건위생 중이라 해도 과언이 아니다.

물론 여성이 피부를 가꾸는 일은 어디까지나 건강에 의존해야 한다. 따라서 미용 그 자체는 하나의 예술적인 행위이다. 대부분의 여성이 여성의 아름다움을 미용에서 찾으려고 하는 것은 바로 그 때문이다. 개성미를 찾고자 하는 강한 심리가 미용을 통하여 예술적인 행위로 이어지는 것이다.

예술의 나라인 프랑스의 여성들은 화장품 하나를 골라도 남과 다른 것을 택한다. 그것은 자신의 개성미를 철저히 추구하고 있기 때문이다.

개성의 아름다움을 창조한다는 것 외에도 화장과 미용은 사회생활에서 여성은 물론 모든 사람들에게 명랑성을 제공해 준다. 사람은 혼자서는 살 수 없는 동물이다. 서로가 함께 집단을 이룸으로써 서로 도우면서 사회라는 조직을 이루며 살아가는 사회적 동물인 것이다.

환경의 아름다움도 중요하지만 여성의 미용에서 오는 산뜻한 분위기와 밝은 이미지는 우리의 삶에 있어서 필수불가결한 요소이다. 이러한 분위기는 화장과 미용에서 오는 경우가 많다. 그것은 불쾌한 요소를 제거하고 깨끗하고 밝은 아름다움을 제공하기 때문이다.

그러나 제아무리 화장을 멋지게 한다고 하더라도 젊은 피부와 늙은 피부는 다르다. 인간은 언젠가는 늙기 때문에 늙는다고 하여 슬퍼할 필요는 없다. 시기에 따라 적절하게 피부를 관리하고 미용에 신경을 씀으로써 나이에 따른 살결의 변화와 매력을 살리는 것이 중요하다.

주름살의 원인은 스트레스에 있다

30대 여성 중 피부 질환으로 고민하는 여성이 많다. 그들은 그 진짜 원인이 스트레스에 있음을 알지 못한다.

20대의 여성은 대학에 다니거나 직장에 다니는 여성으로 적어도 스트레스를 그렇게 많이 알지 못하는 시기이다. 그러나 30대가 되면 결혼 이후 남편으로부터, 시부모로부터 또는 경제적인 문제로 거의 매일 스트레스 속에서 생활하게 된다. 따라서 스트레스로 인해 피부의 질환이나 주름살이 많이 생기게 된다.

스트레스는 호르몬의 균형을 깨뜨리고 피부지방선에 다량의 지방분을 방출시켜 버린다. 미해결된 이혼 문제, 사업상 찾아오는 걱정, 이상과는 너무나 거리가 먼 남편과 만나게 된 현실의 가혹성 혹은 자녀들의 외출에서 느끼는 고독감 등 여러 가지 일들이 30대 여성에게 있을 것이다.

당신의 피부는 당신의 내면까지 비춰준다. 피부는 여성이 곤란한 경우에 이르게 되면 질환을 일으킨다. 따라서 스트레스가 쌓였을 때에는 자기의 내면을 직시하여 자기 자신을 돌보지 않으면 안 된다. 그러므로 좀 무리를 해서라도 식사, 수면, 운동 등에 신경을 쓰고 비타민을 충분히 섭취해야 한다.

스트레스는 또한 주름살을 증가시키는 원인이 되기도 한다. 수면부족으로 식사도 규칙적으로 하지 않고서, 찌푸린 얼굴로 걸어가고 있으면 당연히 그 여성은 늙어 보일 것이다. 피부도 거칠어질 것이다. 이것이 스트레스의 원인이 되기도 한다. 이와 반대로 언제나 명랑한 사람은 주름살이 적고 깨끗한 피부를 보존할 수가 있다.

피부의 염증은 임신을 컨트롤하는 피임약에 의해서도 생긴다. 남성 호르몬이 많이 함유되어 있는 것을 체내로 흡수시키고 있는 여성은 피부가 더 거칠어지는지도 모른다. 피임 약의 종류는 여성 호르몬이 많은 것으로 바꾸면 치료가 가능하다.

이제 세대별로 피부를 어떻게 관리해야 하는지에 대해서 알아 보기로 하자.

10대라면 피부 관리를 이렇게 하라

10대는 아름다움을 동경하는 꿈 많은 시기이다. 아름다움을 이상으로 간직하며 꿈을 먹고 살며, 미래 속에서 자신을 심어가는 것이 10대이다. 따라서 10대는 스트레스를 덜 느끼는 세대이며, 아름다움을 추구하는 욕망으로써만 만족하지 않는다.

당신이 10대라면 당신의 어머니가 거울 앞에 앉아 화장을 할 때, 그리고 언니가 피부 마사지에 열을 올릴 때, 넌지시 그것을 바라보며 언젠가는 자기도 그러한 아름다움의 개발에 직접 참여할 시기가 오리라고 기대했을 것이다. 그래서 남몰래 엄마와 언니의 흉내를 내어 보며 비밀의 화장을 즐겨도 보고, 혼자만의 미소를 지어보기도 했을 것이다. 당신은 아름다움을 동경하며, 멋있는 여자가 TV에 나오면 그녀의 의상이나 헤어스타일을 따라 해야 직성이 풀렸을 것이다.

10대인 당신으로서 주의해야 할 일은 무턱대고 모방해서는 안 된다는 사실이다. 살결은 모방행위로써 아름다워지는 것이 아니다. 잘못된 화장은 오히려 그 고운 살결의 탄력성을 잃게 한다. 잘못하면 어린 나이에도 살갗의 노쇠를 초래하게 된다. 그러므로 화장을 할 때는 당신의 생리적인 면을 충분히 고려하여 시도해야 한다.

만지면 터질 것 같은 당신의 탄력적인 살결도 너무 지나친 화장을 하거나 피부의 성질에 맞지 않는 화장품을 사용하면 오히려 더럽혀지는 수가 있다. 한번 나빠진 피부를 원상태로 환원시키기란 어려울 것이다. 그러므로 아름다운 살결을 지속적으로 보존하기 위해서는 먼저 음식물에서부터 세심한 관심을 기울이지 않으면 안 된다. 아울러 눈에 잘 뜨이지 않는 부분까지 깨끗이 씻는 습관을 가져야 한다.

20대라면 피부 관리를 이렇게 하라

신체적으로 볼 때 여성의 하이라이트는 20대이다. 당신이 20대라면 결혼 적령기에 이르렀으며, 여성의 아름다움이 최고로 빛나는 시기이다. 이 시기는 육체적으로나 정신적으로나 가장 아름다운 때이다. 아울러 아름다운 매력을 마음껏 발산시킬 수 있는 원숙한 때이다. 그러므로 당신의 살결은 이 시기에 가장 아름다움을 드러낸다.

그러면 이 시기에 피부 관리는 어떻게 해야 하는가?

이 시기에는 더욱더 피부 미용에 신경을 써야 한다. 원숙기에 접어든 피부라고 해서 아무렇게나 취급하면 곧 쇠퇴해 버리게 된다. 이 때에는 살결의 손질을 게으르게 하지 말아야 한다. 또한 살결의 습성을 아는 것이 필요하다. 가장 필요한 것은 살결을 깨끗이 손질하여 휴식을 주는 일이다.

피부는 생리적으로 색소를 만드는 기능을 가지고 있다.

그러나 여러 가지 신체 이상이나 정신적인 문제로 인하여 사춘기부터는 쉽게 색소를 만드는 기능에도 이상이 생긴다.

원인 중에서 첫 번째가 월경 불순이다. 아무리 흰 살결도 한번 이상이 생기면 다시 희어지지 않는다. 둘째는 스트레스이다. 피부는 또한 호흡 기능을 가지고 있다. 피부가 조금씩 숨을 쉬고 있다는 사실은 누구나 다 알고 있는 것이다. 화장품으로 피부를 완전히 덮어버리는 행위는 호흡을 막는 일이 된다. 피부가 제대로 호흡을 하지 못하면 쉽게 피로해진다.

피부가 피로해지면 색소에 이상이 생기고 쇠퇴하게 된다.

이러한 이유 때문에 매일 저녁 피부를 깨끗이 관리하는 것이 필요하며 충분한 수면을 취함으로써 피부를 쉬게 해야 한다. 화장을 할 때에도 너무 무리하게 하지 말고 자기의 피부 성질을 감안하여 적절하게 해야 한다.

30대라면 피부 관리를 이렇게 하라

육체적인 면에서 가장 완숙한 시기가 30대이다. 이와 반대로 피부가 외부의 자극에 가장 민감한 시기이기도 하다.

30대의 피부는 몹시 매혹적이다. 그러나 잘못 살갗을 관리하거나 주의가 부족하게 되면 살결은 어느 시기보다도 빠른 속도로 쇠퇴해지고 만다. 따라서 20대에서 이어온 그 원숙한 피부를 그대로 간직하기 위해서는 각별한 주의와 노력이 필요하다.

이 시기에는 특히 지방분이 모자라기 쉬우므로 살결에는 윤택이 없어지고 화장을 해도 별로 산뜻하지 않을 가능성이 많다. 그러므로 화장을 할 때에는 크림 등으로 밑 화장을 많이 하고 그 위에 가루분을 바르는 게 좋다. 그렇다고 너무 보기 흉할 정도로 많이 바르면 좋지 않다. 과다한 화장은 살결을 거칠게 하고 매력을 잃게 하기 때문이다.

또한 30대에는 차츰 혈색이 나빠지게 된다. 자녀를 기르고 집안 일에 신경을 써야 하므로 자칫하면 피부 관리에 소홀해지기 쉽다. 그러므로 이 시기에는 많은 휴식과 세심한 화장법에 특히 주의하지 않으면 안 된다. 외모에 신경을 쓴 만큼 매력이 발산되는 시기가 바로 30대인 것이다.

어느 시기보다도 개성미를 잘 나타낼 수 있는 시기가 바로 30대이다. 화장이나 미용에 있어서 개성미를 살리는 것이 중요하다. 그런데 이 작업이 그렇게 쉬운 일이 아니다.

개성이 있는 화장이란 한 마디로 자기다운 매력을 발산할 수 있는 아름다움인 것이다.

30대의 여성들은 흔히 자아도취에 빠짐으로써 진정한 자기를 잃기 쉽다. 30대 여성들은 오직 자신의 입술만이, 자기들의 눈만이 아름답고 매력 있다고 생각한다. 그리하여 다른 사람의 아름다움에 대해서는 거부감이 생기고 나아가서는 다른 사람의 아름다움에 대한 질투를 느끼고 누가 그녀의 아름다움에 대해서 말하면 스트레스를 받는다. 남의 아름다움은 무조건 악평하고 규탄하는 30대의 여성들을 우리 주위에서 볼 수 있다. 이러한 상황은 마음의 아름다움, 내부로부터 솟아나는 교양이 없기 때문이다. 그러므로 30대에는 자신 있는 행동과 자기만의 화장과 내적으로 가득 찬 지성의 열매를 키워야 한다.

피부에서 매력을 살리려면

아름다움을 추구하는 것은 여성의 본능적인 욕망이고 끝없는 동경이다. 아담과 하와 이후 여성은 아름다움을 가꾸기 위하여 노력을 계속하여 왔다. 이러한 노력의 결과가 가장 뚜렷하게 나타난 부분이 바로 여성의 화장이다. 화장은 이제 여성의 본능이 된 것이다. 미용화장은 이제 삶의 수단이 된 것이다.

용모를 아름답게 꾸미는 것은 원래부터 여성이 가진 문화생활의 한 방편이다. 그러나 오늘날은 개성미의 시대이다.

아무리 빼어난 용모를 가지고 태어났다 하더라도 개성미를 살리기 위한 노력을 하지 않는다면 결코 그녀에게 미인이라는 이름이 부여되지 않을 것이다.

개성미를 좇는 풍조는 시대의 변천에서 비롯된 하나의 사조이다. 그러기에 미용화장에 있어서도 마찬가지이다. 무턱대고 화학약품이나 도료를 얼굴이나 육체의 피부에다 바르기만 한다고 아름다워지는 것이 아니다. 무엇보다도 중요한 것은 얼굴과 피부에 조화가 되도록 화장을 하는 것이다. 그래야만 매력이 생겨나는 법이다.

매력적이며 아름다움을 가꾸는 미용화장이란 어느 특정한 날에만 쓰이는 것이 아니다. 매일 매일의 생활 속에서 삶의 일부가 되는 것이 화장의 본질이다. 이제 미용화장은 대인 관계에 있어서도 빼놓을 수 없는 하나의 교양이며 예법이다.

화장 예법은 그 나름대로 여성의 아름다움을 결정한다.

어떻게 미용화장을 하였느냐에 따라 그 여성의 교양 정도와 품성을 짐작할 수 있다. 그만큼 여성은 아름다움과 밀접한 연관을 가지고 있는 것이다.

여성이 화장을 하는 이유 중 가장 중요한 목적은 상대방에게 좋은 인상과 매력을 주기 위해서이다. 오늘날의 화장은 옛날과는 달리 일상생활의 필수품으로서 여성이라면 당연히 갖추어야 할 하나의 에티켓이 되었다. 따라서 여기서 주의할 점은 지나친 화장은 금물이라는 점이다. 무턱대고 아무렇게나 화장품만 피부에다 바르면 된다는 생각은 위험하다.

화장하기 전에 여성으로서 갖추어야 할 기본 지식으로는 다음 몇 가지를 들 수 있다.

첫째, 물의 선택이다. 빗물이나 수돗물 같은 연수가 좋으며 물의 온도는 미지근한 정도가 좋다.

둘째, 비누의 선택이다. 좋은 비누는 혀끝으로 핥아 보았을 때 아무 자극이 없고 거품이 잘 일어난다. 가장 좋은 비누는 중성 비누이며, 꿀이나 흑설탕을 원료로 한 비누도 좋다.

셋째, 크림의 사용법이다. 피부에 얼룩이나 지방분이 쌓인 채로 크림을 바르는 것은 피부를 거칠게 할 위험성이 많다. 비누로 세수를 한 다음, 먼저 클렌징 크림이나 콜드 크림으로 얼굴에 남아 있는 불순물을 말끔히 닦아낸 후 벌어진 땀구멍을 아스트린젠트 로션으로 모공을 수축시켜 주어야 한다.

이상의 기본적인 화장법을 항상 염두에 두고 지나치지 않게 하여 피부미용의 매력을 살핀다면 당신은 미인이 될 수 있을 것이다.

제5장

자기 관리는
필수 항목이다

여성은 더 이상
'직장의 꽃' 이 되는 것을 거부한다.
직장에서 받게 되는
갖가지 스트레스도
여성의 철저한 자기 관리를 통해
독자적 생활방식을 창조함으로
극복될 수 있다.

여성 중심의 현대 직장

과거에 비추어 오늘날의 직장은 여성들의 진출이 눈에 띄게 활발해졌다. 이와 같은 변화에 따라 어느 직장에서나 흔히 볼 수 있는 것이 일하는 여성들의 모습이다.

회사를 구성하는 사람 수에 있어서 여성의 수효가 크게 증가함에 따라 그 비율이 거의 남성과 비슷하게까지 된 경우도 있다. 그리하여 넉넉히 해낼 수 있는 일은 되도록 여성에게 맡겨지고 있다.

이렇게 여성의 사회 진출이 늘어나면서 여성들의 자세와 근무 태도가 직장은 물론 사회에 많은 영향을 끼친다. 직장에 근무하는 여성의 수효가 늘어나고 여성이 할 수 있는 일은 물론, 남성이 할 수 있는 일까지 여성에게 부과되었지만, 여성이 직장에서 또한 사회에서 받는 대우나 남성이 여사원을 대하는 태도는 옛날이나 지금이나 별로 달라진 것이 없다. 여기에서 문제가 생기고 그것은 곧, 여성이 스트레스를 받는 주된 원인이 되고 있다.

또한 여성의 위치가 단순히 '직장의 꽃'이 아닌 한 기능인이 되었으면서도 근무하는 여사원 자체도 그 자세가 달라진 것이 별로 없기에 스트레스의 원인을 스스로 제공하고 있다.

이 장(章)에서는 직장에서 여사원들의 근무 자세와 자기관리 스타일의 문제점을 지적하고 스트레스를 받지 않고 근무하는 방법에 대해서 설명하고자 한다. 스트레스의 주된 원인이 여사원의 마음 자세와 태도에 있음을 무엇보다도 명심하기 바란다.

1
직장에서 스트레스를
받게 되는 원인들

🔊 실패나 실수를 두려워한다

당신은 이제 보금자리를 떠나서 새로운 세계로 생활 터전을 옮긴 것이다. 이제 사회인이 된 당신은 생각만 해도 큰 파도의 물결 같은 울렁거림이 가슴 속에서 마냥 솟구쳐 오를 것이다. 그동안 친한 벗들과 헤어져 낯설고 생소하기만 하는 사회의 새로운 구성원이 되었다는 데 대한 일말의 불안감이 있을 것이다. 또한 직장인으로서 당신 스스로 결정하고 스스로 걸어가지 않으면 안 된다는 책임의식이 당신을 더욱 옭아맬 것이다. 이 두 가지 이유로 인해서 스스로 스트레스를 받기 시작할 것이다. 막연한 기대감, 동경하던 직장에서 당하는 뜻밖에 냉랭한 태도에 대한 실망, 눈을 부라리는 상사의 태도 등 긴장되고 보이지 않는 스트레스에 가슴이 답답함을 느낄 것이다. 많은 사람들이 직장 생활을 하기가 힘들다고 말한다.

직장이란 사장, 부장, 과장, 계장 등의 직위를 가진 사람들로 구성되어 있는 하나의 조직이다. 이들 직장의 구성은 종적인 관계로 이루어져 있고, 그 나름대로의 목표를 가지고 있으며, 여러 사람의 사고방식, 성격 등의 차이와는 관계없이 서로 협력하여 하나의 조직을 위해 근무를 수행한다.

직장은 다른 사람과 협력하여 어떠한 일을 효과적으로 처리해야 하는 조직체인 것이다.

학교에서는 공부의 결과가 당시 개인에게만 미치지만, 직장에서는 그 결과가 다른 사람에게 영향을 미친다. 따라서 일을 잘못 처리하였거나 실수를 했을 때에는 그것에 대한 책임의식을 느끼게 된다.

특히 직장 생활에서는 무엇이든 혼자서 처리해 나가야 한다는 부담감이 따르기 마련이다. 이러한 부담감이 당신 자신을 얽매이게 하고 실패하지 않을까 하는 두려움을 가져다 준다. 이 두려움이 당신에게 제일 먼저 스트레스를 가져다 준다.

따라서 이런 스트레스를 극복하기 위해서는 항상 동기를 가져야 한다. 늘 적극적인 마음으로 모든 일을 대하며 자신 있는 태도로 일할 때 그런 스트레스는 극복될 것이다.

여사원이 된다는 것은 새로운 세계로 발을 들여놓는 커다란 환경의 변화를 의미한다. 이러한 변화에 적응하기 위해서는 약간의 모험심이 필요하다. 용기를 가지고 적극적으로 일에 임하는 자세가 직장인의 긴장과 스트레스를 극복할 수 있을 것이다.

🐾 확고한 가치관이 없다

가치관이란 행동을 결정하는 확고한 신념 세계를 말한다.

여사원이 되었을 때 이제는 어엿한 사회인이다. 따라서 무엇을 하든 확고한 가치관이 있어야 한다. 확고한 가치관이 없을 때 즉흥적으로 행동하게 되며 무책임하게 일하게 된다. 그렇게 될 때 자연히 상사의 눈치나 살피게 되고 소신 없는 행동을 하게 되는 것이다.

소신이 없고 상사들의 눈치만 보고 근무하다 보면 자연히 상사의 행동 하나하나에 신경이 쓰이고 실수를 하지 않을까 하는 조바심에 항상 긴장된 생활을 하게 된다. 직장에서 근무할 때나 사회생활을 할 때 무엇보다도 확고부동의 가치관이 있을 때 소신 있게 행동하게 되고, 큰일이라도 당황하지 않고 능숙하게 처리할 수 있는 것이다.

직장인 중에는 일에 끌려가는 사람이 있다. 또 맡긴 일만 겨우할 수 있는 사람도 있다. 이런 여성들은 거의가 상사들의 눈치만 살피고 입으로는 직장생활이 힘들다고 아우성치면서 스트레스를 누구보다도 더 많이 받으면서 근무한다.

🗨 예의를 모른다

예의 중에서 무엇보다도 문제시 되는 것은 인사성이다.

인사성이 없는 사람은 성공할 수 없는 법이다. 특히 여사원은 아침에 출근해서 상사나 주위 동료에게 "안녕하세요."라고 가볍고 명랑하게 인사를 할 수 있어야 한다. 이렇게 하면 상사나 주위 남자 직원들로부터 느끼는 긴장감이나 이유 없는 스트레스 따위는 느끼지 않을 것이다. 그런데 요사이 여직원들은 인사를 잘 하지 않으며, 인사를 해도 머리만 까닥 숙일 뿐이다.

또한 근무 중에 상사나 선배 동료에게 가르침을 받았을 때에도 "감사합니다."라고 공손하게 인사를 하면 좋은 인상을 남길 수 있는데도 인사를 하지 않아 공연히 마음이 꺼림칙함을 느낀다.

여성이 가질 수 있는 대인관계의 비장의 무기 중 하나는 밝고 명랑한 인사라고 할 수 있다.

업무적인 일의 실수로 인해 윗사람에게 지적을 받았을 때에도 주저하지 말고 "잘못하여 죄송합니다. 앞으로는 주의하겠습니다."라고 공손하게 말하면, 잘못을 저질러서 느끼는 스트레스도 그 즉시 해소될 것이다.

당신이 자연스럽게 던지는 밝고 명랑한 한두 마디의 인사는 상대방의 기분을 보다 명랑하고 유쾌하게 만들어 주며, 주위 사람들이 느끼는 스트레스를 말끔히 씻어준다.

그러나 억지로 생각해서 하는 인사는 어딘가 모르게 부자연스럽기 마련이다. 그때그때 상황과 장소에 따라 자연스럽게 인사말이 튀어나올 수 있도록 인사하는 습관을 기르는 것이 좋다. 인사를 잘 한다는 것은 그만큼 당신이 적극적인 성격을 가진 여성이라는 것을 말한다.

🗨 말(言語)의 요령이 없다

직장생활이나 사회생활에서 상대방에게 스트레스를 주거나 우리 자신이 스트레스를 받게 되는 주요한 원인 중의 하나가 말이다. 말로 인해서 여러 가지 문제를 일으키는 일들이 우리 주위에 수없이 많다.

말을 한다는 것은 인간관계에 있어 구체적인 처리 방법이다. 사람과 사람과의 문제는 구체적으로 말을 함으로써 해결이 된다. 상대의 입장을 고려하여 상대에게 적합한 말을 하게 되면 상대의 심리를 부드럽게 하여 결국 흐뭇한 인간관계가 이루어질 것이다. 그러나 말을 함부로 하거나 잘못하면 상대의 심리를 날카롭게 하여 결국 스트레스를 쌓이게 만든다.

특히 여사원에 대한 남자 사원들의 반말 투의 명령이나 희롱이 섞여있는 농담 따위는 여사원들이 스트레스를 받는 원인이 되기도 한다. 그러나 여사원들 자신들의 언어와 말의 요령 부족으로 생기는 스트레스 또한 적지 않다.

당신이 무심코 내뱉은 한마디의 말이 상대방의 심적 변화를 야기하고 나아가 상대방과의 인간관계를 여러 모양으로 바꾸어 놓는다.

당신의 말 한마디가 상대방에게 많은 상처를 안겨준다.

그 상처가 현재는 별로 대수롭지 않다고 하더라도 그 불쾌한 기분은 오래도록 남아 있다가 어느 땐가 무섭게 폭발할 것이다.

'말하는 것이 그렇게 어렵다면 얌전히 가만히 있는 게 좋겠다'고 생각하여 그야말로 꿀 먹은 벙어리처럼 입을 꾹 다물고 하루 종일 얌전히 근무하는 여사원들도 있다. 그러나 말해야 할 때 말을 하지 않으면, 그것도 또한 스트레스를 받게 만들고 상대방의 심리를 거북하게 만든다.

반대로 여사원들이 수다를 떨다가 실수를 범하는 예가 많다. 그리하여 '거기까지 말하지 않았어도 될 것을….'이라든지, '그런 말을 할 필요가 없는데…'라고 후회할 때가 많다.

그러므로 필요할 때에 필요한 말을 필요한 만큼 또 필요한 방법으로 말해야만 비로소 좋은 결과를 얻는 것이다.

때때로 여사원들이 친한 사이라고 해서 동료 간에, 또 남자 사원에게 조심성 없이 말을 많이 한다. 그러나 가까울수록 말을 조심하라는 명언을 기억할 필요가 있다.

말하는 법은 인간관계 속에서 그때마다 달라지는 것이다.

당신과 상대방과의 인간관계가 어떤 사이라는 것을 올바르게 인식하는 것이 생활의 지혜이며 교양이다. 적당한 장소와 사람에 따라서 적합한 말을 할 때에 당신의 인간관계는 꽃이 되고 열매를 맺게 된다. 적당한 말을 적당히 하고 또한 올바른 인간관계를 위해서 겸허한 자세로 노력해야 한다.

같은 말이라도 좋아하는 사람에게서 듣는 말과 싫어하는 사람한테서 듣는 말이 다르게 들린다. 올바른 인간관계는 말로써 이루어 나가지만 그 인간관계를 계속 유지하기 위해서는 당신의 존재와 이미지를 좋게 만들어야 한다. 말하는 법과 인간관계는 이렇게 서로 유기적으로 결부되어 있다. 때와 장소에 따라 적당한 말을 적당하게 해야 상대방에게 스트레스를 주지 않으며 또한 당신도 스트레스를 모르고 살 것이다.

말에 인색한 것도 역시 스트레스의 한 원인이 된다. 당신이 어떤 말을 어떻게 하느냐에 따라 회사 내 당신의 위치도 달라질 것이다.

🎧 전화 에티켓이 없다

전화는 현대 생활의 무기로서 우리 생활과 밀접하게 결부되어 있다. 이제 전화를 이용한 대화의 능력은 현대인에게 없어서는 안 될 하나의 자격이 되고 만 것이다. 일반 가정은 물론 정보화 사회에서 속도전을 필요로 하는 모든 비즈니스 업무에 전화는 이제 무서운 상술의 무기로 등장하고 있는 것이다. 모든 일에 있어서 전화가 없는 생활이란 생각할 수도 없게 되었다.

그런데 전화는 많은 유용한 면을 가지고 있으면서 한편으로는 불리한 면도 가지고 있다. 전화를 통한 음담패설은 말할 것도 없고 전화를 이용한 언어의 폭력은 스트레스를 일으키는 주된 원인이 되고 있다.

전화 하나로 결혼까지 하게 된 아름다운 사례도 있다. 따라서 전화를 잘 사용할 줄 알면 일을 효과적으로 추진할 수 있을 뿐만 아니라 무형의 자산이 되어 당신의 미래의 발전을 보상해 줄 것이다.

그런데 평상시에 전화를 자주 사용하는 사람도 막상 전화벨이 울리면 긴장하게 된다. 특히 전화벨 소리를 들으면 두려움이 앞서는 여사원도 있다고 한다. 이러한 여성의 경우 전화를 받는 것 자체가 스트레스를 받는 경우가 될 것이다.

그러나 회사에서는 신입사원이 들어오면 전화 받는 일부터 시킨다. 전화를 받는 사람의 말씨를 통해 그 여사원의 인간 됨됨이를 알 수 있기 때문이다. 전화를 받는 태도는 그 사람의 인격과 성품, 집무 가능성과 교양 정도를 나타내 준다. 따라서 전화 받는 태도를 보고 그 사람이 일할 업무 부서를 적절하게 배치한다.

전화는 대내적으로 중요한 역할을 하고 있다. 그러나 서로의 얼굴을 보지 못한다는 점 때문에 말소리에 얼굴 표정이나 몸짓까지 담아야 하는 어려움이 있다. 전화는 얼굴을 맞대고 이야기하는 언어 이상의 마음의 뜻이 상대방에게 전달되어야 한다. 따라서 말을 할 때의 표정은 무엇보다도 중요하다. 마찬가지로 소리의 얼굴인 전화의 표정도 역시 중요한 것이다. 항상 상냥하고 밝은 표정을 가져야 한다.

전화를 잘못 받거나 상대방의 뜻을 빨리 파악하지 못하면 스트레스를 받게 된다. 상대방이 보이지 않는다고 하여 함부로 태도를 취하거나 억양을 너무 높여서 말하면 안 된다.

목소리는 묘한 것이어서 자세에 따라 뉘앙스가 달라진다.

당신이 전화 받는 자세가 선 자세인지 앉은 자세인지 상대방은 짐작할 수가 있다. 따라서 항상 얼굴을 마주 대하고 대화하는 것처럼 생각하고 언동을 분명히 해야 한다.

🔵 대인관계가 원만하지 못하다

직장에서의 인간관계는 무엇보다도 중요하다. 직장에서 받는 스트레스의 주된 원인은 바로 이 인간관계에 있다. 물론 직장인으로서는 성실한 근무 자세로 열심히 일하는 것이 중요하다. 그러나 주위의 인간관계를 무시하고 독보적인 생활만을 고집한다면, 늘 긴장과 스트레스의 연속인 가운데 생활하게 될 것이다.

직장은 횡적인 동시에 종적인 관계로 구성되어 있다. 직장의 구성원인 사원들은 학력, 성격, 자라온 환경 그리고 취미 등이 다르고 사고방식도 천태만상이다. 이렇게 각기 다른 사람들이 모여서 하나의 조직을 이루고 있는 직장에서의 인간관계는 생각보다 어려움이 따른다.

어떤 직장이든지 여사원에게는 상사가 있기 마련이다. 상사는 부하 직원들의 최후 책임자이므로 그의 심증과 성격을 파악해 두는 것이 직장에서 스트레스를 덜 받는 좋은 방법이다. 물론 상사의 성격에도 여러 유형이 있어 어떻게 상대해야 좋을지 난감할 때가 많다. 업무에 까다롭게 참견하는 사람이 있는가 하면, 부하 직원이 비록 여사원일지라도 모든 것을 위임하는 방관형도 있다. 당신의 상사가 어느 경우이든 불만이나 편견을 갖지 말고 먼저 이해하도록 노력하는 것이 좋다. 불만을 가지고 상사를 대하게 되면 그의 말이나 행동에 짜증부터 나고 그의 행동에 스트레스를 받게 된다.

담당 대리로부터 사장에 이르기까지 각자가 서로 다른 권한과 책임이 있는 상사에게는 언제나 존경하는 마음을 가져야 한다. 상사라는 것을 의식한 나머지 윗사람과 대화를 나누지 못하는 여사원도 있다. 그렇게 거리감을 둘 때, 자연히 그 상사의 지적이나 훈계가 스트레스의 원인이 된다. 아무리 높은 지위에 있는 상사라 할지라도 한 회사의 발전을 위해 동고동락하고 있는 같은 처지의 사람임을 의식하고 인간적인 관계를 이룰 때, 그 상사로부터 스트레스를 적게 받게 될 것이다.

윗사람으로부터 꾸지람을 들을 때, 가장 심한 스트레스를 받을 것이다. 상사로부터 꾸지람을 들을 때에는 우선 자신의 잘못을 떠나 먼저 순종하는 자세로 그 상사의 꾸지람을 받아들여야 스트레스를 덜 받게 된다.

부하를 꾸짖으며 즐거워할 상사는 없다. 상사가 꾸짖을 때 흥분해서 화를 낸다면 더 큰 스트레스를 받게 됨은 두말 할 필요도 없다. 아무리 생각해도 분명히 티끌만한 잘못도 없는데 상사가 착각하며 불호령을 내렸을지라도 그 즉석에서 변명하지 말고 상사의 흥분이 어느 정도 가라앉은 후에 상황을 조용히 말하는 것이 좋다.

🔊 강박관념이 강하다

여성이 스트레스를 많이 받는 원인 중의 하나는 여성이 남성들보다 강박관념이 강하다는 것이다.

강박은 하나의 습관이면서 또한 그 이상의 무엇이다. 강박은 되풀이 된다. 얼른 보기에는 습관적인 행동이지만 순수한 습관과 다른 점은, 그것을 하고 싶다는 충동이 참는 것만으로는 제거될 수 없다는 점이다.

강박이란 식중독으로 몸이 가려워지는 것과 비슷하다. 가렵기 때문에 긁으면 한순간은 편해지지만 가려움증 그 자체는 가라앉지 않는다. 왜냐하면 가려움증의 원인은 긁는 데 있는 것이 아니기 때문이다. 원인은 음식을 잘못 먹은 데에 있는 것이다.

몇 가지의 전형적인 강박된 행동은 여성의 음주나 과식 등이다. 강박된 것인가 아닌가 뚜렷하지 못한 것으로는 TV를 보는 것, 집안 청소 등이다. 어떤 일이라도 강박적인 행동이 될 수 있는 게 사실이다.

여성이 매일 몇 시간씩 TV 앞에 앉아 있는 것은 그녀의 결혼 생활이 순탄하지 않다는 것을 말한다. 텔레비전이 그녀의 주의력을 흡수하고 있는 것이다.

메리라는 여성은 집에서 책이나 가구 등의 자리를 이리저리 옮겨놓고 있다. 그녀는 자기가 살고 있는 세계가 기본적으로 무질서한 것을 두려워한 나머지 그것들을 분명히 자기의 지배 아래 놓고 싶어 하기 때문이다. 그 결과 그녀는 자신의 마음에 들지 않은 메시지에 대해서는 스트레스를 받는다.

강박은 괴로워하고 있는 정신을 마취시키는 마취약 구실을 하고 있는 것이다. 그것은 마취약으로서의 기능을 다 하고 있는 것이며, 마취약과 똑같이 매력적으로 극복하기 어려운 면을 지니고 있다. 강박이 당장은 고통을 덜어주는 것 같지만, 궁극적으로는 그 안에 타격을 증가시키는 결과를 가져오는 것이다. 왜냐하면 강박의 그늘에 숨어있는 전체는 현실 문제에 맞서서 이길 수 없다는 절망감이기 때문이다.

그런 전체를 두고 행동하면, 자기의 문제가 극복될 수 없을 것이라는 생각을 강화시켜 줄 따름이다.

이러한 도피로써 꾸며진 강박된 행동은 사실은 함정에 빠져버렸다는 감각을 더욱 강하게 하는 것이다. 그것은 당신에게 당신의 재치로서는 문제에 직접 부딪치기에 불충분하다고 말하고 있는 것이다. 충동적인 행동에 의하여 당시 현실 문제와 똑바로 부딪치지 않고 견디는 대신, 그 문제를 해결하지도 못하기 때문이다.

강박신경증에 걸려 있는 여성은 막연하게 무엇인가 잘못된 행동을 하고 있다고 느끼고 있는 것이다. 그렇다고 해서 다른 사람들도 자기와 마찬가지로 잘못된 행동을 하고 있다고 생각하지 않는 것도 아니다. 그러나 그녀의 마음속 깊은 데 있는 것은, 법정 피고석에 앉아 있는 그녀 자신이다.

그녀가 필사적으로 감추려고 하고 있는 사실은 실패나 불완전한 마음이나 도덕적인 불안 같은 메시지인 것이다. 강박관념에 잡혀 있는 여성은 노력으로 자기의 문제를 해결하지만 맨 먼저 그들은 자기가 갖고 있는 문제와 직면해야만 한다. 그리고 잠재되어 있는 문제가 무엇인가 하고 가장 확실한 것을 밝히는 길은 강박 자체를 철저하게 분석해 보는 것이다.

강박관념을 없애기 위해서는 다음과 같은 점을 주의해야 한다.

첫째, 그 행동을 그만두기 위해서 전력을 다하는 노력을 해야 한다. 그런 행동을 영구히 그만둘 수가 없다면, 짧은 기간 동안이라도 그만두고자 노력을 해야 한다.

둘째, 강박의 불리한 점을 하나하나 기록해 본다. 그 행동을 하면 당신은 어떤 대가를 치르게 될까를 생각해 보는 것이다.

셋째, 강박에 의존하고 있는 자기 자신을 너무 지나치게 채찍질하지 않는 것이다.

마지막으로, 강박에 가치를 두고 있는 불만의 감정을 확인하여 없애도록 노력해야 한다.

🌀 우울증이 심하다

침울하다는 것은 인생에 대해서 희망과 소망이 없고, 어떤 일에도 관심이 없는 상태이며, 존재한다는 것은 고통이며 회복될 가능성도 없다는 감정이다.

아주 심하지 않은 가장 평범한 침울함은 여성들 대부분이 자신도 모르는 사이에 오랫동안 견디어온 감정이다. 여성들은 어떤 일을 할 때 에너지가 부족하다고 느끼는 경우가 많다.

여성은 남성에 비해서 우울증이 심하다. 이것은 생리적 현상이다. 따라서 여성들은 잠시 동안 즐거운 느낌이 들었다가 곧 마음이 침울해진다. 또 이로 인해서 열심히 무엇을 한다는 것이 어렵다. 여성은 가장 단순한 아무것도 아닌 일에 스트레스를 받는다. 여성들은 답장을 해줘야 할 편지가 쌓여 있는 것을 보고도 스트레스를 받는다.

여성들이 우울증에 걸리면 전에는 기쁨을 가져다 주었던 것이 공허하게 느껴지기도 한다. 섹스도 우정도 공허하게 생각한다. 명랑하고 행복해 보이는 사람은 자기하고는 아주 거리가 먼 존재인 것처럼 생각되기도 한다. 무슨 일을 하든 능률이 떨어진다. 이야기하는 것도 생각하는 것도 귀찮아지고, 하찮은 일에도 스트레스를 받는다. 여성들이 우울증에 걸리면 모든 행동이 하기 싫어지기 때문에 행동을 하지 않는다. 애쓰는 것이 쓸데없는 것이라고 느끼고 있기 때문이다.

우울증을 치료하는 열쇠는 습관을 고치는 경우와 같다.

왜냐하면 우울하다는 것은 하나의 습관이기 때문이다.

우울증에는 세 가지 종류가 있다.

첫 번째 우울증은, 섬광(閃光) 우울이라고 말할 수 있는 것으로 마치 섬광처럼 그 무엇인가가 일어난다고 생각하는 것이다. 당신이 회사를 찾아온 손님에게 실수를 해서 상대편의 기분을 나쁘게 하고 말았다. 당신은 자신을 바보라고 느끼고 있다. 당신은 자포자기 상태에 빠져들고 말았다. 당신은 사태를 나쁘게 만들었기 때문에 절대로 용서받지 못하리라고 상상을 하는 것이다. 또는 당신이 친구와 말썽을 일으켰기 때문에, 그 친구는 이미 당신을 좋아하지 않는다고 상상하는 것이다.

두 번째는 반응적인 우울이라고 불리는 것으로 인생에 있어서 무엇인가 정말 나쁜 타격을 받고 일어나는 뚜렷하고도 오래 끄는 반응이다. 이 재난을 당하기 전에는 당신은 자신의 인생을 정말 좋다고 생각하고 있었다. 그러나 그러한 타격을 받은 뒤로부터 인생은 겨우겨우 참고 견디어 나갈 수 있는 것이라고 생각하게 되었다.

세 번째 형태는, 여성들에게 주기적으로 오는 우울증이다.
이 우울증은 어느 정도 시간 간격을 두고 나타났다가 사라지곤 한다. 크리스마스가 되었거나, 새해가 되었거나 생일이 되면 발생한다든가 하는 식으로 찾아오는 것이다. 또 어떤 여성에게는 생리의 기간과 연결되어 있는 경우도 있다.
이렇게 우울증이 일어나면 작은 일에도 스트레스를 받기 쉽다.

이러한 우울증을 극복하는 방법으로 다음 몇 가지를 제시하고자 한다.

첫 번째는, 생활의 질서를 갖는 것이다. 질서 있는 생활은 생활을 간소화하고 적은 에너지로 그 이상의 많은 일을 하게 해준다. 그리고 성취한 모든 일들이 자기 자신이 살 가치가 있고 능력이 있다는 느낌을 강하게 해주는 것이다.

두 번째는, 자신의 겉모습에 신경을 쓰는 것이다. 항상 몸을 깨끗하게 하고 보기 흉하지 않는 옷차림을 한다. 방도 깨끗하게 정돈을 해 두자. 이런 습관을 가진다는 것은 뚜렷한 개성을 지니고 있다는 표시이기도 하다. 또한 중요한 것에 대해서 관심을 갖고 있다는 표시이기도 한 것이다.

세 번째는, 화가 난 것에 대해서 참지 말라는 것이다. 화가 난 일을 참다보면, 스트레스가 마음속에 쌓이게 된다. 당신이 친구를 위해 몇 시간씩 걸려서 음식을 장만했는데 그 친구가 방문을 취소하겠다는 연락을 했다. 당신은 "괜찮아!"라고 말해서는 안 된다. 하고 싶은 말을 참지 말고 해버렸을 때, 스트레스는 풀어지게 마련이다.

네 번째는, 매일매일 무엇인가 새로운 것을 습득해야만 한다. 미래는 새로운 손을 뻗치고 있다. 미래는 새로운 것을 제공해준다는 것을 배우도록 하라.

마지막으로, 자신의 생활을 남의 생활과 비교하지 않는 것이다. 문제가 되는 것은 당신 자신이다. 따라서 다른 사람과 비교할 필요가 없다. 비교하기 시작한다는 것은 일반적으로 우울증이 진행되고 있다는 증거이다. 남과 비교하면 자신의 부족된 생활에 스트레스를 받기 쉽다.

🗨 나쁜 사람들 앞에서 어떻게 처신할 줄 모른다

우리 주위에는 물론 좋은 사람이 더 많지만, 나쁜 사람도 있게 마련이다. 그런데 실제 당신을 화나게 하는 사람은 그런 처음 보는 사람이 아니라 쭉 사귀어온 친구라든가 이웃이라든가 하는 사람들 중에 있다.

이러한 친한 사람이 분통을 터뜨리게 만드는 데는 이유가 있다. 당신은 누가 자기들의 적이라는 사실을 알고 있다. 또한 어째서 적인가 하는 사실도 알고 있게 마련이다. 그러나 적이 아닌, 자기가 좋아하는 사람과 말썽을 빚는다는 것은 참고 지내기 쉬운 법이다. 그래서 자기를 화나게 만든 사람들에 대해서는 변명을 하기가 쉽고 그 분노가 현실의 문제라는 것을 부정하게 되는 것이다. 마음에 또다시 분노가 터지게 되기 전까지는 자기가 노여워했다는 사실을 부정하는 것이다.

'누가 어떤 방법으로 당신을 화나게 만드는 것일까?' 지금 이 순간에 당신은 이런 질문에 대해서 대답할 수 있을지도 모르고 어쩌면 대답할 수 없을지도 모른다. 그러나 의식하도록 해야 한다.

여기에 여성을 화나게 만드는 행위이면서 흔히 인식되지 않고 있는 행위에 대해서 제시해 보고자 한다.

첫째, 여성이니까 희생해야 한다는 이야기는 여성을 화나게 한다. 택시를 타도 첫 손님이 여자이면 택시 기사들은 사양한다. 부부싸움을 해도 여성인 아내가 참아야 한다고 말한다. 이 모든 이야기들이 여성을 화나게 하고 스트레스를 받게 한다.

둘째, 당신에 관한 나쁜 소문을 듣는 것은 불쾌한 일이다.
당신의 친구이거나 이웃의 누군가 당신을 좋지 않게 이야기했다고 말하고는 "비밀로 해두어야 해요"라고 다짐을 해둔다. 따라서 당신을 비난한 사람과 싸울 수 없게 된다. 당신이 할 수 있는 일은 그러한 보고를 듣고 속을 끓이는 일뿐이다.

셋째, 쉴 새 없이 질문을 당하거나 작은 부탁을 해오는 것이다. 많은 질문에 대해서 참을성 있게 대답을 해주어도 많은 부탁과 질문을 계속해 오면 화가 난다. 그런 경우 당신은 얼마 안 있어서 분통을 터트릴 것이다.

넷째, 당신이 잘못된 행동을 하고 있다는 것을 몇 번이고 되풀이해서 지적받으면 화가 나게 마련이다. 당신의 상사가 당신이 하는 말 속에 모순이 없는가 하며 귀를 기울이고 있다가 모순을 발견한 즉시 그것을 계기로 당신을 공격하면서 당신을 어리석은 사람으로 만들거나 비아

냥거리는 언행 등을 하면 당신은 화가 날 것이다.

다섯째, 당신이 말하려고 할 때 집중해 주지 않으면 화가 나게 마련이다. 당신의 상사나 동료가 자기의 문제에 대해서는 몇 시간씩이나 이야기하면서 당신이 이야기하려고 하면 들어주지 않으려는 자세를 취할 때 스트레스를 받게 될 것이다.

당신의 생활 속에서 당신을 편하게 만드는 사람들에 대해서 대처하는 방법 가운데 가장 중요한 첫걸음은 다음과 같은 것이다.

당신의 느낌에 대해서 민감해지는 것에서부터 시작을 하도록 해야 한다. 예를 들어서 만일 그 사람이 당신에게 어떤 반응을 보여줄 것을 강요하려고 하거든 그가 그의 반응을 보여주듯이 당신에게도 자기 자신의 반응을 보여줄 권리가 있다는 것을 상기해 주기 바란다. "나는 부장님의 그 농담이 부장님처럼 우습게 느껴지지 않는데요."라고 말하는 것도 좋은 방법 중의 하나이다.

당신은 또한 그 사람에게 문제가 되는 행동을 잠시 동안 중지해 달라고 부탁할 수 있을 것이다. "이제부터 그런 사소한 질문도 받지 않겠어요." 또는 "내달의 약속을 지금부터 입에 담는 것은 그만두어 주었으면 좋겠는데요."라고 말하면 된다.

하나의 예를 들어 보자. 아슈라는 남편인 톰에게 자주 성을 내곤 하는데, 그것은 톰이 그녀가 하는 이야기에 귀를 기울여 주지 않기 때문이었다. 그녀는 밤새 남편에 관한 이야기인 남편이 두려워하고 있는 것, 그리고 남편의 계획에 대해서 이야기를 나누곤 했었다. 아슈라는 남편의 주의를 끌려고 애쓰다가는 결국 속으로 화를 내고 포기하고 말았다. 아슈라는 남편에 대해서 어떻게 느끼고 있는가를 누구에게도 이야기해 본 일이 없었다. 그러나 아슈라는 남편이 자신에게 관심이 없어서가 아니라 그녀가 너무 소극적이었다는 것을 나중에 알았다.

그래서 어느 날 그녀가 휴가 때는 어디에 갔으면 좋겠느냐고 남편에게 물었다. 그녀 남편이 또다시 자기 이야기로 화제를 돌리자 그녀는 열띤 어조로 따졌다.

"당신은 어째서 내가 말하는 것을 들으려고 하지 않죠? 왜 당신 이야기만 하세요?"

그렇게 말하고 나자 그녀는 그동안 마음속에 쌓여 있던 스트레스가 풀어지는 것을 느꼈다.

사람들의 관계에는 개인과 마찬가지로 개성이라는 것이 있는 법이다. 어떤 경우에도 개성은 똑같은 방법으로 형성되는 것이다. 우선 감정에서부터 시작해서 그 감정을 강하게 만드는 행동이 뒤따른다. 그리고 그런 행동이 변하지 않는 한, 감정의 강화는 계속되게 마련인 것이다. 울화통이 치미는 상황에 놓여 있을 때 진짜 문제는 좀 더 깊은 데 있다고 느끼는 일이 있을 것이다. 상사가 당신을 피하거나 당신의 잘못을 지적하는 것은, 그 상사가 무엇인가 다른 일로 인해서 불안을 느끼고 있기 때문이다. 그것을 그런 식으로 당신에게 발산했을지도 모른다.

이런 나쁜 사람들의 일반적인 태도 몇 가지를 제시해 보자.

첫째, 그는 당신을 진지하게 대하지 않는다. 그는 언제나 당신에게 있어서도 중요한 일도 가볍게 취급한다. 예를 들어서 당신에 대해서 "자기 일을 너무 지나칠 만큼 심각하게 생각한다"느니 "신경과민"이니 하는 말을 하는 경우도 있는 것이다.

당신이 불안해지는 것은 당신 자신이 너무 소홀히 취급을 당하고 있는 게 아닐까 하고 느끼기 때문이다. 그리고 당신이 이에 대해서 완고하게 침묵을 지키고 있는 것 때문에 불안은 더욱 커지게 되는 것이다. 당신의 감정을 그가 거절하게끔 내버려 두면 그럴 때마다 그의 동기를 오히려 뒷받침해 주는 것이다. 즉, 당신을 거부하고 있는 것은 바로 당신 자신인 것이다.

둘째, 그는 은근히 당신을 멸시하고 있는 것이다. 당신이 알게끔 당신에게 모욕을 주고 있는 것이 아니다. 만일 그렇다면 당신은 재빨리 그런 사실을 눈치 채고 그의 부정당성에 대해 대항할 수가 있다. 그런데 이런 경우는 다만 은근히 모욕을 주는 것이기 때문에 메시지만은 받지만 모욕당하고 있을 정도는 아닐 것이다. 눈썹이 곤두섰다든가, 비꼬는 이야기를 했다든가 킬킬거리고 웃었다고 할 정도이다. 말없이 참고 견디면 스트레스가 더 쌓이게 된다. 그 즉시 당신이 어떻게 느끼고 있는가에 대해서 말하는 것이 좋다.

셋째, 그는 무엇인가 행동하는 것으로써 당신에게 도전을 해온다. 이런 상사의 방에 들어가기 전에 이미 당신은 마음이 잔뜩 긴장되는 것을 느낀다. 이런 상사의 얼굴만 보아도 스트레스를 느낄 것이다.

위에서 열거한 모든 행동을 하는 사람들에게 당신으로서 할 수 있는 최선의 태도는 원칙을 지킨다는 것이다. 당신의 원칙 있는 생활방식은 굉장히 빠른 속도로 독자적인 세력을 창조할 수 있게 된다. 만일 당신이 자기 창조의 원칙을 모르고 있다면 그것은 위험한 일이다. 그러나 만일 그 원칙이 어떤 것인지 이해하고 있다면 그것은 희망을 가질 수 있는 데 대한 기분 좋은 이유가 될 것이다.

제6장

스위트 홈을 꿈꾸며

가정에서의 여성의 역할이
큰 비중을 차지함에도 불구하고
여성들은 너무나 자주 무시를 당한다.
가족 구성원들 간에
허심탄회한 의사소통은
이러한 스트레스로부터
여성을 해방시켜 준다.

🗨 가정의 기능

가정은 사회의 기본 단위이다. 전통적으로 가정은 부모와 자녀로 구성된 단체로 정의되어 왔다. 광의의 가정은 똑같은 과거와 미래를 가진 친족 집단이다. 가장 일반적인 가족 집단은 대가족, 핵가족, 편부 혹은 편모 가족이며, 각 가정 집단은 저마다 특별한 문제점과 극복책을 갖고 있다. 여성에게 있어서 가정은 삶의 중심이며 생존의 터전이다.

지난 수백 년 동안 기술적 진보는 음식과 의복의 생산과 같은 기본적 생존을 위해 서로 도와왔다. 그러나 산업화는 가정의 정서적, 사회적 발전에 대해 더욱 큰 관심을 갖게 해주었다. 산업화로 직업의 안정에 지나친 관심이 모아지자, 가장은 더욱 큰 압박에 시달리게 되었다. 가장이 아프거나 무능력하게 될 때 다른 구성원들은 더 이상 기꺼이 일할 수 없게 되었다. 그러므로 가장은 경제적 압박과 책임감의 무게 아래서 힘을 얻기 위한 정서적 뒷바침을 위해 다른 가족 구성원들에게 더욱 의존하게 되었다. 전통적으로 가정 집단은 5가지 주요 기능을 담당한다. 경제적, 생산적, 성적, 교육적 및 정서적 기능이 그것이다. 각자의 기능을 최대한으로 발휘하기 위해 대개 노동의 분화가 일어난다. 여성들은 안정적인 가족 집단을 통해 성적 충동을 만족시키며 생존의 필요한 생식을 한다. 부모는 자녀를 교육시킴으로써 문화와 개인적 가치를 전수시켜서, 사회적 상호관계를 위해 준비케 한다. 정상적으로 가족 집단은 사회적, 정서적인 상호작용과 뒷받침을 한다.

사회를 영속시키는 것 외에, 가정은 스트레스가 발생할 때 정서적으로 뒷받침해주는 기능을 한다. 이러한 지원이 가족의 갈등으로 대치될 때, 각 가족 구성원들 특히 여성들은 우리가 생각할 수 있는 가장 중요한 스트레스 중 몇 가지에 노출된다.

가족 관계에 대한 연구 결과에 따르면, 가정에 스트레스가 있을 때, 여성에게 질병이 발생할 확률이 엄청나게 높았다. 예를 들어 어떤 연구 결과, 응급실에 들어온 심장마비 환자의 76%는 심장마비가 일어나기 직전에 중대한 가정적 위기를 맞았음이 밝혀졌다.

이것은 가정의 스트레스가 심장마비의 원인이 된다거나 심장마비 이전에는 심장병이 전혀 없었다는 것을 말하는 것이 아니라, 가정적 위기는 큰 참사를 몰고 올 수 있으며, 여성이 극복할 수 있는 한계를 넘어설 수도 있다는 것을 뜻한다.

홈스 박사와 라헤 박사의 '인생의 사건 분석표'를 살펴보면 거기에는 '남편의 죽음'이 첫 번째 항목, 즉 가장 큰 스트레스를 주는 사건으로 나와 있다. 사실, 처음 10가지 사건 중 6가지는 가정의 위기와 관련이 있다(배우자의 죽음, 이혼, 별거, 근친의 사망, 결혼 및 부부 간의 화해). 가정 내의 논쟁, 시집 식구들과의 불화, 성적 문제 및 자녀의 출가 또한 스트레스를 주는 사건들이다. 가정의 위기마다 긴장, 갈등은 물론 그보다 위험한 질병의 가능성이 있다.

르샨이라는 학자는 암 환자의 약 75%가 암을 발견하기 전 2년 동안에 근친이 사망했다는 사실을 밝혔다. 다른 가족 구성원의 위기에 따른 중요성은 20년 이상 결혼 생활을 해 온 여성의 배우자가 사망했을 때, 살아남은 여자가 그 후 15개월 안에 죽거나, 심각한 병에 걸린다는 사실에 의해 더욱 극명해진다. 상실감은 매우 치명적인 스트레스를 낳는다.

🗨 가족 발전의 단계

가족의 진화 전반에 걸쳐서, 거기에는 중요한 발전 단계들이 있다. 각 단계에서는 역할, 법칙, 주고받는 사랑의 정도, 함께 보내는 시간의 길이 및 압박과 요구들의 타입 등에 변화가 일어난다. 그러므로 각 단계는 스트레스와 가정 위기의 최적기가 된다.

1단계 : 화합

1. 구애
2. 결혼

2단계 : 팽창

1. 첫 번째 자녀의 출산
2. 두 번째 혹은 마지막 자녀의 출산
3. 첫 번째 자녀의 진학
4. 자녀의 사춘기

3단계 : 분산

1. 자녀들의 독립(출가)
2. 중년 : 아이들은 제 갈 길을 가고, 다시 부부만이 남는다.

4단계 : 결말

1. 은퇴
2. 사망

여성들이 취하는 역할은 각 단계마다 변한다. 새로운 가족 구성원이 생기는 것은 더 많은 시간과 애정, 흥미, 접촉 등을 나누어야 한다는 것을 의미한다. 아이들이 학교에 가거나 사회에 나가면, 그들은 새로운 정보와 경험을 가족 집단 안에 가져온다. 가족은 이런 생소한 정보로부터 자신을 지키려 하거나 그것을 흡수하려 한다. 외부로부터 압박이 있을 때 가정에서는 긴장이 쉽게 발생할 수 있다. 예를 들어 9살 난 아들이 집에 들어 와서는 "옆집 아이 누구는 일주일에 20달러를 받는데 왜 내 용돈은 5달러밖에 안 되지요?"라고 반발하기 시작하면, 당연히 가족 간의 갈등과 위기가 뒤따른다.

여성은 자신의 능력, 배우자의 눈에 사랑스럽거나 가치 있는 여성으로 여겨지는지의 여부 그리고 중요하고 의미 있는 삶을 살아왔느냐에 관해 집착하게 된다. 배우자나 친지의 죽음은 외로움을 한층 더하게 만든다. 노년에는 정서적 지원을 받는 것이 더욱 어렵다.

한 가정의 자연적 진화를 통하여, 한 가구로서의 가정은 스트레스 아래서도 제 기능을 잘 발휘할 수도, 흔들릴 수도, 해체될 수도 있다. 장기간 지속된 질병 또는 장애아의 출생은 가정의 기능과 의사소통에 심한 타격을 줄 수 있다. 그 외의 인생의 변화에 대처하는 능력은 가정마다 다르다. 변화에 대처한다는 것은 한 가정이 그 가정 안팎의 스트레

스에 적응하는 것을 말한다. 어떤 학자는 심각한 질병에 잘 적응한 –
즉 잘 대처한 – 가정이 다음의 특징을 가지고 있었다는 것을 밝혀냈다.

1. 효과적이고 허심탄회하고 지속적인 대화
2. 세대의 명확한 구분
3. 개성의 인정
4. 역할의 융통성

위기 상황에 효과적으로 대처하기 위해서는 융통성이 필요하다. 가
장이 장기간 몸져 누워 있으면, 가정의 경제적 생존은 일시적으로 가장
의 역할을 맡은 여성이 맡게 된다.

사춘기의 자녀들이 좀 달라지고 싶어 하거나, 음주, 흡연 등의 금단
의 열매에 호기심을 갖기 쉬울 때, 가족 간의 갈등이 발생할 염려가 크
다. 부모님들은 자아를 찾으려는 자녀의 시도에 과잉반응하고 그들
을 심하게 꾸짖거나 제재를 가한다. 자녀는 자기 자신의 생활방식을 자
유롭게 선택할 수 있는 한 개인이고 싶어 한다. 가정이 그대로 유지되려
면 각자의 개성과 차이점을 인정해 주는 분위기가 조성되어야 한다. 부
모들이 자녀의 개성을 지나치게 걱정하며 그 가치와 위력을 무시하
려 할 때 가정에는 또 다른 긴장감이 감돌게 되고, 직장이나 집에서 발생
하는 모든 문제를 대처해 나가는데 어려움이 따른다. 그러면 가장은 분
노를 터트리게 되고 배우자는 우울해진다. 가족 상호간에는 긴장의 벽
이 두꺼워지고, 가족들은 모두 각자의 문제에 대처해 나가는 데 큰 곤란

을 겪는다. 또한 질병의 발생률도 높아진다.

명확한 세대 구분이 위기에 효과적으로 대처하는 가정의 특징이라는 것은 흥미있는 일이다. 요즈음 아이들은 소위 '세대 차'라는 것을 내세우며 불평하지만, 세대 차의 존재는 그 가정이 건강하다는 증거이다. 가치와 사고의 차이는 유용한 것이다. 즉, 그것은 자녀들에게 비교를 위한 몇 가지 기준을 제시한다. 부모는 아이들에게는 항상 부모이다. 부모는 친절하고 능숙한 경청자일 수 있지만 결코 동년배 같은 친구가 될 수는 없다. 사실 부모들이 자녀에게 친구처럼 대할 때, 혼란과 긴장이 발생한다. 아이들은 부모들이 상냥하고 믿음직하게 그들의 권위를 쥐고 있을 때 안정감을 느낀다. 그러므로 여성이 생리적인 면, 연령, 가족관계에 의해 규정된 자연스러운 역할을 부정하는 것은 비현실적인 행동 방식이다.

마지막으로, 가정 내에서의 효과적인 대처는 지속적이고, 허심탄회한 의사소통을 통해 이루어진다. 가족 간의 불화가 심한 가정의 문제는 대부분 '의사소통 불능'에 있다. 흥미롭게도 성 생활 문제 대부분은 부부가 의사를 분명하게 표현하고 서로의 말에 귀를 기울임으로써 해결될 수 있다. 효과적인 의사 소통은 분명한 메시지를 전달하고 그 메시지를 그들이 의도했던 대로 받아들여지게 하며 적극적으로 경청하고 서로가 만족할 때까지 지속적으로 반응하게 하는 것이다. 가정에 문제가 생기고 긴장이 발생할 때, 질병이 더욱 빈번히 발생하고 스트레스의 영향이 커진다.

어떤 자동차 회사에서 상담을 필요로 하는 직원들을 위해(특히 월요일에) 임상심리학자들을 고용했다. 주말은 가족들이 함께 모여 대부분의 시간을 보내는 때이며 대부분의 불화는 이때 발생한다. 화가 난 채, 공장으로 온 생산자들은 작업상의 고의적인 실수를 통해 그들의 스트레스를 풀려 한다. 그러면 여기 저기에서 나사가 느슨하게 조여지거나, 연결이 너무 빡빡하거나, 그 외의 결함이 있는 차가 생산된다. 노동자들은 소비자와 회사의 희생을 대가로 그들의 스트레스를 푼 것이다.

🔵 가정 내의 긴장 신호

자기 가족이 얼마나 효과적으로 위기에 대처하고 의사소통을 하는지를 분석하기 위해 우선 가정 내의 스트레스 신호를 살펴보자. 다음 사건들은 가족 집단이 위기 대처와 의사소통에 어떤 어려움이 있다는 것을 암시한다.

1. 자녀가 손톱을 물어뜯거나 오랫동안 말을 더듬거나, 6세가 넘어서도 이불에 지도를 그리거나, 학교 생활에서 해결할 수 없는 문제가 자주 생기거나, 몇 년간이나 발끈하며 화를 잘 내는 등 긴장과 관련된 증세를 자주 보인다.
2. 부모와 자녀 간에 거의 결말이 나지 않는 논쟁이 자주 벌어진다.
3. 부모와 자녀가 '전혀' 의견 차이를 보이지 않거나 논쟁을 벌이지 않는다.

4. 가족들이 어떤 특정한 주제에 관해서는 얘기할 수 없는 분위기이다. 성, 폭력, 정치, 감정 같은 주제는 금기시되고 있다.

5. 갈등이나 불화가 있을 때마다 극히 오랫동안 서로 말을 하지 않는다. 그 주제는 사장된다.

6. 외부인들이 생각하는 것에 의해 가정이 위협당하고 있다.

7. 분노는 삭혀야 한다는 묵계적인 이해나 규칙이 있다.

   이런 상황에서 가족들 중에는 종종 편두통과 요통을 앓는 여성이 있다.

8. 가족들은 의견 일치가 안 될 때, 서로의 말을 들으려고도 하지 않는다.

9. 의견 불일치가 '누가 옳다'라는 식의 언쟁으로 번진다.

   누가 이겨서 주도권을 잡을 것인가에 대한 주도권 다툼과도 비슷하다.

10. 어떤 한 여성에 의해서는 결코 결정이 내려지지 않는다.

11. 의견 불일치와 서로에 대한 유감이 지속적인 서먹함을 낳는다. 적어도 가족들 중 한 여성이 갈등에서 물러나 며칠 또는 몇 년 동안 가족을 보지 않으려 한다. 부모는 그들의 일상 업무를 열심히 해나가는 동안 조용히 불만이 쌓일 수도 있다.

12. 어떤 결론이 날 만큼 충분히 오랫동안 한 주제로 대화가 지속되는 법이 결코 없다. 사고와 감정이 결코 소통되지 않는 느낌이다.

13. 집안이 조용할 날이 없다. 집안이 수라장 같다.

14. 가족 중 어느 누군가는 보통 '자기 자신만의 일'을 하며 상호관계가 없다.

15. 가족들이 모든 것을 단체로 해야 하며, 따로 떨어진 독립적인 행동이란 있을 수 없다.
16. 아이들은 결정권이 거의 없다.
17. 부부가 다른 여성이나 일 또는 취미에 몰두하고 있다. 이것은 한 가족 구성원을 고립시킨다. 다른 구성원들은 보통 걱정하고, 의심하고 좌절한다.
18. 부부의 성 생활이 만족스럽지 못하다.
19. 저녁 식사 시간과 취침 시간에 심한 긴장감이 감돌거나 언성이 높아진다.
20. 애정과 육체적인 접촉이 거의 없거나 어떤 때가 되면 전혀 없어진다. 어떤 여성들은 자녀가 사춘기가 되면, 안아주는 것을 그만둔다. 아이들은 접촉의 상실을 그들이 더 이상 사랑받지 않는다는 신호로 받아들인다.
21. 가족들이 원인을 알 수 없는 질병 – 예를 들어 위통, 두통, 감기, 장기능 부진 등 – 에 걸리거나 번갈아 가며 병에 걸리는 듯하다.

앞의 목록에는 가정 내의 의사소통 부진에서 나타나는 보다 일반적인 긴장 신호들이 들어 있다. 이 예들이 자신의 가정에 스트레스를 대처하는 데 곤란이 있는지에 관한 충분한 단서가 되지 못한다면, 다음을 살펴보자.

당신의 남편이 퇴근 시간 무렵이나 가족들과 하루 떨어져 있은 후 집에 들어가고 싶어지는가? 그렇지 않다면 당신의 가정은 믿음직한 보금

자리가 되지 못하고 있다. 갈등이나 의견 충돌이 타협 가능한가? 그로 인해 가족들은 더 가까워지는가? 또는 갈등으로 가족관계가 소원해지거나 고립되거나 더 큰 긴장이 발생하는가? 그러한 부정적이고 스트레스를 일으키는 갈등은 비생산적이다.

당신이 자주 남편이나 다른 가족 구성원을 비판하거나, 아니면 다른 여성이 당신을 비판하는가? 그렇다면 당신이나 그들은 표현되지 않거나, 해결되지 않은 유감을 가지고 있는 것이다. 당신은 계속적으로 다시 독신이 되고 싶어 하는가? 때로 다시 자유로워지고 싶은 것은 정상적이지만 지속적인 바람은 큰 문제가 있다는 것을 반영한다.

자신이나 자신의 배우자가 성 생활을 하지 않거나, 같이하는 활동에 참석하지 않기 위해 핑곗거리를 꾸며대고 있는가? 매일 당신의 남편이 "나는 너무 피곤해" 하고 구실을 붙이는 것은 다른 가족 구성원들로부터의 믿을 만한 지원이 부족하다는 것을 신호 보내는 것이다.

제지당하거나 무시당할 염려 없이 마음속의 것을 말하는 것이 자유롭게 느껴지는가?

이러한 각 문항과 행동 패턴들은 의사소통에 어떤 문제가 있다는 것을 반영한다. 이 질문들은 당신 가정에 문제가 있는지의 여부에 대한 어떤 실마리를 줄 목적으로 제시되었다.

🌐 바람직한 가족 간의 의사소통

일단 자신의 가정에 문제가 있다는 것을 깨달으면 다음 문제는 '어떻게 이 문제들을 처리할 것인가?' 이다. 의사소통과 대처 방법을 개선하기 위해 밟을 수 있는 구체적 단계를 규정하기 전에, 가족 상호관계에 대한 조사로 몇 가지 명백한 단서를 찾아본다.

스트레스에 잘 대처하는 가족들은 '열린' 의사소통 체계를 갖추고 있는 경향이 있다. '열린' 의사소통 체계란 모든 가족 구성원이 각자의 흥미나 관심에 대해, 비난이나 처벌의 두려움 없이 자유롭게 토론할 권리를 갖는 체계를 말한다. 의사소통 체계가 '닫힌' 가정에서, 구성원들은 보통 자신들이 마음속에 품고 있는 것을 말할 권리를 갖고 있다고 느끼지 않는다. 또한 그들은 보통 마음속의 것을 말할 경우, 비난당하고 경멸당하거나 무시당할 것을 두려워한다.

닫힌 의사소통 체계에서, 독립적인 사고와 행위는 염려와 제재를 불러일으킨다. 그리고 서로에 대해 긍정적일 때보다는 부정적이고 지지해주지 않을 때가 많다.

열린 의사소통 체계를 갖고 있는 가정들은 육체적으로도 더 건강한 경향이 있다. 이것을 알아보기 위해 한 연구소에서는 불치의 병으로 죽어가는 가족 구성원이 있는 가상적 가정 상황에 대해 83가구의 가정에서 토론을 시켜, 그 가족 구성원들이 이 주제에 관해 얘기할 때, 가족 상호관계를 관찰하였다. 그 후, 각 가정의 질병 발생률을 6개월 동안 관찰했다. 그 결과 각자의 의견을 존중하는 방식으로 죽음에 관해 허심탄회한 토의를 한 가정은 더 건강했다. 그들은 죽음이라는 주제를 무시했거나, 그것에 관해 얘기하는 것을 불편하게 느낀 가족들보다 병이 없는 날이 더 많았다.

결론적으로, 개성적인 방식으로 어려운 주제에 관해 얘기하는 것이 보장된 가정들은 더욱 건강한 경향이 있다. 건강은 효율적인 스트레스 대처의 증거이다. 스트레스 대처에 곤란을 겪고 있는 가정에는 금기시되는 주제가 있다. 그들은 마치 이러한 주제들이 위험하거나, 그들의 생존을 위협하는 것처럼 행동한다. 그런 가정은 전형적으로 갈등을 겪는 가정이기도 하다. 말하기 어려운 주제에 관해 공개적으로 토의할 수 없는 가정의 청소년들은 보통 특히 큰 스트레스를 겪는다.

발생한 질병의 타입과 관련하여 가족 상호관계의 몇 가지 패턴이 있다. 예를 들어 부모가 궤양성 대장염(대장이 수축되어 헐은 부위에 출혈이 발생하는 증세)이 있는 가정은 주로 사회적으로 두절되어 있다. 그들은 근친이 아닌 외부 여성들과의 상호작용을 피하는 경향이 있고 가족들 사이에서도 의사소통이 거의 없는 경향이 있다. 그들은 서로 대화를 나눌 때 큰 긴장이 발생하는 듯하며, 가족 구성원들은 비난을 예견하는 것처럼 달걀 위를 걷는 듯한 기분을 갖는다.

마찬가지로 내가 10년 전 실시한 연구 결과를 보면 부모 중 한쪽이라도 침울한 여성이 있는 집안은 대화나 의사소통에 어려움이 있었다. 침울한 여성은 다른 가족 구성원으로부터 부정적이고 때로는 적대적인 반응을 받았다. 그는 자주 무시되기도 했고, 그러므로 다른 가족 구성원들보다 정서적인 지원을 덜 받았다. 간단한 치료법이 이런 발견으로부터 도출되었다. 가족 구성원들에게 침울한 여성을 격려해 주고 그에게 적극적으로 관심을 가져줄 것을 요구했다.

가족들의 도움으로 우울증은 이내 풀렸다. 여성들이 우울할 때 그들은 스트레스의 대처에 곤란을 겪는다. 그들은 가족들로부터 얻을 수 있는 한도 내의 모든 격려를 필요로 한다.

가족이 효과적으로 의사 소통을 하지 못하고, 정서적인 뒷받침을 해주지 못할 때, 위기는 생존을 위협하게 된다.

많은 가정에 있어서 이런 위기는 이혼, 별거, 소외, 유기 또는 질병을 가져온다. 한 연구 결과에 따르면 배우자의 한쪽이 병에 걸릴 때 건강한 배우자들의 60%가 그 때문에 다른 병에 걸릴 정도로 심한 긴장감을 겪었다.

가정의 위기는 그 가정의 생존력을 시험한다. 한 가족 구성원이 입원하거나 자녀나 부모가 죽거나 서로 오래 헤어져 있을 때 위기가 발생한다. 도덕적 타락도 또 다른 위기이다.

가정은 음주, 범죄, 비행, 간통, 장기적 실업 혹은 갑작스런 가난의 불명예를 통해 스트레스를 받을 수 있다.

다른 위기는 가족의 팽창이나 변화와 관련 있다. 아이의 입양, 친지의 합류, 의붓어머니나 의붓아버지가 생길 수도 있다. 이런 것은 모두 적응력을 시험하는 위기이다.

위기의 마지막 범주는 몇 가지 요소들이 복합된 것이다.

보통 위기는 유기, 이혼, 사생아, 구속, 공공시설에의 수용, 도주 혹은 자살이나 살인 등으로 발생하기도 한다. 가족들이 평범한 변화는 물론 이런 극단적인 위기까지 잘 극복해 나가려면 융통성 있고 창조적인 적응이 필요하다. 가족들의 의사소통 규칙은 서로 간의 성장을 가져오는 것이어야 한다. 가족 규칙이 경직되고 옹색할 때, 위기의 스트레스는 치명적이 된다. 그 결과 심하면 죽음을 맞이할 수도 있다.

🎧 성장을 가져오는 의사소통

변화와 위기가 인생의 필연이라면, 어떻게 한 가정이 생존조차 할 수 없을 때 다른 가정은 더욱 번영할 수 있는 것일까? 스트레스 아래서도 제 기능을 잘 발휘하는 가정에서는 가족들이 서로 간의 기대하는 것이 무엇인지 명확히 알고 있다. 부모는 부모로서의 역할을 받아들이고 자녀에 대한 그들의 권위를 포기하지 않는다. 부부는 존중되어야 하고 지속되어야 할 각자의 영역이 있다는 것을 이해한다. 모든 가족 구성원들의 심리적, 사회적 필요도 반드시 충족되어야만 좌절과 내적 갈등이 줄어들 수 있다. 각 가족 구성원들에게 부과되는 압력과 요구는 다른 가족들의 적응을 필요로 한다.

위기와 변화는 성장, 비 성장 혹은 죽음의 기회가 될 수 있다. 적응이 비 성장 쪽으로 이끌릴 때 여성들은 긴장하고 방어적이 된다. 그들은 자기를 돌보는 것을 잊는 경향이 있으며 무의식적이 되는 듯하다. 적응이 불가능할 때 여성과 가정은 심리적·물리적으로 죽는다. '죽음'이라는 표현은 실제적일 수도 상징적인 것일 수도 있다. 몇 년 동안이나 해결책 없이 좌절되고 불안해 있을 때, 그 여성은 심리적으로 죽는다. 가족 구조는 이혼, 별거, 유기 혹은 실제로 가족 중 한 여성의 죽음으로 '죽는다'.

비 성장과 심리적 죽음은 가족들이 서로 대화하지 않을 때, 계속 세력이나 주도권 다툼을 할 때, 서로 끊임없이 적대적이고 비협조적일 때 그리고 그들이 공동체 의식을 상실할 때, 다시 말해 더 이상 서로의 편이 아닐 때 발생한다.

가정은 각 구성원이 그들의 역할에 충실하면서 다른 여성의 요구를 고려할 때, 진정한 유대감과 애정을 갖는다. 변화에 잘 적응하는 가정들은 융통성 있고 차이와 개성을 인정한다. 여기서 가족들은 차이와 불일치를 성장을 위한 값지고 재미있는 기회로 본다. 그들은 서로의 상호작용을 성장을 위해 꼭 필요한 것으로 보고 의견 불일치를 배움의 기회로 본다. 변화에 잘 대처하지 못하는 가족들은 의견의 불일치를 손실이나 위협으로 본다. 한 가정이 의견 불일치를 위협으로 볼 때, 변화는 종종 위기가 된다. 이런 관점은 어떤 제한적 법칙에 따라 의사를 소통하게 만든다. 전형적인 비성장적 법칙들은 '의견 불일치가 있을 때는 논쟁이 너무 과열되기 전에 화제를 바꾸자', '논쟁의 여지가 있는 화제는 피하자', '찬성할 수 없을 때는 제발 가만히 있으라' 또는 '이성을 되찾고 이런 문제로 논쟁하지 말자' 등이다. 이성적이 되라는 요구는 갈등과 차이를 억누르려는 교묘한 눈속임에 불과하다.

이러한 법칙들은 갈등이 가족들을 서로 더욱 멀어지게 하고 상처를 줄 것이라는 두려움에서 온다. 어떤 여성들은 의견 차가 있을 때, 사랑받지 못할 수 있다는 것을 걱정하고 다른 여성들은 불찬성의 불쾌감을 싫어한다. 어떤 관계는 너무나 약해서 불일치가 분열, 정서적 간격 및 이혼을 가져오는 반면 다른 관계는 불일치 속에서 더욱 성장하는 경향이 있다. 또 어떤 관계에서는 '우리가 싸울 때 될 수 있는 한 그것을 오래 끌자'라고 규칙을 정하고 있다. 서로를 크게 자극하는 장기전은 거의 아무런 갈등도 해결하지 못한다 하더라도 가족들이 서로 가깝게 느껴지는 계기가 되기도 한다.

서로 간의 적응에 성공한 가족들은 전형적으로 '의견 차가 있는 것도 좋다. 의견 차가 있다는 것을 동의하는 데 의견 차가 있더라도'라는 규칙을 따르고 있다.

카터 미국 전 대통령은 오랜 앙숙으로 지내던 이집트와 이스라엘이 서로 간의 의견 차가 있다는 것을 인정함으로써, 평화 조약을 맺게 만드는 데 성공했다. 여성들은 모두 서로 다르기 때문에 사물을 보는 관점도 다르다. 여성들은 저마다 독특한 방식으로 보고, 듣고, 만지고, 느낀다. 여성들은 항상 사물을 같은 방식으로 보고 항상 현실적일 수도 없다.

그러므로 의견 차를 인정하지 않고는 서로 간의 승인이나 친밀감, 성장은 있을 수 없다.

변화에 잘 대처하는 가정에 각자 자기 자신의 안녕에 대해 '책임감'을 갖는 태도와 철학이 있다. 자기 스스로를 책임진다는 뜻에서 우리 자신의 감정, 행동 및 운명을 받아들인다는 뜻이 포함되어 있다. 자녀의 비행은 부모의 잘못이 아니다. 자녀의 행동은 가족 내부에 긴장감을 감돌게 할 수 있지만 그런 행동을 한 것은 자녀이다. 아무도 우리가 어떤 행동을 하도록 만들지는 못한다. 우리는 어떤 대가를 치르고 싶어 하지 않거나 다른 어떤 사태가 발생하기를 원하기 때문에 우리가 지금 하는 행동을 한다.

스트레스에 잘 대처하지 못하는 가족들은 발생 한 일에 대해 서로 비난하고, 무시하며, 상처를 입을 때 감싸주지 않는 경향이 있다. 이러한 가정에서 정서적 생존은 외부적 요인에 달려 있는 것으로 보인다. 즉, "내가 돈만 좀 더 많다면 행복할 텐데"라든지, "내가 그러지 않았다면 학교에서 문제가 없었을 텐데" 하고 외부적 요인을 탓한다. 이러한 가정은 그들의 행복에 대해 그들 스스로 책임질 수 없는 것처럼 행동하게 만든다.

반대로, 위기에 잘 대처해 나가는 가정은 정서적 생존이란 그들 스스로의 마음가짐에서 오는 것으로 생각한다. 가족들이 서로 자신의 영역을 잘 지키면서 서로를 격려해 주는 가정에는 공동체 의식이 있다. 그런 가족들은 서로를 포용하고, 서로 격려하며, 그들의 체험을 함께 나눈다.

분명한 의사소통

가정의 성공적인 생존은 성공적인 의사소통에 달려 있다.

효과적인 의사소통은 전달된 메시지가 그대로 받아들여질 때를 말한다. 흔히 말한 것과 들은 것이 다르거나, 말한 것과 이해된 것이 다를 때가 있다. 종종 우리가 말한 것이 타인이 듣거나 이해한 것과 달라서 의견 차와 갈등이 생기는 경우가 있다. 그들이 무슨 얘기를 듣고 있는지조차도 모를 때 의견 차를 좁히거나 해결할 수 있다. 효과적인 의사소통은 일련의 사건들에 달려 있다.

우선, 보낸 메시지가 '명확'해야 한다. 모든 정보가 그 속에 포함되어 있어야 한다. 우리는 메시지의 일부를 빠뜨리거나 다른 부분을 지나치게 강조함으로써 왜곡하거나 오해를 불러일으킬 수 있다.

위기는 종종 메시지의 '의도를 검토함'으로써 예방될 수 있다. 만일 어떤 모호성이 있다면 남편에게 "정확히 어떤 것을 얘기하시는 거예요?" 하고 묻는 것이 중요하다. 또는 메시지가 분명한 것 같더라도 자신이 들은 것을 메시지 전달자에게 반복해서 말한다. 우리가 들었다고 생각한 것을, 말하는 것을 다시 들음으로써 전달자는 우리가 정확하게 들었는지의 여부를 파악할 수 있으며, 그럼으로써 완벽한 업무수행이 이루어질 수 있다.

'검토' 과정은 인간 상호관계에서 매우 중요한 과정이다.

우리가 앞에서 언급했듯이, 메시지는 그 내용뿐 아니라 그 전달 방식으로 결정되는 전후 관계도 포함된다. '사랑한다'라고 말한 것이 실제로 '싫어한다'는 뜻으로 해석되는 경우도 있다. '사랑한다'는 뜻을 전달하기 위해서는 그 메시지의 비언어적인 부분이 그 말의 내용과 일치해야 한다. 말을 너무 빨리 하거나 입 속에서 얼버무리면, 듣는 여성은 우리가 진짜 무엇을 말하는지 의아해 할 것이다. 듣는 여성이 우리의 의도를 다시 묻지 않는다면, 우리는 "나는 '사랑'이라는 단어를 입 밖에 내는 것이 무척 쑥스럽지만 그것은 진정이다."라고 자신의 의도를 정확히 전달할 기회를 갖지 못한다.

자신의 의사를 제대로 전달하기 위해서는 자신이 말하는 것이 자신의 의도이고 자신의 의도가 자신이 말하는 것이어야 한다. 주의 깊게 듣고, 자신이 이해한 것이 정확한 지를 알아보기 위하여 다른 여성과 비교한다. 추측이나 독심술, 말 가로채기 및 조급한 판단은 확실한 이해를 방해한다. 사실 이러한 것들은 오해나 갈등을 야기한다. 그리고 갈등과 오해가 발생했을 때, 그 희생들은 거의 무고하지는 않다.

분명한 의사소통 원칙에는 다음이 포함된다.

1. 분명히 말한다.
2. 자신의 의사를 완전한 문장으로 말한다.
3. 시간, 장소, 전후 관계 및 참고 사항에 대해서는 구체적으로 언급한다.
4. 메시지의 언어적 내용과 비언어적 양상을 일치시킨다.
5. 주의 깊게 적극적으로 듣고, 독심술이나 추측 또는 판단을 자제하고 듣는다.
6. 자신이 이해한 것이 말한 여성의 의도와 일치하는지 '검토'하여 분명히 해놓는다.
7. 양자간에 한 메시지를 똑같이 이해했을 때, 완전히 일처리를 시작한다.

변화에의 대처

한 여자가 한 남자와 만나서 가정을 이룰 때, 그들은 각자 다른 과거와 경험을 안고 관계를 시작한다. 그들은 친밀감, 의존, 독립심, 주도권, 애정, 성 생활 및 결정권을 포함한 관계의 기본적 양상에 관해 각자의 의견과 느낌을 가지고 있다. 그들은 각자 그 관계에서 얻어질 것과 각자의 바람을 얻기 위해 해야 할 것에 관해 서로 다른 기대를 가지고 있다. 그 관계의 규칙은 여성들이 인생에서 얻고자 하는 것, 그들이 과거에 다른 여성들과 공존하기 위해 터득한 것에서 온다.

모든 가정에는 친밀감에 관한 규칙들이 있다. 보통 그 규칙들은 묵계적이지만 처음 몇 번의 만남으로 재빨리 형성된다. 어떤 여성들은 많은 접촉과 친밀감을 원하는 반면, 어떤 여성들은 그렇지 않다. 양자간에 원하는 것과 기대하는 것이 얻어지지 않을 때, 갈등이 발생한다. 그리고 갈등은 확실한 해결책 없이 몇 년이고 끓어오를 수도 있다. 어떤 일이 발생하건 각 가정에서는 가정을 잘 이끌어 나가기 위한 몇가지 규칙이 생긴다. 일단, 이러한 규칙들이 형성되면, 그것을 바꾸려는 반항이 생긴다.

가족 간에 서로 신체적 접촉을 하지 않는 가정에서 자라난 28세의 한 여성을 예로 들어보자. 가정 환경 상 그녀는 접촉에 익숙하지 않으며 냉담하고 새침하다. 그녀는 가족들과의 신체적 접촉이 잦지만 애정과 사랑을 말로 표현하지 않고 선물이나 행동으로 표현하는 가정에서 자라난 30세 남자와 결혼했다. 아내는 일면 확신이 필요하고 또 다른 면으로는 한 자녀로서 잃은 것을 남편에게서 얻고 싶어 하기 때문에 자신이 사랑받고 있다는 것을 말로 듣고 싶어 한다. 반면, 남편은 애정의 표현으로 집에 돌아올 때 따뜻한 포옹과 아내가 자신을 위해 무엇을 해주기를 기대한다. 기본적으로, 이 부부는 모든 방법 - 접촉, 대화, 성 생활, 행동, 감정 등 - 에서 친밀해지는 것에 다소 불안을 느낀다. 그들의 관계는 '첫눈에 반했기' 때문에 형성되었다. 그리고 그들은 결코 친밀감에 관한 의견 차에 관해 진지하게 토론한 적이 없었다.

세월이 흐르면서, 그들은 어떻게 자신들의 관계를 지속시켜 나갈지에 관한 규칙들을 세웠다. 그들은 아내의 편의를 위해 '공개적인 신체적 접촉'은 피하고, '남편이 직장에서 돌아올 때나 특별한 경우에 포옹한다'는 규칙으로 남편의 바람을 다소 만족시켰다. 그들이 이런 규칙에서 벗어날 때 긴장이 커지고 의사소통에서의 오해가 발생했다.

자녀들이 태어나자, 그 기본적 규칙들은 본질적으로 변함없이 그대로 유지되었으나 긴장은 점점 더해 가는 것 같았다. 어린아이들은 아내가 익숙해 있는 것보다 더 많은 접촉을 필요로 하고 남편은 그들과 더 많은 접촉을 하는 것 같았다. 그녀는 말로써의 의사소통이 좀 더 많아졌고 아이들이 점차 자라나서 말로 의사소통을 하게 됨에 따라 그들은 어머니와 더욱 의사소통을 많이 하는 듯했다. 부모는 자녀와의 관계에서 서로 다른 스타일을 발전시켰고, 부모가 서로의 자녀들과의 관계에 질투를 품게 됨에 따라 갈등이 일어났다. 또 아이들을 기르는 것은 더 많은 시간과 체력을 요구하기 때문에, 남편은 아내가 그에게 점점 더 소홀해지는 것을 느끼게 된다(그는 그것을 아내의 사랑을 잃는 것으로 생각한다). 그리고 아내는 남편과 자신과의 대화가 줄었다고 생각한다 (그녀는 이것을 남편의 사랑을 잃은 것으로 생각한다). 각자는 이런 변화가 무엇을 의미하는지에 관해 막연히 추측하고, 그 추측에 따라 행동한다. 그들은 점점 더 소원해지고 서로에 대해 비판적이 되며, 주는 것에 흥미를 잃게 되고, 관심을 다른 데로 돌리게 된다. 그런 관심은 다른 섹스 파트너나 취미 또는 일이 될 수 있으며, 부부가 기본적인 문제에서 다른 데로 정신을 돌리게 한다. 이 부부 중 어느 한쪽이 어떤 변화를 시도해도 거의 아무런 변화가 발생하지 않는다. 불만족과 거리감은 점점 커지고 부부는 몇 년 동안 서로 소원해지거나 너무 사이가 나빠져서 변화가 불가능해지기도 한다.

왜 이런 사태가 발생하는 것일까? 성급한 규칙은 습관이 되고, 그 가정이 '어느 때고 규칙은 변할 수 있다'는 규칙을 정하지 않은 이상, 행동 패턴은 고정된다.

이런 가족 관계의 특징과 더불어 대부분의 여성들은 변화에 어떻게 대처해야 할지를 모른다. 때로 맞서려 하는 것 자체가 변화를 방해하기도 한다. 갈등과 의견 차가 있을 때, 여성들은 방어적이 될 때 비겁하게 싸우는 경향이 있다. '비겁한' 싸움은 파괴적인 것이어서 다른 여성들의 생각, 느낌 또는 행동을 무시하거나 불신하려는 시도를 하게 된다. 여성들이 비겁하게 싸울 때, 그들은 상대방의 자존심을 건드린다. 그리고 자존심이 위협당할 때, 여성들은 때로 적극적 적대감의 표현으로 저항하거나, 때로는 침묵이나 비협조를 통해 수동적으로 저항한다.

방어를 불러일으키고 변화를 방해하는 여러 가지 비겁한 수법이 있다. 논쟁을 벌이면서 욕설을 할 때, 그들은 상대방에게 불쾌감을 느끼게 만들고, 보복을 하리라는 결심을 하게 만든다. 비판적 판단도 반항을 불러일으킨다. 이는 싸울 때, 여성들이 "나는 네가~할 때, 화가 난다"와 같이 자신이 겪은 것을 말하지는 않고 "그것이 나쁘다"라든지, "네가 잘못했다"라고 말할 때 발생한다. 비판적 판단은 보통 감정을 자극하고 다른 여성의 관점을 불신하게 만든다. 어떤 여성이 "잘못했다"고 말하는 것은 그들이 겪은 것이 현실이 아니라고 말하는 것이다. 다른 여성의 관점은 부정확하거나 불완전하거나 왜곡된 것일 수 있다. 다른 여성에게 더 많은 정보를 주는 것은 그런 시각을 변화시키겠지만, '잘못이다'라는(도덕적이고 정확하지 않은) 판단은 방어를 자극하는 결과를 낳는다. 포괄적인 '일반화' 또는 '의사소통'을 차단시키고 방어를 자극한다. 아내가 "당신은 애정을 말로 표현한 적이 없다"고 하면, 그녀의 이런 언급은 남편의 정당화("당신은~했을 때를 기억하지 못하느냐?" 등)나, 반박("당신은 '항상' 불만이 많고, 전혀 남의 말에 주의를 기울이지도 않지." 등)을 자극한다. 포괄적인 일반화는 방어나 변화에 대한 저항을 가져오는 일종의 '비난'이다.

일반적이지만 효과적이지 못한 또 한 가지 논쟁 수법은 '과거를 들추어 내는 것'이다. 상대방이 과거에 한 모든 잘못과 비리를 들추어 내서는 그 여성을 자기 편으로 끌어들이지 못한다. 이런 행동은 상대방에게 자신이 적의를 품고 있으며 자신을 정당화시키기 위해 거짓말도 불사할 것이라 보여준다. 만약 과거의 어떤 사건에 대해 아직도 화가 나 있거나 실망하고 있다면, 평화로운 상호관계를 위해 우리는 좋은 감정을 품고 있는 척하거나, 자신의 감정을 부정하거나 스스로를 속여야만 한다. 적의를 품는 것으로 갈등을 풀 수는 없으며 상대방과의 관계만 더 어색해진다.

어느 정도 적의를 품고 있는 여성들은 해결을 바라지 않고, 공개적인 갈등을 두려워하며, 변화나 친밀감을 불편하게 여긴다. 적의를 품은 이유가 무엇이든, 과거를 들추어 내는 것은 고통과 분노와 유감만을 불러일으킨다. 묵은 감정을 휘저어 놓는 것 또한 현재의 감정을 악화시킬 수 있다.

과거를 들추어낼 때 논쟁은 매우 혼란스러워진다.

다른 교란 수법은 '독심술'이다. 이는 자신이 다른 여성의 생각과 감정을 안다고 자신하는 것이다. 독심술은 상대방으로 하여금 무시당하거나 경멸당했다고 느끼게 만든다. 우리가 어떤 여성을 너무 잘 알아서 그 여성의 감정과 사고를 모두 예측할 수 있다고 추측하는 것은 오만과 우월감을 드러내는 행위이다. 이것은 바보스러운 짓이기도 하다.

독심술에서는 마음을 읽는 여성이 상대방의 마음속을 꿰뚫어보고 상대방의 반응은 모두 쉽게 예측할 수 있을 정도로 한정되어 있다고 추측한다. 기계조차 예측할 수 없고, 여성의 감정, 사고, 행동은 상황에 따라 달라지는데 독심술에서는 그런 사실을 무시한다. 그러므로 독심술은 실제로 반응을 제한하고 갈등을 피함으로써 감정적으로 안전거리를 확보하기 위해 고안된 방법이다. 자신이 상대방의 생각과 감정을 안다고 확신한다면, 그들에게 물을 필요도 없는 것으로 취급한다. 갈등의 믿을 만한 해결책은 독심술을 통해서는 얻어낼 수 없다.

비겁한 속임수의 범주에 드는 일반적 의사소통 수법에는 몇 가지가 더 있다. 상대방의 말에 '끼어 들기'와 '말 가로채기'는 분노를 일으키고, 말하는 여성을 혼란시키는 짜증나게 하는 수법이다. 다른 여성의 행동을 멋대로 해석하는 것도 적개심을 자극한다. 해석은 어떤 특정한 동기나 원인을 그 여성의 행동에 전가한다. 예를 들어 아내가 남편의 말에 화가 나서 "당신은 여자들을 전부 미워해요. 당신은 정말이지…" 하고 말한다면, 그것은 지금 상황에서 벗어난 그의 행동을 일반화시키는 것이다. 침묵, 수동적인 비협조, 태만 등은 모두 분노, 유감 및 방어심을 자극한다. 남편이 "글쎄, 우리 어머니라면~했을 텐데" 하고 나오는 것도 상황의 주도권을 잡기 위해 어머니를 자기 편에 끌어들이는 것이다.

위의 의사소통 방법들만이 전부는 아니다. 단지 좀 더 일반적으로 이용되는 것일 뿐이다. 그것들 모두 상황을 통제하기 위한 시도이다. 그 방법들은 좀 더 자극하고, 상대방을 소외시키며, 궁극적으로 같은 결말 – 만족스러운 해결의 실패 – 을 가져온다.

진심으로 가정에 어떤 변화를 가져오고 싶다면 정당한 대결을 위한 몇 가지 규칙들이 필요하다.

우선, 어떤 조직을 변화시키는 것은 어려운 작업이며 시간이 걸린다는 것을 인정한다.

둘째, 자신은 다른 여성이 아닌 자기 자신이 행동을 통제해야 한다는 것을 깨닫는 것이다. 우리는 스스로를 직접적으로나 간접적으로 변화시킬 수 있다.

셋째, 성실하게 행동한다. 비겁한 대결은 누구보다 자신의 신용을 해친다. 그것은 자신이 불안하고, 두려워하고 있으며, 자신이 공격하는 여성을 사랑하지 않고 있을 수 있다는 것을 나타낸다.

다음을 생각해 보자. 당신은 적대적이고 공격적인 여성으로 보이고 싶은가, 우호적인 여성으로 보이고 싶은가? 당신이 관계에 대해 걱정하고 있다면, 왜 다툼으로 번질 정도로 일을 크게 만드는가? 왜 그냥 내버려두지 않는가?

마지막으로 분명하게 의사를 전달하고 공정하게 다투라.

'공정하게' 다투는 데에는 다음과 같은 몇 가지 원칙이 있다.

1. 그이에게 구체적으로 하라. 어떤 변화를 요구할 때에는 무엇을, 언제, 어디서, 어떻게 하라는 것인지 구체적으로 지적한다.

2. 그이에게 한 번에 한 가지씩의 변화를 요구한다. 한꺼번에 몇 가지의 변화를 요구하는 것은 그를 혼란스럽고 산만하게 만든다.

3. 현재에 관해 말한다. 과거를 들추어내지 않는다. 우리는 단지 현재에 행동할 - 또는 우리의 행동을 변화시킬 - 수 있다. 과거로부터 교훈을 얻는 것은 좋지만 그것을 무기로 이용해서는 안 된다.

4. 문제를 설명할 때 그이를 '비난하지 말고', 상호관계에서의 '자기 쪽' 견지에서 어떻다는 것을 얘기한다. 자신의 '경험'(감정, 행동, 사고 및 패턴)을 설명한다. 자신에 대해 얘기하는 것은 그이의 걱정을 불러일으키고, 상대방을 비난하는 것은 저항과 공격을 불러일으킨다.

5. 그 상황에서 자신이 기꺼이 할 것을 언급한다. 대화 속에서 자신

의 배우자가 어떤 외적인 압박에 시달리고 있어서 그것에만 몰두하고 있는 것을 발견하면 자신이 바라는 것에 대해 상기시켜 주어야 한다. 요구하는 것으로 인해 얻는 것의 가치가 떨어지지 않는다.

6. 그이에게 더 많은 것을 요구할 때, 자신이 그에 대한 대가로 할 것에 대해 설명한다. 상대방은 어떤 대가를 확신할 때, 더 주는 경향이 있다. 서로 교환해야 한다. 일방적인 요구가 장기적 변화를 가져오는 경우는 거의 없다.

7. 그이에게 어떤 것을 자제할 것을 요구할 때, 그 영향을 설명해 주어야 한다. 그이의 조롱 섞인 언사가 당신의 감정에 상처를 주거나, 그이의 침묵이 자신이 버려졌다거나 사랑받지 않고 있다고 느껴지게 만들면, 그이에게 자신의 그런 '반응'을 말해주는 것이 중요하다. 여성들이 그 때문에 비난당하지는 않고, 그들의 행동에 대한 우리의 감정과 반응에 관한 지식을 얻게 되면, 그들은 어떤 변화를 위한 결정에 기반이 될 정보를 보다 많이 얻게 된다. 다른 여성들이 우리의 감정을 불러일으킨 것이 아니라는 사실을 명심한다.

8. 당신의 감정과 사고에 책임을 진다. 화가 나거나 실망했거나 슬프거나 행복했거나 긴장했을 때, 그런 감정을 일으킨 것은 당신의 사고이며 경험이다. 다른 여성이 당신을 화나게 '만들지'는 않는다. 자신이 그의 어떤 행동에 화가 '나게 된' 것이다. 다른 여성들은 슬퍼지거나 걱정하게 된다. "네가 나를~하게 만들었다"고 말하는 것은 잘못된 사고이다. 그러므로 변화를 요구하고, 당신의 경험을 묘사할 때에는 "나는~할 때, ~하게 느낀다."라고 말한다.

9. 당신 스스로에게 말한다. 일인칭 '나'로 말한다. 변화를 요구할 때, 제3자를 끌어들여 존재하지 않는 세력을 만들려는 시도에서 "우리는~"이나, "우리 어머니와 나는~게 느낀다"라고 말을 시작해서는 안 된다. 이런 허구적 동맹은 다른 여성들도 틀림없이 동의할 것을 은근히 암시하는 것이다. 의견 차의 여지가 없이는 성장도 있을 수 없다.

10. 당신이 좋아하는 것과 싫어하는 것을 분명히 말한다. 다른 여성으로 하여금 자신이 무엇을 찬성하고, 무엇을 반대하는지에 관해 자세히 알도록 해준다. 다른 여성에게 지금 이 시기에 자신이 어떤 여성인지를 알린다.

11. 여성들에게 계속해서 자신에 대한 새로운 정보를 준다. 여성은 시간이 지나면 변한다. 그런데 다른 여성들이 당신이 좋아하고 싫어하는 것에 관해 옛날의 인상과 정보를 그대로 갖고 있다면, 그들이 당신에게 어떻게 해줘야 할지 어떻게 알 수 있겠는가? 가정을 든든한 지지 기반으로 만드는 기술에는 자신의 변화를 계속해서 알리는 것이 포함된다.

12. 의사소통을 정확히 하고, 그 처리를 완벽하게 한다. 많은 갈등은 여성들이 완전히 처리하지 않고, 너무 금방 끝내기 때문에 풀리지 않은 채 내버려진다. 이용당했거나 유감이 있는 성난 기분으로 후퇴하기보다는 처리가 완전히 끝날 때까지 고수하는 것이 낫다. 그이에게 당신의 생각과 감정을 정확히 알려야 한다는 것을 명심한다. 양자가 서로의 기분과 생각을 알고, 이해할 때까지는 뒷처

리가 끝난 것이라고 볼 수 없다.

13. 갈등을 '서로 협력하는 과정'으로 본다. 이렇게 생각하면 갈등은 친밀감을 낳을 수 있으며, 배우고 성장할 기회가 된다. 변화를 위한 갈등은 건설적이고 창조적일 수도 파괴적인 치명타가 될 수도 있다.

🔊 지지 기반으로서의 가정

스트레스와 변화로 가득 찬 세상에서 정서적 기구를 갖는 것은 매우 중요하다. 우리가 어려울 때 격려해 주는 여성들이 있다는 감정을 가질 때, 우리는 스트레스에 대처하기 쉬워진다. 우리를 격려해 주고 사랑해 주는 여성들이 있다고 생각할 때 좌절, 갈등, 고민 등의 혼란에서 벗어나는 것이 더욱 쉬워진다. 이러한 지원 없이는 스트레스에 대처하는 것이 더 어려워진다. 사실, 우리 가정이 지원을 해주지 못할 뿐 아니라 용기를 꺾거나, 비판적이거나, 적대적이거나 회피적일 때 스트레스에 대한 우리의 반응은 더욱 심각해진다. 그러므로 우리의 가정을 긍정적인 지원 기반으로 만드는 것은 매우 중요하다.

다음은 스트레스에 잘 대처하는 가정의 기본적 특징이다.

1. 부적당한 가정 기능의 '신호'를 인식한다. 일단 부적당함을 받아들이면 자신이 가족과 살아가는 방식을 변화시킬 수 있다.

2. 가족 회의를 연다. 가족들이 모두 모여 앉아 그들이 의사소통 방법과 기능에 대해 대화를 나눈다. 다음에 관해 토의하고, 각자의 역할과 그 역할의 규칙을 분명히 한다.

① 누가 무슨 일을 할지, 그리고 누가 어떤 집안일을 책임질 것인지를 결정한다.

② 이러한 역할이 유동적인 것인지를 결정한다.

③ 역할을 바꾸기 위한 과정은 무엇인가?

④ 누가 결정권을 가질지 결정한다. 결정이 한 여성 혹은 민주적으로 혹은 회의를 통해 이루어지는가?

3. 당신의 가족들이 감정을 어떻게 처리할 것인지에 관해 생각한다. 각 가정은 어떻게 그리고 언제 감정이 표현되어야 하고, 누가 그것을 표현할 권리가 있는지에 관해 묵계적인 규칙을 가지고 있다. 스트레스를 받을 때, 어떤 감정이 발생하면 반드시 처리되어야 한다. 스트레스를 주는 상황은 그 감정과 긴장이 해소될 때까지는 완전히 해결될 수 없다. 다음을 고려하여 토의한다.

① 감정을 공개적이고 직접적으로 표현해도 좋은가?

② 실망을 표현해도 좋은가?

③ 슬픔을 느끼고 표현하는 것이 인정되는가? 가족들 중 남녀 모두 그렇게 할 수 있는가?

④ 행복할 때 크게 흥분해도 좋은가? 혹은 분위기를 가리지 않고 '이성적'으로 행동해야 하는가?

⑤ 두려워하거나 당황해도 좋은가?

⑥ 사랑한다는 말을 직접 할 수 있는가?

⑦ 처벌이나 비난의 두려움 없이 미워한다는 말을 할 수 있는가?

⑧ 남녀 모두 감정을 그대로 표현할 수 있는가? 어떤 여성들은 '여자 아이는 상냥해야 한다'고 믿는다. 이러한 신념은 어떤 감정들과 그 표현이 '나약함' 또는 '사악함'의 상징이라고 생각하기 때문이다. 어떤 여성이 적개심을 가질 정도로 화가 날 때, 이는 단지 그 여성이 매우 화가 났다는 뜻이지 나쁜 여성이라는 뜻은 아니다. 판단과 신념은 경험을 제한시킨다. 감정은 생존의 기능을 갖는다. 그것은 우리의 힘을 동원시켜 대처하고 적응하도록 해주고, 긴장을 가라앉히는 역할을 한다는 사실을 명심한다. 규칙이 감정 표현을 제한한다면, 긴장을 해소시키는 자연적인 방법과 생존이 방해당한다. 변화에 잘 적응하는 가정에서는, 감정의 표현이 아무런 비판을 사지 않으므로 직접적이며 공개적이다. 그 가족들은 또 서로에 대한 지원을 아끼지 않고 애정을 표현한다. 따뜻한 포옹이 도움은 되어도 해가 되지는 않는다.

4. 성장을 촉진시키는 태도를 고려한다.

① 갈등은 친밀감을 낳을 수 있다. 그것은 반드시 위협이나 손실은 아니다. 사랑과 존경은 갈등이 해결될 때, 더 커진다.

② 의견 차는 다른 가족의 독특한 관점에 대해 배울 수 있는 기회이다.

③ 변화, 갈등, 위기는 개인적 성장의 기회이다. 우리가 그러한 스트레스에 효과적으로 대처할 수 있다고 깨닫게 되면 자부심이 더욱 고양된다. 개인적 성장을 위해서는 변화와 용기가 필요하다. 즉, 개성적이고 독특한 적응법을 발전시키는 것을 의미한다. 가정의 기능이 유지되기 위해서는 가족들 간에 의견 차의 여지가 있어야 한다. 어느 누구도 평생 똑같지는 않다.

④ 당신의 인생에 완전한 책임의식을 갖는다. 자신에게 일어난 일로 타인을 탓해서는 안 된다. 아무도 지금 우리의 감정과 사고를 억지로 주입시키지는 않는다. 그것은 모두 자신의 것이다. 자신이 바라는 애정, 주의, 격려를 얻지 못한다면, 그것을 요구하는 것은 자신의 일이다. 그것을 요구해야만 다른 가족들이 당신의 바람을 알 수 있다. 어떤 여성들은 '내가 애정을 호소해야 하는 일은 있을 수 없다'고 여긴다. 그렇다면 이것을 고려해 본다. 당신이 너무 다른 일에 몰두하고 있기 때문에 다른 여성들이 당신은 사실 그리 많은 애정을 필요로 하지 않는다고 생각하고 있다면? 적극적으로 자신의 바람과 필요를 알리는 여성은 만족할 만큼 그것을 얻어내는 경향이 있다. 자신이 스스로를 돌보지 않는다면 누가 돌봐줄 것인가?

⑤ 어느 정도 '친밀감'을 원하는지 결정한다. 어느 정도의 시간, 에너지 및 공간을 나누고 싶은지 결정한다. 다른 가족 구성원들에게 어느 정도 기꺼이 베풀고 보살필 것인지 결정한다. 자신이 베푸는 호의의 정도는 자신이 받을 것과 밀접히 관련된다. 가족 간

의 친밀감은 나눌수록 더 커진다.

⑥ 서로를 격려한다. 적극적 격려와 지원에는 적극적인 경청, 이
해 및 긍정적인 감정 표현이 포함된다.

5. 의사소통을 분명히 한다.

① 주의 깊게 듣는다. 적극적으로 듣는다는 것은 화자의 의도대
로 그 말을 파악한다는 의미이다. 이는 메시지를 '좋거나 나쁘
다', '옳거나 그르다'라고 판단하지 않고 받아들이는 것을 뜻한
다.

② 분명하게 진심을 말한다. 시간, 장소, 전후 사정 및 특정에 관해
서는 구체적으로 전달한다.

③ 메시지의 모든 부분이 일치하게 전달한다. 우리가 말하는 것
과 말하는 방법이 일치해야 한다. 자신의 목소리, 얼굴 표
정 및 몸짓을 인식한다.

④ 들은 것을 확인한다. 자신이 정확하게 들었는지 메시지 전달자
에게 묻는다.

⑤ 공정하게 해결한다. 변화를 요구하고, 자신이 원하는 것을 요구
하고, 성실하게 행동한다.

스트레스의 창조적인 대처와 성공적인 적응은 가족들의 격려와 지원
이 있을 때 가능해진다. 여성들은 다른 여성이 그들을 염려하고 있다
고 생각할 때 가장 어려운 난국도 극복해 나갈 수 있다. 상황에 대처하는

능력과 애정은 서로 불가분의 관계에 있다.

긍정적이고, 성장을 조정하는 태도를 갖는 것은 좀 더 건강하고 솔직한 가정생활 – 그리고 그 과정에서 스트레스를 줄이는 것 – 에 도움을 준다. 비슷한 효과가 직장에서도 나타난다. 분명히 효과적이고, 상황에의 적절한 대처 능력은 스트레스를 경감시키고 조절하는 데 큰 역할을 한다.

그러나 상황에의 대처 능력은 스트레스에 관한 한 마지막 단어는 아니라는 것을 강조해 두어야겠다. 상황 대처 능력은 스트레스 반응을 가라앉히고 그 육체적, 심리적 영향을 줄여주기는 하지만, 기본적으로 스트레스를 줄이기 위한 수단이지 스트레스 극복책은 아니다. 다른 수단들은 더 큰 것을 약속할 수 있다. 우리는 어떤 경우 스트레스를 제지하거나 유용하게 씀으로써 스트레스 반응 자체에 대해 조절력을 얻을 수 있다. 스트레스에 대한 그런 주도력의 비결은 마음 자체에 있다. 즉 스트레스를 이기려고 하는 마음가짐 바로 그것인 것이다.

제7장

스트레스와
섹스 사이에서

자아의 허약성,
즉 자신감 결여나
자존심의 지속성이나
자기실현이 되어 있지 않는 것 등은
스트레스의 인자로 작용하여
섹스에 문제가 생긴다.

스트레스와 섹스

잘 알고 있는 바와 같이, 성은 쾌락과 만족의 최대 원천으로 생각하는 반면, 동시에 또 고민이나 후회의 큰 원인이 될 수도 있다. 심리학상의 기본적인 여러 문제는 거의 모두 성의 문제를 중심으로 하여 그 주변에 있는 것이라고 프로이트는 생각했다. 이것에서도 성에 엉킨 문제가 얼마나 많은지 이해할 수 있을 것이다.

성적(性的) 금기를 가르치던 시대 상황이었기에 특별히 서구 문화에서는 위의 사실이 현저하다.

60년대의 뉴 모럴의 출현은 성적인 자유를 더욱 인정하려는 이념에 영향을 끼치기는 했지만, 이것도 문제 해결은 되지 않았다고 생각한다.

본 장에서는 독자의 사고 방식과는 관계없이 많은 함정을 피하고, 성의 포지티브한 측면의 여러 가지를 한층 더 풍부하게 할 수 있는 포인트를 제시해 보기로 한다.

성은 쾌락의 목적

성의 목적은 그것이 쾌락의 주 원천인 한 가지가 될 수 있다는 점에 있다. 직접적으로는 뇌의 쾌락 중추를 자극하고, 또 간접적으로는 출산이나 기타 여러 가지의 파생적 기쁨을 가져다준다.

🌀 성에 대한 병적 집착

직접적인 성적 쾌락은 가장 강도 있는 쾌락의 원천인 한 가지이므로 기쁨이나 행복에 인생 전반의 요구를 충족시키는 것에도 크게 관여되며, 그에 따라 여러 가지의 문제가 생기기 쉽다. 예를 들어 음식이나 알코올, 마약 등의 상용벽(常用癖)과 똑같이 병적일 정도로 집착하게 될 가능성도 있다.

이런 종류의 집착을 가진 사람은 자주 정력왕성(精力旺盛)이라는 평을 듣는데, 이것은 잘못된 평이다. 성은 기본적으로는 어느 정도 생리적인 것이기는 하지만, 한편 그 욕구를 크게 지배하는 것은 도리어 심리적 요인인 것이다. 성에 너무 의존하는 사람은 마약에 의존하는 중독자와 많이 닮아 있다. 마약 중독자를 마(麻)력 왕성이라고 누가 말하겠는가?

성적 쾌락의 충족이 나쁘다고 하는 것은 아니다. 도리어 그 반대이다. 다만 다른 행복의 원천을 밀어 젖힐 정도로 성에 너무 의존하는 것은 좋지 않다고 하는 말이다.

이와 같은 지침에 대처하는 방법에 대해서는 다음 장에서 더욱 상세히 언급하기로 하겠다. 여기서는 병적 집착을 피하는 최선책을 자기 실현의 달성과 다채로운 쾌락 원천에 마음을 여는 것에 있다고만 말해 둔다.

🌀 성의 정도(正導)와 사도(邪道)

어떠한 방식으로 성이 있어야 옳고, 또는 반대로 잘못되어 있는지를 판단하자면, 우선 그 전에 선악(善惡) 전반의 문제와 맞붙지 않으면 안 될 것이다. 어떤 행위가 선이냐, 악이냐 하는 문제는 정도의 문제로써 파악하는 것이 좋다.

즉 일도양단(一刀兩斷)으로 가를 수 있는 문제가 아니라, 연속적인 문제라고 나는 생각한다. 그리고 선악의 정도는, 직접적으로는 그 행위가 끼치는 총체적인 행복의 정도에 비례한다고 생각한다.

즉 그 행위로부터 생기는 기쁨이나 행복이 클수록 그 행위는 선에 다가서고, 반대이면 악에 다가간다. 다만 이럴 경우 주의해야 할 점은 특정의 행위가 어느 정도의 기쁨을 낳게 되는가를 판단함에 있어서 근시안적인 견해를 감수하지 말고 긴 안목으로 모든 결과를 간파하지 않으면 안 된다. 그리고 자기 한 사람만이 아니라 관계하게 되는 모든 사람들에 대해서도 헤아리지 않으면 안 된다는 것이다.

혼전 성교를 지지하는 논거로서 가장 진실한 것은, 깊이 있는 사랑을 키움에 있어서 성이 큰 역할을 한다는 점이다. 어떤 신체적 접촉도 전혀 없이 완전한 애정의 결합이 키워진다고는 생각하기 어렵다. 그러나 마음으로부터의 애정적인 심도(深度)를 전하는 방법은, 성교 이외에도 당연히 많은 것으로, 일부러 그것에만 구애 받을 필요는 없을 것이다.

🔍 캐주얼 섹스

　다음으로 흔히 캐주얼 섹스로 불리고 있는 사랑이 없는 성의 정사(正邪) 문제가 있다. 성교와 같이 이것에 이르지 않은 갖가지 신체적 자극이나 접촉, 예를 들어 키스, 패팅, 자위 등도 이것에 포함된다. 이와 같은 성이 좋지 않다는 것은 그 기준에 집착하는 결과, 사랑을 수반한 보다 높은 기준의 쾌락을 제 스스로 거부한다는 의미에서 사도라고 하는 것이다. 사랑하고 소중히 여기는 사람과 나누어 가지는 쪽이 큰 기쁨이 되는 것은 말할 필요도 없다.

　그런데도 왜 캐주얼한 기준에 구애받는 사람들이 있는 것일까? 감정적인 엉킴에 말려 드는 것이 싫기 때문이라는 것이다. 속박되는 것이 싫다 또는 버림을 받는 결과로 끝난다면 상처를 입는다는 식의 그런 생각이 원인이다. 또, 사냥이나 정복, 신기한 경험과 같은 스릴을 원하는 사람도 있다. 그리고 다른 사람들에게 있어서는 체험일 수도 있다. 이상적인 파트너 같은 것이 찾아질 리 없으므로 적어도 가능한 한 즐기는 정도이면 되지 않느냐는 것이다.

　결혼은 자유를 빼앗는다는 미신에 대해서는 이미 언급했다. 결혼 생활에서 변화와 자극과 신선함을 유지하는 방법에 대해서는 나중에 상술(詳述)하기로 하겠다. 상처를 입는 것이 아닌가 하는 불안감이나 이상적인 파트너가 찾아질 리 없다는 생각 등은 보다 자기실현에 접근함에 따라 해결되는 것이라고 생각한다.

　이상의 것을 결론짓자면 캐주얼 섹스 같은 것은 필요하지 않다.

🌀 순결의 기준

혼전 성교에 아주 밀접하게 관계하고 있는 것이 순결에 대한 찬부 양론이다. 옛적에는 더욱 그러했지만 현재도 역시 순결을 지킨 상대를 원하는 사람들이 있다.

그런 남성들은 가장 멋진 성의 경험을 나누어 가지는 최초의 사람이 되고 싶다고 생각하는 것이다. 열렬히 사랑하고 있는 상대가 자기 이외의 인간과 이전에도 똑같은 성체를 가지고 있었다는 생각만으로도 고통스럽다는 사람도 있다. 그와 같이 명백히는 의식하고 있지 않아도 이 문제는 애정 관계에 커다란 부정적 요인이 된다. 그러나 해결 방법은 한 가지가 있다. 순결이라는 것을 절대적인 유일(唯一) 상태로 생각하는 것이 아니라 여러 가지 기준을 가진 상태라고 생각하는 일이다.

우선 해부학적인 또는 처녀막 기준 그리고 오르가슴의 기준이 있다. 이와 같은 생리적 기준이 다시 정신적 - 생리적 기준으로 이어진다.

즉, 생리적일 뿐만 아니라 정신적 기준에서도 마찬가지로 사람과 사랑은 화음(和音)을 이룬다는 것이다. 이상의 각 기준에서의 정도 차이는 특정의 애정 관계로부터 어느 정도의 정신적, 생리적 쾌락이 생기는가에 따라 정해지게 된다. 상호 순결의 궁극적인 기준이라는 것은 두 사람이 정신적, 육체적으로도 최고로 조화할 경우의 상호 기준과 같다.

이 상호 관계라는 것은 매우 중요한 조건이다. 당신이 육체적, 정신적으로 완전히 열중해서 도취했다고 해도 즉, 그 기준의 순결을 준 것이 된다 해도, 상대는 똑같은 반응을 보이지 않으며, 또 똑같이 느끼지 않을지도 모른다. 그럴 경우, 당신에게는 아직도 한층 더 높은 기준에 이를 가능성이 남아 있는 것이다. 즉, 당신은 아직도 순결을 완전히 잃은 것이 아니라는 것이다.

📞 사랑이 없는 부부의 섹스는 사도(邪道)

캐주얼 섹스의 문제는, 혼외 성교와 그 선악의 문제에도 이어지는데, 그 대답은 부부가 사랑하고 있느냐의 여부에 달려 있다. 만약에 부부가 사랑하고 있다면, 혼외 성교는 그다지 쾌락이 되지 않는 것이므로 그런 의미에서 잘못된 것이 되는 셈이다.

부부가 성 생활에 만족하고 있으면, 성 이외의 여러 가지 만족을 자유로이 향수(享受)할 수 있을 것이다. 직업도 있고, 창조적 행위 즉 배우는 것, 남의 힘이 되는 것 등 여러 가지가 있으며, 성적 욕구의 충족을 찾아서 시간을 낭비할 필요 같은 것은 없다. 그럼에도 불구하고 혼외 교섭으로 치닫게 된다면, 그것은 자멸적 행위라고 할 수 있을 것이다.

그러나 부부가 더는 사랑하지 않고, 그나마 그 상태를 어떻게 할 수도 없는 경우는 어떤가?(카운셀러에게 상담하거나 여러 가지의 방법을 시도해서 문제 해결의 노력을 했지만, 모두 다 헛되이 끝났을 경우) 이럴 경우 사태는 반대가 된다.

부부의 성 관계는 캐주얼 섹스와 조금도 다를 바 없게 된다.

러브 섹스의 기쁨이 결여된 점에서 그 성 관계는 사도(邪道)가 된다.

이런 상황하에서 누군가가 다른 사람과 만나고, 또 사랑했다고 한다면, 그 사람과 성적 결합을 가지지 않는 것은 어떤 의미에서는 도리어 부자연스러울 것이다. 그리고 되돌릴 수 없을 만큼 사랑이 파괴되었는데도 여전히 결혼 생활을 계속하고 있다면, 그것도 역시 사도이다.

이 논의에는 약간 혼란을 야기하는 데가 있는 것 같다. 가장 간단한 방법은 사랑이 있는 성이냐, 사랑이 없는 캐주얼한 성이냐 하는 선택과 부부 간의 성이냐 혼외의 성이냐 하는 선택을 대조해서 생각해 보아야 하는 것이다.

전자일 경우, 사랑이 있는 성은 사랑이 없는 성보다는 큰 기쁨이라는 의미에서 항상 사랑이 있는 성 쪽이 옳다. 후자일 경우, 부부의 성에 대한 선악은 파트너와 사랑하고 있느냐의 여부에 따라 좌우된다. 다만 여기서 사랑하지 않고 있다는 것은, 어떤 화해의 방법도 모두 실패로 끝나고, 더 이상 어떻게 할 수도 없을 만큼 사랑이 파괴되고 있다는 의미라는 것을 강조하고 싶다.

일시적으로 불화가 되었다는 것만의 이유로 긴 세월에 걸쳐 키운 부부의 정애(情愛)를 혼외 교섭에 의해 망치는 짓은 하지 말아야 한다.

🔵 변화에 대한 욕구를 어떻게 피하는가?

혼외의 성 관계를 원하는 여성이 흔히 그 이유로서 드는 것은, 이른바 변화에의 욕구이다. 자나 깨나 항상 성의 파트너가 똑같다고 싫증을 내게 되는 것도 당연하다는 생각이다. 그리고 변화는 인생의 양념이라고 하는 것은 사실이다. 그렇다고 하면 인간은 다혼성(多婚性)의 동물이 되는 것일까? 아니다. 반드시 그렇지는 않다. 부부간에 끊임없이 충분한 변화를 강구하게 되면, 성 생활의 변화를 밖에서 얻으려는 욕구는 생기지 않는다. 변화라고 해도, 일부러 매주 다른 체위(體位)의 자세를 생각하라는 것은 아니다.

성의 신선함이나 신비성을 유지하는 것을 당연한 일로 생각하지 않고, 같은 파트너에게 싫증을 내어 그 파트너와 나누어 가지는 의미도 기쁨도 잃게 될 정도가 되지 않도록 한다는 의미이다.

이따금 먹는 스테이크가 아무리 맛이 있기는 해도, 아침, 점심, 저녁이 다 스테이크라면 어떻게 될까? 이내 싫증을 내게 될 것이다. 싫증을 내다 말고 몸서리 칠 정도로 완전히 싫어지게 될 것이다. 섹스에 대해서도 똑같은 말을 할 수 있다.

이에 반해 언제나 꼭 마음먹은 대로는 되지 않고, 요구해도 응하지 않으며, 때로는 오랫동안 그런 관계없이 지내지 않을 수 없었다면, 겨우 실현했을 때에는 더욱 고맙게 여길 것이 틀림없다.

섹스에 관한 파트너의 요구에는 항상 응해야 한다고 생각하는 여성이 많다. 거절하면 파트너로부터 미움을 사지 않을까 하는 불안감이 주요 원인인 것 같은데, 이런 생각에는 문제가 있다. 아이러니컬하게도 그 결과, 진저리가 나고, 결국 상대에게도 그 만큼 드러나기 쉬운 것이다.

자기 실현이 된 커플의 여성은 그런 파괴적인 불안감 같은 것에 좌우되지 않는다. 자신의 자연스러운 경향을 좇아 행동할 뿐, 충분한 강직성을 갖추고 있기 때문이다. 마음이 내키지 않거나 너무 지치거나, 또는 기분이 좋지 않거나 할 때면 무리를 하지 않는다. 그나마 관심을 가지고 몰두할 취미를 많이 가지고 있으므로 서로가 간단히 뜻대로 되는 적도 많고, 의기 투합하면 그때는 더 한층 큰 기쁨을 향수할 수 있게 되는 것이다.

🗣 자아의 허약성으로부터 성의 고민이 생겨난다

자아의 허약성, 즉 자신감 결여나 자존심의 지속성이나 자기 실현이 되어 있지 않는 것 등의 원인으로 생기는 성의 문제는 많다. 다음과 같은 경우도 그 예이다.

1. 미움을 받지 않을까 하는 불안감에서 상대의 성적 요구에 응할 경우, 흔히 있는 것은 남자친구를 잃지 않을까 하는 두려움에서 사실은 아직도 그런 기분이 되어 있지 않은데도 상대의 요구에 응하게 되는 여성의 경우일 것이다. 또, 이미 언급한 바와 같이, 상대에게 미움을 사는 것이 아닐까 하는 불안감에서 자신의 의향을 희생

하고 그 결과 싫증을 내고 미움을 사게 되는 문제도 있다.

2. 자아가 허약한 사람은 이성을 끌거나 마음을 사로잡기 위한 수단으로서 성에 비중을 더 두는 경향이 있다. 달리 가치를 인정받을 만한 것이 거의 없으므로, 그와 같은 성에 대한 의존은 무수한 문제의 원인이 된다. 예를들면, 그런 여성은 안정된 관계를 쌓는 기반으로서 필요한 포용력이 결여되었으며, 독점욕이 과하거나 질투가 심하기도 하다.

3. 여성으로 이것에 대응하는 것은, 많은 남성에게서 사랑을 받고 탐낸다고 믿고 싶어서 그것을 몸으로 확인할 수 있다고 생각하는 사람이다.

4. 자신감의 결여는 남성의 성적 능력에도 장해를 가져오며, 예컨대 성적 불능이나 조루 같은 문제로도 이어지고 있다.

🔊 스트레스와 성의 불능

본서는 여성에 대한 글이지만, 남성에 대해서도 알아야 하기에 본 장에서 이것을 취급한다. 남자의 불능과 조루는 사실상 생리학적인 문제인 반면, 일반적으로 심리적인 문제인 경우가 많다는 것이 전문가에게 있어서 공통되는 견해이다.

불능의 근저에는 심리적 요인이 몇 가지 있다.

첫째로 불안감을 들 수 있다. 파트너를 만족시킬 수 있을까 하는 불안감이 강하면, 성적인 능력을 남자다움이나 자아의 강함과 동일시하려는 생각이 불안감을 더한층 조성하게 된다. 과도한 불안감이 성적인 자극과 불상용되는 것은 잘 알려지고 있는 사실이다. 기대하고 있다는 생각을 하게 되면 그런 불안감은 더욱 심해진다.

어떤 남자 친구가 젊었을 무렵의 성 체험에 대해 실로 우스꽝스러운 이야기를 들려 준 적이 있었다. 한 여성과 한 달 정도 교제하고, 그는 그녀에 대해서 진지하게 생각하고 있었다. 문제는 마침 그녀의 생일날에 일어났다. 선물을 가지고 그녀를 찾은 친구는 침실에서 그 선물을 주어 놀라게 하려고 생각했으므로 함께 침실로 가자고 말했다. 그렇지만 놀란 사람은 친구였다. 침실로 가자고 말한 것을 오해하였다는 사실을 이윽고 알게 된 것이다.

그가 마침내 '행동으로 옮기려'고 하자, 그녀는 한동안 허둥대는 것 같았다. 그래서 침실로 가자고 권한 것을, 오랫동안 고대했던 것을 실현할 때라는 식으로 열심히 설명하고 말았다는 것이다. 오해를 받고 있다고 깨달았을 때의 이 미경험자 친구의 놀라움이란 대단한 것이었다. 하지만 이제 와서는 이미 뒤늦었다고 생각한 그는 '여기서 물러나면 남자의 체면이 말이 아니다'라며 용기를 냈다.

말할 것도 없이, 발기에 열중하면 열중할수록 사태는 반대로 악화했다. 여성이 참으로 소중한 사람이고, 정말로 그가 사랑해 주고 싶은 상대라는 데서 더욱더 사태를 악화시켰다. 그의 곤혹을 면해 주려고 그녀는 신경을 쓰지 말라고 하면서 웃어넘겼고 다음 기회로 미루게 되었다.

그런데, 그 다음 기회라는 것이 이튿날이었다. 신경이 곤두선 나의 친구는 이번에도 또 용감하게 맞섰고, 전적으로 의지력에 의해 어떻게 발기는 될 것 같았다. 그렇지만 너무 불안했기 때문에 삽입하자마자 벌써 사정하고 말았다. 이후의 일이 실로 우스꽝스러운데, 삽입하자마자 상대는 재빨리 "안에는 안 돼" 하고 말했다고 한다.

"아니야. 그런 것 아니고 안에서 안 된다고 했어."

불쌍하게도 친구는 "그것은 알고 있어" 하고 대답할 수밖에 없었다고 한다. 유감스럽게도 그녀는 분을 참지 못했다.

별로 인내심이 강하지 못했던 모양이다. 그 후 전혀 관계를 가지려고 하지 않게 되었다는 것이다.

현대 여성이 성에 대한 자유로운 사고 방식, 분명한 자기 표현을 하는 여성 등의 출현으로 남성 사이에서는 이런 종류의 불안이 특별히 높아지고 있다.

적당한 발기를 방해하고 있는 요인은 불안감만이 아니다.

지치거나 기분이 나쁘거나, 또 생각할 일이 너무 많다는 것도 원인이 된다. 큰 원인의 한 가지로 파트너에게 별로 매력을 느끼지 않을 경우가 있다. 타성적으로 오랜 결혼 생활이 지속되고, 서로 아주 오래 전부터 성 생활에서는 진저리를 내고 있을 경우에 이런 일이 생기지만 나이를 먹은 탓이라고 생각할 경우가 많다.

발기 현상이 생기지 않은 적이 한번 있으면, 불능이 아닌가 하는 불안감이 깊어지기 시작한다. 여성에게 이해심이 없고 요구만 많으면 이런 불안감은 더욱 조성된다. 이리하여 악순환에 빠지면 좀처럼 빠져 나오지 못하게 된다. 불안감이 강할수록, 또 열중할수록 발기 현상에서의 자연스러운 경향도 더한층 가로막히게 된다.

SPC는 어떤 점에서 불능의 문제 해결에 도움이 되는가?

첫째로 긴장이나 불안감의 자제력이 강화되어야 한다. 이것에 다음의 태도를 더하면 놀랄 만큼 긴장은 부드러워질 것이다.

우선 남자가 '지금 당장 제대로 발기시켜야지' 하고 생각하지 않아야 한다. 여성은 빨리 발기하지 않으면 이내 의아해 하거나 발기조차 제대로 못한다면 남자가 아닌가라고 생각해서는 안 된다. 남자가 제대로 발기하지 않은 경험은 여성 측에도 제법 있다고 본다. 흔히 있는 일인 것이다. 그리고 여성 측도 충분히 자극되고 삽입의 준비가 되기까지 얼마간 시간이 걸리는 법이다.

발기되지 않은 것이 아니냐고 생각해서는 안 된다. 다만 전희를 즐기면 된다. 서두를 필요는 전혀 없다. 전희에 의한 흥분 때문에 의지의 힘만으로는 어떻게 할 수 없었던 것 즉 발기 현상이 저도 모르는 사이에 생긴다.

또 한 가지 전희에 대해서인데, 손이나 입 또는 그 양쪽을 사용하면 여성의 성 흥분은 매우 높아지며 오르가슴에 도달할 만큼 만족할 때도 있다. 따라서 그런 남자에게는 전희를 요구하는 것이 좋다.

🔊 불감증 치료법

우선, 불감증이라는 말의 뜻을 명확히 해야 한다. 불감증 여자라고 할 경우, 대체로 오르가슴에 도달할 수 없는 여성을 가리키고 있다. 따라서 이 문제를 가리키는 용어로서는 "전 오르가슴"쪽이 적절할 것이다. 전문적으로는 불감증이란 섹스를 싫어하는 것을 의미하는데, 대개의 여성은 싫지는 않지만, 오르가슴에 이르지 못할 뿐이기 때문이다. 전 오르가슴 상태의 원인이 되는 근본 요인에는 어떤 것이 있는 것일까? 그 요인은 몇 가지 있는데, 예를 들어 경험이 없거나 섹스는 추잡하고 나쁜 것이라고 생각하는 식의 경우도 있고, 파트너가 부적절했거나 전희가 부족했거나, 또는 불안감이 강했다는 것도 원인이 된다.

전 오르가슴 중 여성은 대개 이상과 같은 원인을 몇 가지 가지고 있다. 또 한번, 자신은 '불감증'이라고 생각하게 되면, 불능의 경우와 같은 유형의 악순환에 빠지는 것도 알고 있다.

이것을 극복하기 위한 다음 몇 가지 방법을 열거하기로 한다.

1. 파트너가 바람직한 연인이라는 생각을 한다.
2. 성에 대한 부적응 증상을 시정해야 한다.
3. 성교 시에 더욱 편안할 수 있도록 조건화하는 것으로 불안감을 경감한다.

어떤 청년이 난처하다 못해 여자 친구를 동반하고 나한테 상담을 온 적이 있는데 필자는 다음과 같은 방법으로 그녀를 치료했다.

나는 원인을 규명하는 데서부터 시작했다. 남자 친구에 의하면 섹스는 추잡한 것이라는 생각이 원인일 것이라고 했다. 그렇지만 그녀에게 직접 물어보니 그렇지 않다고 한다.

또 한번 확인하기 위해 이번에는 질문법을 이용해 보기로 했다. 종합한 결과에서 본인이 놀라고 말았다. "섹스는 추잡하다고 생각하느냐?"고 하자, 아주 강하게 "예"라고 반응한 것이다. 이어 "그것이 불감증의 주요 원인이냐?"고 묻자, 또다시 분명하게 "예"라고 반응했다. 그녀가 이런 태도를 가진 데에는 계모가 한 역할이 큰 것이 아닐까 하는 의문이 있었으므로, 또 이어 이 사실에 대해 질문하기로 했다. 그러자 또다시 분명하게 "예"라고 대답하였다.

이런 종류의 부적응 태도를 주입한 장본인은 일반적으로 부모일 경우가 많다. 부모가 그렇게 하는 데에는 여러 가지 이유가 있다. 성병이나 임신 또는 성적인 관계에서 이용당하지 않도록 자신을 지키기 위해서라고 생각할 경우도 있지만 부모 자신이 그렇게 믿도록 성장해 왔다는 경우도 있다.

그러나 한편으로는 아마도 자신들 이상으로 성적인 자유를 향수하는 것에 대한 분개도 있을 것이다.

다음 단계에서는 성을 전면적으로 부정하는 식의 태도를 가르치는 것은 계모의 잘못이며 정당한 파트너와의 성은 매우 아름다운 것일 수 있다는 것, 또 그 후는 보다 성을 즐길 수 있도록 될 것이라는 식의 생각을 잠재의식의 수준으로 받아들이도록 했다. 또 남자친구와 성을 충분히 즐길 수 있게 된 자신을 마음에 그려보고 이런 새로운 태도를 갖도록 했다.

물론 사람에 따라서는 명백한 성과가 보이게 되기까지 1주일 이상 걸린 경우가 있다. 또, 다른 원인을 중심으로 대처하지 않으면 안 될 경우가 있다. 예를 들어 더욱 편안하게 하는 것, 불안감의 경감, 또 전희 등이 그것이다.

불안감에 대해, 끝으로 한마디 덧붙이고 싶다. 진짜 불감증의 경우도 개중에는 있으며, 그럴 경우에는 어떤 섹스에 대해서도 심한 혐오감을 안고 있다. 이것은 성에 대한 부모의 비난이 극단적으로 심했거나 성에 관계가 있는 영구적 결과를 남기는 충격적인 사건, 예를 들어 젊었을 때의 강간 등을 경험한 일 등이 원인이 되어 있다고 생각된다.

🗨 바람직한 파트너가 되기 위해서는

바람직한 파트너가 되기 위한 조언은 간접적으로는 이미 몇 가지를 시사한 바 있다. 여기서 다시 그 점을 명확히 제시하고자 한다. 다음의 것들은 바람직한 파트너가 되기 위한 기본적으로 생각되는 여러 능력이다.

첫째, 성을 충분히 즐기는 능력이다. 자신의 성적 흥분이 높아지면, 그 만큼 더한층 파트너의 흥분도 높아진다. 편안하게 해주고, 여러 가지의 억압으로부터 해방되어 이해하여 주는 일, 이런 것이 위의 목적을 확실히 용이하게 하는 요인이다.

둘째, 파트너에게 기쁨을 가져다 주는 것을 자기 자신의 기쁨으로 삼는 능력이다. 현명한 여성은 파트너를 만족시키는 것으로 나누어 가지는 기쁨이 얼마나 큰가를 알게 될 것이다. 게다가 자신의 흥분 상태가 높아질수록 파트너의 상태도 더한층 높아지게 된다.

셋째, 의사소통이 능력이다. 행복한 커플은 서로 질문하는 것으로 상대가 무엇을 선호하는가를 이해할 수 있다. 섹스 시 대화를 하지 않는다는 커플은 의외로 많다. 마치 이야기를 해서는 안 된다는 암묵의 룰이 있기라도 한 것 같다.

아니면 성에 대해 새삼스럽게 무엇을 알 것이 있느냐고 생각하는지도 모른다. 그러나 사람은 가지각색이므로, 섹스 때건, 그 전이건, 상대가 무엇을 선호하는가를 묻는 것이 그것을 모르고 지내는 것보다는 낫지 않겠는가?

넷째, 사랑하고 있는 것이다. 마음으로부터 사랑하고 있는 사람과 정을 나눌 때의 기쁨이 크다는 것은 새삼스럽게 말할 것도 없다. 다시 한 번 반복하지만, 자신의 흥분 상태가 높아지면 그만큼 상대에게 있어서도 바람직한 파트너가 된다. 그리고 사랑이 깊을수록 파트너를 기쁘게 하고 싶다는 마음도 강해진다. 따라서 서로의 애정이 강할수록 보다 바람직한 파트너가 되는 것이다.

다섯째, 매력이다. 어느 정도의 매력일까 하는 것도 파트너의 도취 상태를 좌우하는 큰 요인이므로 보다 매력적으로 원하면 그 만큼 더한 층 파트너를 기쁘게 하는 것이 된다.

여섯째, 파트너를 편안하게 만드는 일이다. 바람직한 파트너라면 '중요한 때'에 상대를 안심시키는 것을 터득하고 있으며, 편안하게 해주기 위한 테크닉 예를 들어 술, 샤워 그리고 부드러운 속삭임 등도 알고 있다.

일곱째, 매혹하는 능력이다. 바람직한 파트너란 어떤 의미에서 교묘한 '최면술사'이다. 예를 들어 유혹은 대체로 일종의 최면술적 요소 즉, 설복시키는 능력을 포함하며, 성공하느냐의 여부는 그 설득력에 의해 크게 좌우된다. 또, 파트너에게 매혹되는 즉, 마력 같은 힘에 굴복하는 것에 의해 관능적인 감정이 자극될 수도 있다. 개중에는 적어도 일시적으로 굴종을 맛보는 것은 아주 에로틱하다는 사람도 있다. 이것은 파트너를 존경하는 경우에 자극되는 긍정적인 감정과 관련되고 있다. 그리고 매혹할 능력이 있는 사람이라는 것은 말이 지닌 효과도 더한층 강조할 수 있다. 바람직한 '최면술사'이기도 한 파트너가 되자면 어떻게 하는 것인가? 최선의 방법은 종합적인 인격을 다지는 일이다. 참된 자신감을 가지고 자기 절제력이 뛰어나며, 확고한 신념을 가진 사람, 이해의 능력이 남에게 영향력을 줄 수 있는 사람, 이런 사람은 '최면적인 힘'이 발달해 있는데, 그 힘은 침실 안팎에서 발휘될 것이다.

여덟째, 자연스러운 경향에 따르는 능력이다. 현재 서로 사랑할 수 있느냐의 여부를 판단할 때의 일을 말한다. 더욱이 미움을 사는 길이 아닌가 하는 불안감이나 실망시키고 싶지 않다는 기분에는 절대로 좌우되지 않는 것이다. 너무 지쳐 있거나, 기분이 나쁘거나, 당장은 마음이 내키지 않을 것 같은 경우에는, 파트너에게 사실대로 말해 당장은 무리하다는 것을 이해시키도록 하면 된다. 때로는 부자유스러운 경우를 겪는 일의 참맛을 잘 맛보게 된다.

이상의 능력은 거의 다 자기실현을 한 사람에게 찾아 볼 수 있는 것임을 알았을 것이다. 자기실현에 가까워질수록 파트너로서 뛰어나게 되는 것이다.

연령에 대한 편견을 버리자. 관능에 있어서 나이를 너무 먹었다든지, 너무 젊다고 하는 일이 상관 있는 것일까? 절대로 그런 일은 없다라고 하는 설이 일부에 있다. 성적 쾌락에 대한 능력은 거의 태어났을 때부터라고 해도 과언이 아닐 만큼 빠른 시기부터 갖추어지고 있다는 것이다.

그런데 문제는, 어린아이가 성의 경험을 가지고 시작했을 때, 부모는 어떻게 해야 되느냐고 하는 것이다. 부모로서 배려해야 할 중요한 점은, 어린아이가 성에 집착하지 않도록 이를 승화시켜 주어야 한다고 생각한다. 그러기 위해서는 어린이가 높은 수준의 자기실현을 달성하도록 기르는 것이 하나의 방법일 것이다.

높은 수준의 자기실현이 있으면, 다른 즐거움이 매우 풍부하므로, 그런 종류의 쾌락에만 집착하는 일이 없어지게 된다. 어린이가 사춘기에 다다르게 되면, 예컨대 피임법이나 성병 예방 같은 성의 여러 가지 측면에 대해 부모와 자식 사이에서 서로 이야기할 기회를 가지도록 하는 것이 좋을 것이다. 본 장에서 주장되고 있는 사고방식 전반에 걸쳐 토론해 보는 것도 좋을 것이다.

그런데 갱년기 증세에서 발견되는 것은 경도가 끊어진다는 점이다. 그러나 나이 50을 넘기고서 아직도 성을 즐기고 있는 사람들도 있다. 정력을 유지할 수 있었던 것은 그 때문이라고 때때로 장수의 비결로서 끄집어 내는 경우도 있다. 그러나 성욕은 연령과 더불어 쇠퇴한다고 생각하는 사람이 많으며, 어떤 의미에서는 사실, 대다수의 사람들의 경우가 그렇다. 다만, 그렇게 되지 않으면 안 된다는 것은 아니다.

나이와 더불어 성에 대한 관심도 차츰 시들어가는 것은 긴 세월에 걸친 같은 섹스 파트너에 싫증을 내는 것이 그 큰 요인이 되고 있다고 할 수 있다. 그러나 앞에서도 언급한 바와 같이 자기실현이 된 부부는 그렇지 않다. 젊었을 때의 전면적 성의 향락이 영향을 미칠 경우도 있을 것이다.

끝으로 연령과 더불어 성적 능력도 잃게 된다는 생각이 또 다른 요인이 될 수 있다.

최근에는 고령자에게도 성을 즐길 능력이 있으며, 또 그래야만 한다는 것이 이전보다 널리 알려지게 되었는데, 이것은 위의 미신을 무너뜨리는 데에 크게 효과가 있을 것이다. 성과 연령에 관해 의견이 갈라지는 또 한 가지 문제는 섹스 파트너 내지 부부 간의 연령차이다. 몇 살 차이라는 것이 표준적이지만, 사실 연령차가 벌어짐에 따라 사회적으로도 이 표준은 받아들이기 어렵게 된 것 같다. 자신보다 연상의 사람이 훨씬 젊은 파트너를 가진 것에 분개하는 사람이 있다. 나이를 먹은 만큼, 젊은 사람보다 경험이 풍부하고 그것을 '사랑으로 삼고 있다'는 기분도 일부에는 있을 지도 모른다.

가령 연장자의 경우, 즉 결혼할 의사를 가지고 있었다고 해도 연장자는 '더 빨리 죽는' 것이 되고, '자식이 성장함에 따라 자신은 더욱더 늙어감으로 자신은 상대로서 마땅하지 않다'는 것으로 그것은 젊은 파트너에 대한 부정이 된다는 것이다. 다시 말하면 이와 같은 설명은 모두 연령에 대한 편견적 표현이다. 그러나 "아무렇게나 통틀어 한데 합쳐 놓지 말고, 그 사람 고유의 특성에 비추어 보고 각 개인을 평가해야 한다."는 말의 정당성을 증명할 수 있는 예는 제법 있는 듯하다.

연장자 중에는 스타일도 좋고, 연령보다 젊게 보이며, 자신으로서도 젊다고 생각하고, 수명도 표준보다 긴 사람도 있는 것이다. 그런 사람에게 억지로 실제 연령을 강요해도 되는 것이겠는가? 그것이야말로 심한 불공정이라고 나는 생각한다. 그리고 인간적으로 성숙하게 되면 성의 문제뿐만 아니라 인생 전반에 대해서도 젊은 파트너의 좋은 인도자가 되는 법이다. 커플 중, 여성 쪽이 연상일 경우에는 더욱이 연령에의 편견은 뿌리 깊다. 연상의 남성과 젊은 여성의 커플이면 아직도 인정을 받지만, 반대로 충분히 나이 든 여성이 젊은 남성과 교제하게 되면, 터무니 없이 싫어하는 경우가 있다. 그러나 이런 견해도 또한 앞에서 언급한 바와 같은 이유로 불공정하다고 생각한다.

다만 젊은 남성이 자식을 원하고 있다면 이야기는 다르다. 여성의 출산 능력은 40대 중반이 한계이기 때문에 그런 젊은 남성의 경우는 충분히 90대에 이르기까지 아버지가 될 가능성을 가지고 있다.

동성애에서 이성애로 이끌자면

　요즘 성의 해방풍조가 일반적으로 널리 번지고, 또 개인의 자유도 더욱더 증대하는 가운데 동성애는 성의 한 형태로서 차츰 인정되고 있는 것 같이 보인다. 그러나 도대체 인정해서 좋은 것인지, 나쁜 것인지 하고 의문을 품고 있는 사람도 아직은 많다. 여기서도 역시 어떤 행위의 '선악' 문제 즉 도덕적 문제는 행복과 불행이라는 각도에서 판단할 수 있다는 입장에 서서 해답을 찾아 보려고 한다. 총체적으로 보다 큰 행복을 가져다 주는 행위는 그만큼 더한층 선에 가깝고, 가져다 주는 행복이 적을수록 또는 고통이 클수록 그 행위는 악에 가깝다. 이것에 비추어 생각하면, 동성애자는 보다 높은 수준의 기쁨을 제 스스로 거부하고 있는 것이므로, 그런 의미에서만도 '부정'이라고 할 수 있다.

　또 한 가지, 남자와 여자의 커플 쪽이 글자 그대로 성적인 적합성에 뛰어나다는 것이다. 동성애의 경우도 성감대의 자극에 의해 상당한 쾌락이 얻어지는 것은 사실이지만 순수하게 심리학적인 기반에 서서 보았을 경우, 동성애가 이성애에 꽤 가까운 것이 될 경우가 있다고는 해도 그나마 역시 이성 간의 사랑을 넘어서는 데까지는 이르지 못하고 있다. 물론 동성애의 요인은 몇 가지 있으니 그것도 고려해야 할 것이다. 예를 들어 동성이면 파트너가 어떤 자극에 가장 예민한가를 처음부터 잘 알고 있다. 그러나 시간과 올바른 의사소통이 있으면, 이성애도 이런 점에서 그다지 뒤지는 것은 아니다.

생식이라는 점에서도, 이성애는 동성애보다 뛰어나다. 자신들의 자식을 낳고 기르는 일의 기쁨도 희구하고 있다는 사람들에게 있어서, 완전한 동성애는 결정적인 장해가 된다. 그러나 반대로 자식을 원하지 않는다면, 동성애 쪽이 형편이 좋지 않겠느냐고 생각하는 사람이 있을지도 모른다.

긴 안목으로 보았을 경우, 이성애 쪽이 보다 큰 기쁨을 가져다 준다면 어떨까? 그래도 동성애가 좋다고 한다면 도대체 그것은 어떤 까닭일까? '영구적' 동성애로 이끄는 기본적 요인은 두 가지가 있다고 생각한다. 한 가지는 동성에 대한 관심이 매우 강하다는 것, 이것은 예컨대 처음에 경험한 동성애에 의한 쾌락이 매우 강했다는 것이 원인이 되고 있을 경우이다.

또는 이성의 부모하고의 동일화 현상이 극단으로 뿌리 깊고, 그 성격이나 선호까지 자신에게 취하고 있을 경우 등에 흔히 볼 수 있다. 정상적인 이성 간의 관계에 대해 어떤 모양으로 억제 반응이 작용하고 있을 경우도 있으며, 이것도 동성애의 한 가지 요인이 된다.

초기의 이성 경험이 영향을 미치는 경우가 있는가 하면, 이성애의 혐오를 조건화하고 있을 경우 이성에 대한 열등 콤플렉스가 있기도 하고, 자연스러운 성을 추잡하다거나 죄악이라고 생각하도록 조건화하고 있을 경우도 있다. 또 옥중생활을 한 경우로 오랫동안 이성으로부터 떨어져 있었다는 것도 원인이 된다. 자신을 바꾸기 위해 가장 중요한 것은, 물론 본인이 마음으로부터 그것을 원하고 있다는 것이다.

동성애의 경향은 때로는 매우 뿌리 깊어 제2의 천성처럼 되었을 경우가 있다. 이와 같은 사람에게 자신을 바꾸라고 하는 것은 독자인 당신을 향해 이성애보다 동성애를 선호하라고 하는 것과 같은 것이다. 동성애의 발생률을 억제하고 싶다면 예방에 힘쓰는 것이 제일이다. 즉 젊은 사람들이 이성과의 바람직한 성 관계를 경험할 수 있도록 적어도 그를 위한 평등한 자유를 보증하는 것, 즉 그들이 열등 콤플렉스를 치유하고 이성을 약물로 올바르게 접하며, 또 동성의 부모나 부모 대신의 사람하고의 동일화를 할 수 있도록 주위에서 협력해 주는 일이 중요하다.

제8장

약으로 스트레스를
다스린다?

약물로 스트레스를 완화시킬 수 있을까?
더러는 간단하게 그것이 가능하다.
하지만 약물에만 의존하는 것은
진정한 해결이 아닐 것이다.

약으로 긴장을 완화시킬 수 있을까? 더러는 간단하게 그것이 가능하다.

1954년 정신병에 대한 치료약이 최초로 미국에서 개발되었을 때, "이 약이야말로 인간의 정신병에 대한 만능약이며 정신 안정이라는 새 시대의 첨단 약"이라고 언론에 보도했었다. 그러나 일부에서는 그러한 약이 "도덕적인 관점에서 소망스럽지 못하며 인간의 발전을 저해하고, 그것이 사회 통제에 악용될 우려가 있다"고 주장하는 사람도 있었다.

그러나 그러한 약이 사용되어온 지 벌써 20여 년이 지났으며, 그것이 사회에 준 충격이 매우 컸었다. 약이 도입된 지 2년 후부터는 정신병원의 환자의 수가 감소되었다. 이러한 감소 추세는 정신병원이 개설된 170년 역사에 있어서 처음 있는 일이었다. 더욱 놀라운 것은 퇴원한 환자 중에는 20년 이상 병원에 있었던 사람도 있었다는 사실이다.

그 당시 미국에서 정신병원의 환자가 한 사람도 남김없이 퇴원하게 되면 연간 60억 불이라는 놀라운 정도의 액수가 국가적으로 이익이 된다고 한다.

한편 정신병 치료약의 사용에는 매년 10억불이 지출되어 왔다. 약 처방의 비율은 1964년에서 1970년까지는 40%나 증가되었고, 1970년에서 1984년까지에는 무려 200%나 증가되었다고 한다. 1984년에는 13%가, 성인 여자의 29%가 정신에 작용하는 처방약을 사용하였다고 한다.

🔵 적당한 음주는 정신치료약이다

알코올은 스트레스를 푸는 가장 보편적인 정신병 치료약이다. 그래서 직장인들은 퇴근 후에 카페나 술집에 모여 술잔을 기울이며 그날의 스트레스를 푼다.

알코올도 하나의 정신병 치료약이다. 이것은 정신안정제가 아니라 행복감을 안겨 주는 약이다. 그런데 술이 반드시 긴장을 풀어주는 것은 아니다. 실제적으로 술은 당신의 지배적인 기분을 증폭시켜 줄 뿐이다.

따라서 차분한 마음은 더욱 차분해지고 긴장되어 있으면 더욱더 긴장되어 초조해진다.

🔵 욕구불만은 약으로도 치료된다

정신안정제를 복용함으로써 정신병을 치료하게 된다는 사실은 정신병이라는 개념에 큰 변화를 초래하였다. 오늘날 정신 이상의 원인이 사회적이라기보다는 오히려 생리적이라는 생각이 널리 받아들여져 정신병이라는 오명은 점차로 줄어 들었다. 그리고 모든 정신병 약은 그 증상의 원인이 되고 있는 생화학적 이상에 작용함으로써 효력이 나타난다고 일반적으로 믿어지게 되었다. 예를 들어 재생되지 않은 호르몬은 인간의 공격적인 행동에 영향을 미침이 알려져 있고, 또 우리에게 싸움이나 도피의 준비를 도와주는 물질인 아드레날린이 신장 위에 있는 부신으로부터 과다하게 분비되면 우리는 긴장되거나 화를 잘 내게 된다. 이와 같은 논리는 목의 갑상선 분비물에도 적용이 된다. 이 호르몬이 과다한 사람은 지극히 정서가 불안정하며, 긴장이 되기 쉽고 욕구 불만과 같은 상태에 빠져 초조하게 반응하는 경향이 많다.

그리고 혈액 중에 아드레날린이나 갑상선 호르몬이 감소되면 우리는 훨씬 긴장이 풀어지게 된다.

여성의 우울증을 덜어주는 약

여성 호르몬인 에스트로겐과 남성 호르몬의 테스토스테론이 행동에 영향을 끼친다는 것은 널리 알려진 사실이다.

우울증 여성의 혈액은 모노아민산효소 함유치가 높아진다.

MAO란 뇌의 신경 세포 간의 정보 전달을 방해하는 효소인데 정상 여성의 경우 MAO의 혈액치가 매분 500~1,000인데 비하여 우울증이 있는 여성일 경우는 그것이 20,000~30,000으로 늘어나 있다. 그러한 여성에게 다량의 에스트로겐을 투여하면 MAO 함유 치가 대폭 감소되어 우울증이 약화된다.

이것은 에스트로겐이 MAO의 억제 약이기 때문이다.

에스트로겐이 정신병 치료약으로 사용되는 것은 그것이 이런 종류의 다른 약과 마찬가지로 뇌 신경세포 간의 전기 신호를 전달시키는 뇌의 화학물질에 작용하기 때문이다. 이미 과학자들에 의해 확인되어 있는 이런 종류의 화학물질에는 도파민, 노르에피에프린, 세로토닌이 있다. 이것들은 혈액 프라토마 속을 순환하고 있는 물질에서 만들어지고 신경세포 속에 저장되어 있으면서 밖으로 나갈 계기를 주는 신호를 기다린다. 계기가 주어지면 전기화학적인 신호를 근처의 세포에게 송달, 세포는 그것으로 인파드스를 발하게 되고 신경이 그것을 수신한다. 우울 상태일 경우에는 이러한 전기적인 전달이 매우 약해지는 대신, 불안과 긴장 상태일 때나 어떠한 정신 이상이 있을 경우에는 그 전달이 매우 빨라지면서 불규칙적으로 된다. 그래서 우울증이면 신경이 서로의 신호를 듣지 못하게 되고, 긴장되어 있거나 불안할 경우에는 빠른 신호가 너무 많아져서 전달하는 데 혼란을 일으킨다.

대뇌변연계가 정신 행동의 열쇠를 쥐고 있다

정신에 작용하는 약은 '대뇌변연계'라고 불리는 뇌의 특정한 영역에 있는 세포에게 영향을 미친다. 대뇌변연계라 함은 편도핵과 시상을 포함한 그 가장자리를 이루는 일종의 요새 속에 있기 때문에 그렇게 명령이 된 것이다.

대뇌변연계는 감정의 배전판이라 할 수 있으며 우리가 어떠한 감정을 품을 적마다 그 조직 내에서의 전기활동이 변화된다. 실제로 온갖 전기 신호의 흐름이 변연계 배전판 안에서의 편도핵의 파괴라든가 자극에 의해 야기되거나 저지되곤 한다.

겁날 만큼의 격노에서부터 덤덤한 평온 상태에 이르기까지 각가지 행동의 변화를 주관하는 편도핵의 여러 영역을 해부학자들은 9~14군데나 정확하게 가려내고 있다.

인간의 긴장은 대뇌변연계 안의 시상하부의 자극에 의해 생기지만 뇌의 그 주관 부분을 전기 응고시킴으로 해서 긴장과 불안을 영속적으로 완화시킬 수가 있다. 변연계 배전판 속에서 신호에 영향을 미치는 처방약에는 주로 세 종류가 있다. 강력 정신안정제, 온화 정신안정제, 마지막으로 항 우울제가 있다.

🗨 강력 정신안정제

정신병은 정신질환 중에서도 가장 심각한 병이다. 그 증상에는 성격이 달라진다거나 현실과 공상을 구별 못한다는 것 외에도 극도의 우울 상태, 괴상한 생각 등으로 망상과 환각도 이에 포함이 된다.

그 각가지 증상 중에서도 가장 일반적인 것이 정신분열증이다. 소라진이나 멜라릴과 같은 강력 신경안정제는 대뇌변연계에 작용하여 뇌의 화학물질 세로토닌과 결합하면서 2주 후에는 최대의 효과를 발생시킨다.

뇌의 세로토닌의 조성을 변화시키는 약이 투여되면 정신 이상을 일으킨다는 사실이 알려져 있지만 세로토닌과 비슷한 작용을 하는 LSD와 같은 약은 정신의 흥분과 환각을 가져온다.

이와 같은 정신을 안정시키는 약은 뇌와 그 밖의 다른 조직 중의 세로

토닌을 감소시킴으로써 정신분열증 외 교란을 억제시켜 주지만 또 다른 한편으로 세로토닌의 부족은 우울증을 야기한다고 알려져 있다.

역설적이지만 강력 정신안정제의 가장 좋은 특징은 정신을 안정시키는 것이 아니다. 이 약이 과도한 행동이나 호전적인 태도를 억제시켜 주기는 하지만 극성은 약이 원인이 되고 있는 뇌의 이면에 작용하고 있기 때문이다.

진정 상태가 나타나는 것은 어떤 감수성이 강한 환자의 약물 치료인 경우이며, 통상 초기 단계에 그것도 다량의 투약이 이루어졌을 경우만 그렇다.

심한 정신분열증 환자로서 병원에서 퇴원한 이후 약물 치료를 받지 않았던 환자는 70%가 1년 이내에 재입원하였는데 비해 가정에서 정신안정제를 복용한 환자는 20~30%만이 재입원을 하였다. 이러한 사실은 정신안정제가 원인이었던 뇌의 이변에 작용하고 있음을 증명한다.

그러나 정신안정제는 강력한 화학물질이기 때문에 극심한 부작용이 따른다. 개중에는 오랜 시일이 경과되어서야 비로소 나타나는 부작용도 있다.

예를 들어 이들 약으로 장시간 치료를 받은 환자의 약 5%가 자유자재로 운동을 하는 데 지장을 받은 것으로 나타났다. 그 장애의 특징은 입술로 껍껍 소리를 내거나 혀를 내밀며, 볼 양옆을 부풀리거나 모로 자꾸만 움직이는 등 기묘한 근육의 기형을 드러내 보이는 현상이다. 이것은 유전으로 변질된 뇌의 이상이 원인이 되며 영구적인 변화를 가져다주는 예가 있다.

드문 예이지만 또 심장의 움직임도 불규칙해진다고 여겨지고 있으며 그것으로 급사하는 경우도 있다. 이러한 강력 정신안정제는 효과가 있는 약임에는 틀림없지만 절대로 허술히 다루어서는 안 된다는 것도 분명하다.

온화 정신안정제

노이로제는 가벼운 정서불안에서 정신적 결함이 있는 공포증에 이르기까지 다양성을 지닌 정신질환이다. 가장 일반적인 징후가 불안과 긴장이다. 예전에는 이러한 노이로제 환자에게는 "집안에 가만히 있으라."는 말을 하곤 하였다.

다른 병에 비해서 노이로제를 중병이라고 말할 수는 없으나, 환경적인 것과 생물학적인 것이 복합되어서 일어났다고 말할 수 있다.

노이로제는 다소 정상이 아닌, 뭔가를 무턱대고 밀고 나가려 하는 생각과 감정 그리고 행동을 내포하고 있으며, 감정을 권장하는 대뇌변연계 안에서 신경 자극에 대해 반사적인 현상을 일으킨다.

이때 반사현상은 뇌의 신경세포를 통해 계속 반사가 있다. 이론적으로 정신안정제란 이러한 반사현상을 약화시키는 것인데 실제적으로는 우울 상태를 억제하기 위한 전기쇼크 요법에 앞서 정신안정제가 투여될 경우, 전기요법의 효력까지도 악화시킨다.

가장 널리 사용되고 있는 온화 정신안정제에는 리모룸, 바륨, 밀타운 등이 있다. 이들은 경미증상에서부터 중환자에 이르기까지 그 긴장을 제거시키기 위해 처방이 되고 있다.

복용으로 중독을 일으키는 일은 드물지만 금단증상을 일으키는 경우도 있다. 그러나 졸음과 정신의 혼란을 유발하고 평형감각의 상실, 피부 색소의 침착 등을 야기하기 때문에 이들 역시 가볍게 취급해서는 안 된다.

🌀 항 우울제

누구나 가끔씩 우울증에 빠진다. 흔히 긴장을 하면서도 우울증에 빠진다. 때로는 참을 수 없을 만큼 우울한 상태가 오래 지속될 경우에는 집중적인 치료가 필요하다. 만성일 때 우울증은 긴장, 불안, 공포, 망상 등 여러 가지 병으로 그 모습을 바꾼다.

미국 국립정신위생연구소에 의하면 매년 18세에서 74세까지의 남성 중 15%가 우울 상태의 심한 징후를 보이고 있다고 한다. 정신병원 입원 환자의 23%와 일반 병원 정신과 입원 환자의 40%가 우울증이다.

기본적으로 조울증에는 단극성과 양극성의 두 가지가 있다. 양극성 조울증은 보통 우울한 상태를 나타낸다. 단극성 조울증의 경우는 환경에 크게 좌우된다. 예를 들면 출산 후라든가 직업을 잃었을 때나 배우자와 사별하였을 때와 같은 경우에 일어나기 쉽다.

여기에 또 하나의 정신병과 관련되는 다른 형의 조울증이 있지만 이것은 환각이나 망상을 수반하기 때문에 통상적으로 정신분열증으로 분류

된다.

여러 항 우울제에 의한 치료가 기쁨을 잃은 많은 사람들을 도와왔다. 그러나 우리가 여기서 알아야 할 것은 어떠한 약도 스트레스를 완전히 고치지는 못한다는 점이다.

약은 일시적으로 감정을 완화시킬 수는 있어도 근본적으로 치료할 수 없다는 것과, 잘못 사용하면 그 부작용이 의외로 심각하다는 것을 유의해야 한다.

스트레스는 고혈압, 심장병을 초래한다

자기 집에서 혈압을 측정하면 혈압이 정상인 사람도, 오랫동안 병원 복도에서 기다리던 끝에 흰 가운을 입은 의사가 측정하게 되면, 그것만으로 가슴이 두근거린다. 긴장하거나 불안할 때에는 혈압이 높아지는 것이다.

이와 같이 혈압은 조금만 긴장해도 올라가는 것이다. 당연히 상사와의 사이가 나쁘면 샐러리맨은 혈압이 올라가게 된다. 사이가 좋은 상사로 바뀌기만 해도 혈압은 정상으로 되돌아 간다.

스트레스가 가해져서 혈압이 올라가는 '스트레스성 고혈압증'은 금후 더욱 늘어날 것으로 생각된다. 다시 말하면, 어떤 순간에 벌컥 화를 내면 심장의 고동은 평소의 1.5배로 늘고, 대량의 혈액이 혈관 내에 흘러 나가 혈압은 단숨에 올라 가게 된다.

흰쥐를 사용한 실험에서는 스트레스를 받은 흰쥐는 2개월 후에는 혈압이 높아지며, 4,5개월이 경과하면 굉장한 고혈압이 되는 것이다. 그리고 그 동안의 아드레날린의 분비량은 스트레스를 가하지 않은 흰쥐에 비하여 83%나 많았다.

장기간의 스트레스가 얼마나 쉽게 고혈압을 만들 수 있는지를 알 수 있다.

또 빈번하게 스트레스를 받고 있으면, 혈액 중의 유리지 방산이나 콜레스테롤도 높아지고 또 혈관의 수축이 심하기 때문에 동맥경화를 일으키게 된다.

고혈압이나 심장병을 예방하기 위해서는 우선 무엇보다도 염분을 줄이고, 양질의 단백질을 섭취해야 한다.

특히, 고혈압이 있는 사람은 칼륨이 많은 녹색 야채를 많이 섭취하는 것이 중요하다. 그밖에 표고버섯, 해조류, 어류, 두류, 감자류, 섬유가 많은 야채 등을 먹으면 혈압을 내리게 하는 데 유효하다.

또 심장병에는 파, 콩의 가공품, 두부 등의 비타민 B군을 함유한 식품이 대단히 유효하다. 특히 해조류 등 칼륨을 함유한 식품은, 지나치게 섭취한 양분을 몸 밖으로 배출하는 작용이 있고 또, 심장의 근육을 강화하는 작용도 있다고 한다.

🫐 간장 보호에는 양질의 단백질을

　간장은 직접적으로 스트레스와 관계가 있는 것은 아니지만 술은 스트레스를 발산하기 위한 간단한 수단인 것으로 미루어 술과 간장 그리고 스트레스는 전혀 무관하다고는 할 수 없을 것 같다.

　알코올은 간장에서 분해되지만 여기서 문제가 되는 것은 분해하는 데 걸리는 시간이다. 알코올은 마시고 난 뒤 12시간쯤 지나면 아세트 알데히드 탈수소효소의 작용으로 초산으로 변화하고, 더욱 시간이 경과하면 이 초산은 중성지방이 되어서 간장 주위에 쌓이게 된다. 그리고 한번 축척된 중성지방이 간장에서 없어지려면 또다시 12시간이 걸린다.

　그러나 술을 좋아하는 사람은 매일 알코올을 마시고 있으므로 간장에 쌓인 지방이 없어지기 전에 또 지방이 생기게 되고 이렇게 지방이 쌓이고 쌓여서 지방간을 만들게 된다.

　지방간이 되면 간장이 굳어져서 해독작용이 급속히 저하된다. 지방간을 예방하려면 술을 하루 걸러 마셔야 한다. 흰 쥐를 사용한 지방간의 실험에 의하면, 흰 쥐에게 알코올을 주기 전에 단백질을 포함한 음식을 충분히 먹여 두면, 간장에서 만들어진 중성지방이 초저비중 리포단백이 되어 혈액 속에 방출되므로, 간장의 부담을 경감시킨다는 것이 판명되었다.

　여기서 단백질이 좋다는 얘기인데 "뭐 그렇다면 술을 마실 때 고기나 생선회를 먹으면 되는 군"이라고 지레짐작을 해서는 안 된다. 대부분의 고기나 생선회에는 단백질과 함께 대량의 지방이 함유되어 있다. 지방을 피하고 단백질만을 섭취하도록 해야 한다.

예를 들면 지방이 많은 쇠고기의 차돌박이나 양식한 방어회가 아니라, 붉은 살의 참치나 두부, 청국장 등의 식물성 단백질이나 간장을 보호하는 작용이 있는 조개류를 많이 먹는 것이 좋다.

또 알코올이 체내에 들어가면 이것만으로도 아세트알데히드가 쌓여서 산성으로 기울어지게 된다. 이 아세트알데히드가 초산에서 다시 이산화탄소와 물로 분해되기 위해서는 미역초 무침, 생선회에 곁들인 무채, 나물 무침 등의 야채류가 가장 좋은 것이다.

🗣 비피더스균은 영양 효율을 높인다

흔히 숙변이라는 말을 듣는데, 이것은 변이 장의 내벽에 생긴 작은 주머니 모양의 게실 속에 들어 있거나 장벽이나 장벽의 주름 속에 단단히 들러붙어서 정체하고 있는 오래된 변을 말하는 것인데 양의 다소는 차이가 있어도 누구나 다 이와 같은 변을 가지고 있다.

그러나 문제가 되는 것은 이와 같은 오래된 변의 장내 발효이다. 그 독소가 장내에서 체내로 흡수되어 최악의 경우에는 간장, 신장, 심장을 해치고 뇌에도 악영향을 끼칠 뿐더러 초조하거나 머리가 멍하거나 하며, 암의 발병과도 관련되는 일이 있다. 또 어디가 특별히 나쁜 것도 아닌데, 쉽게 피로하거나 변비가 심한 것은 이 숙변이 원인이 되고 있는 예가 많다.

자주 단식을 하는 선승 등은 숙변이 없기 때문에, 장내의 비피더스균의 번식이 왕성하여, 섭취한 음식물에서 비타민 B군을 대량으로 만들어 낸다. 그 결과 100칼로리 정도의 식사로도 B군이 포화상태가 되기 때문에 9배나 되는 에너지가 생기게 된다. 따라서 선승의 피부는 윤기가 나고, 수면도 하루 4시간 정도인데 맨발로 중노동을 견뎌낼 수 있는 건강한 체력을 가지고 있는 것이다.

이에 대하여 숙변이 많은 문명인은 먹은 것의 대부분이 B군 부족으로 불완전 연소하여 영양 효율이 나쁘다. 장내의 유효균인 비피더스균이 적고, 장내의 비타민 B군의 합성이 좋지 못하여 영양의 효율이 매우 나쁘기 때문이다.

우리들의 장내에는 약 100종류 100조 개 정도의 장내 세균이 살고 있다. 그 중심이 되고 있는 것이 비피더스균이다.

몸이 건강할 때의 비피더스균은 나쁜 균의 대표인 대장균보다 100배나 우세하여 장내의 유해균을 억압하고 있지만, 스트레스 등으로 균형을 잃으면 곧 변비나 설사를 하게 된다.

그러나 비피더스균은 변비증의 치료에 획기적인 효과가 있다. 배변이 나쁜 사람에게 비피더스균을 투여하면, 장내에서 현저하게 번식하여 초산이나 유산이 많이 만들어진다.

이 산으로 장의 연동이 촉진되어 변비가 낫는 것이다.

불규칙한 식사는 스트레스와 비만의 원인

스트레스를 받고 있는 사람은 식사가 불규칙하고 아침 식사를 거르는 경우가 많다.

커피나 콜라를 많이 마셔서 전체적으로 식욕이 없는데도, 저녁이 되면 아침과 점심 몫을 되찾으려는 듯이 한꺼번에 마구 먹으려고 하는 경향이 많다. 비만한 사람들 가운데 영양의 균형을 생각하며 식사를 하는 사람은 거의 없다. 외식을 할 때에도 고칼로리 고지방질의 메뉴를 고르기가 일쑤이고, 야채나 해조류도 먹지 않고 조개류나 콩류도 좋아하지 않는다. 한마디로 비타민 B군, A, C, D, 섬유질 등이 적은 식사를 한다.

아침을 거르는 사람이 날로 늘어가고 있다. 그러나 아침 식사는 하루의 활동을 시작하기 위한 에너지의 공급원이고, 점심은 오후의 활동에너지의 보충에 필요한 것이다. 또 저녁 식사는 하루의 피로를 푸는 의미에서도 건강을 유지하는 데에도 필요한 것이다.

그러면 아침 식사를 먹지 않으면 왜 살이 찌기 쉬울까. 그것은 전날 밤부터 다음의 식사가 체내에 들어갈 때까지의 시간이 너무 길기 때문이다. 다음 식사까지의 시간이 길면 길수록 체내의 세포는 섭취한 식품 중의 영양소를 완전히 흡수하려고 노력을 한다. 그 노력의 결과 리포프로테인 리파제라고 하는, 지방합성에 관여하여 효소가 활성화하여 피하지방이 생기기 쉽게 되는 것이다.

불규칙한 식사나 아침 식사를 거르는 생활은 결국 비만을 불러 오는 것이다.

🌀 우유, 치즈는 불면증에 효과적이다

불면증도 대표적인 스트레스 증세의 하나이다. 실제로 남모르게 불면증으로 고민하는 회사원이 늘어가고 있다. 불면증을 왠지 모르게 잠이 안 온다는 상태에서 불안신경증에 의한 것에 이르기까지 통틀어서 말하는 경우가 많으며 또, 어린이의 경우와 같이 자기 전에 무언가 흥분하는 일이 있어서 눈이 말똥말똥해지는 예도 있다.

불면이라도 '내일은 특별한 일이 있다'는 등 그 원인이 뚜렷할 경우에는 그에 대처하는 방법도 있지만, 원인이 확실하지 않은 만성적인 증세의 경우에는 주의하지 않으면 안 된다. 불면을 유형별로 분류해 보면 잠이 잘 안 오는 취면불량형, 밤중에 잠이 깨는 중간불량형, 아침 일찍이 잠이 깨는 조조불량형 등 이렇게 나눌 수 있는데 유형에 따라서 대처법이 다른 것이 아니다.

불면증이 있는 사람은, 가벼운 두중감이나 머리 속에 충혈 된 느낌이 있는 경우가 많으므로, 소량의 술을 마시는 것도 효과적이다. 소량의 술은 흥분한 신경을 달래 주는 억제 작용이 있다. 또 어차피 자지 못하고 이불 속에서 괴로워하느니보다 과감히 일어나서 엎드려 팔 굽히기 등을 해보는 것도 효과적이다. 경쾌한 피로감은 잠을 촉구하는 것이다.

오랫동안 불면증으로 고민하고 있는 사람 중에는 신경증이나 심신증 또는 우울병에 걸려 있는 사람도 있으므로, 이러한 사람은 전문의의 진찰을 받는 것이 좋으며 안이하게 수면제를 사용해서는 안 된다. 또 중년 이후에는 술을 마시고 자면 아침 일찍이 눈을 뜨게 되는 일이 많은데 이것은 불면이 아니다.

수면을 유도하는 세로토닌이라고 하는 신경전달 물질이 부족해도 불면증이 된다는 연구결과도 있다. 세로토닌은 트리 프토판이라는 아미노산에서 만들어지며 우유나 치즈에 많이 함유되어 있다. 이들의 식품을 많이 섭취하는 것도 수면에는 효과적이다.

또, 스트레스가 쌓이면 머리 속에 울혈이 일어나 후두부가 울리거나 두통을 호소하기도 하는데, 이러한 때에 침을 놓거나 뜸을 뜨는 방법도 있다. 이것은 잘 알려져 있지 않지만 의외로 불면증 해소의 한 방법이다.

🌀 스트레스가 원인인 과민성 장증후성

남녀 회사원, 학생 등을 대상으로 740명에게 설사에 대한 조사를 하였는데 요즈음 반년 동안에 급성 설사를 경험한 사람이 놀랍게도 전체의 5%나 되었다.

설사의 원인으로 들 수 있는 것은 음주, 과식, 정신적인 스트레스, 찬 우유 등의 음용이다.

설사가 나는 것은 장에서 수분이 제대로 흡수되지 않기 때문이다. 기본적으로 설사는 병이 아니고, 정신적인 불안이나 긴장 또 체질적으로 보아 장이 냉한 사람에게 일어나기 쉽다.

젊은 회사원에게 많은 스트레스가 원인인 설사는 '과민성 장증후군'

이라고 하며 긴장했을 때 일어나기 쉬우므로 특히, 통근 도중에 몇 번이고 하차하여 화장실로 달려가는 예도 있다.

무엇보다도 정신적으로 긴장을 푸는 것이 중요하다. 또 음식물로 예방할 경우에는 찬 맥주를 주의해야 한다. 찬 우유나 청량음료도 마찬가지이며, 몸을 차게 하면 설사를 하기 쉽다. 결국 설사 예방을 위해서는 따뜻한 음식물을 먹도록 해야 한다.

특히, 아침 식사로 빵과 찬 우유를 먹는 것보다는, 죽이 좋을 것이다. 설사가 심할 때에는 남녀를 불문하고 장을 따뜻하게 해주면서, 장에서 제대로 소화하여 흡수되고 있다는 자기 암시를 거는 것도 중요하다.

균형 잡힌 영양식은 탈모증을 예방한다

갑작스럽게 백발이 되거나 원형탈모증이 생기는 것은, 스트레스가 그 원인이라고 한다.

많은 사람으로부터 영양학적인 해결 방법이 없느냐는 질문을 받고 있지만, 확실한 방법은 아직 발견된 바가 없다.

다만 극도의 스트레스에 의하여 백발이나 원형탈모증이 생기는 것은 사실이므로, 스트레스에 강해지는 영양소 - 비타민 B군, C, 칼슘, 레시틴 등 - 를 섭취하는 것이 기본적인 대책이라고 할 수 있다.

동양의학에는 재미있는 견해가 있다. 즉 대머리에는 두 가지의 형이 있다고 한다. 하나는 앞머리부터 나타나는 대머리인데, 이것을 음의 대머리라고 하며 설탕, 과일, 청량음료, 술 등의 음에 해당하는 음식물과 음료로 일어나는 것으로 일본인과 중국인 등 동양인들에게 많은 대머리라고 한다. 또 하나는 양의 대머리라고 하는 것으로서, 머리의 정상으로부터 벗겨지기 시작하며 고기, 달걀, 지방, 치즈 등과 염분이 많은 음식물로 인해 생기는데 이것은 서양인들에게 많다고 한다.

이것을 생각하면 양이라고 하는 종류의 식품은, 지방분이 많다. 혈액의 끈기가 많기 때문에 혈액순환이 좋지 않아서 모세혈관이 막히기 쉽다고 할 수 있으며, 음이라고 하는 종류의 식품은, 중성지방을 만들기 쉬우며 모세혈관이 막히기 쉬우므로 머리카락에의 영양 보급이 나쁘다고 생각할 수 있다. 어쨌든 영양의 균형을 잃은 식사는 머리카락에의 영양 보급을 저해한다고 하므로 자기의 체질을 치우치게 하지 않도록 주의해야 한다.

🔵 등 푸른 생선은 건강을 돕는다

스트레스가 쌓이면 이것만으로 혈관의 동맥경화가 일어나는 것이다. 예컨대 토끼의 발을 집게로 꼬집거나 막대기로 찔러 괴롭히면 30분 후에는 대뇌동맥의 내면에 부종이 생긴다. 이 부종의 내용은 콜레스테롤, 중성지방, 과산화지질 등이다.

또한 혈관 벽에는 상처가 나 있는 것을 알 수 있었다. 즉, 스트레스가 가해지면 혈관 벽은 급속히 상처 나기 쉽고, 더구나 상처가 생긴 곳에 콜레스테롤이나 중성지방이 스며들게 되는 것이다.

결국 동맥경화의 최초의 범인은 콜레스테롤이 아니라 스트레스인 것이다. 따라서 무엇이든지 콜레스테롤을 눈엣가시로 생각하는 것은 옳은 생각이 아니다. 특히, 타우린을 함유하고 있는 어패류를 많이 먹으면, 혈관이 부드러워지고 콜레스테롤을 억제하는 작용이 있으므로 의식적으로 많이 먹는 것이 좋다. 타우린이 체내에 존재하면 담즙산이 만들어지기 쉬우며 체내에 저장되어 있는 콜레스테롤이 담즙산의 재료로 이용된다.

그리고 한편으로는 총 콜레스테롤 수치가 낮아질 뿐만 아니라, 다른 한편으로는 양질의 콜레스테롤을 증가시키는 작용을 가지고 있으므로, 동맥경화에는 일석이조의 작용을 하고 있는 것이다.

타우린이 많은 식품으로는 낙지나 전복, 모시조개, 오징어, 가리비 등으로 회를 만들어서 먹으면 좋다. 따라서 회로 먹으려면 양식어인 방어나 기름기가 많은 다랑어가 아니라 담백한 맛이 있는 생선이나 조개류를 먹는 것이 좋다. 또 타우린은 단백질의 대사를 촉진하므로 간장의 기능을 높이는 효과도 있다.

콜레스테롤은 동맥경화의 가장 중요한 원인이 아니라는 얘기를 했지만, 스트레스를 받고 있는 중간관리직이나 중요한 직책을 맡고 있는 사람은 역시 콜레스테롤을 많이 함유한 음식을 주로 먹고 있다. 예를 들면 스테이크, 물고기, 다랑어, 프랑스 요리 등이다. 될 수 있으면 이러한 미식이라고 하는 것을 적게 먹는 것은 동맥경화의 예방에는 중요하다.

콜레스테롤에는 양질의 콜레스테롤과 나쁜 콜레스테롤이라는 두 종류가 있다. HDL이 LDL보다 많으면 총 콜레스테롤이 많아도 동맥경화는 되기 어려우며, HDL콜레스테롤을 증가시키는 방법으로는 스포츠가 좋다. 그러나 스포츠도 이미 혈관이 굳어 버린 사람이나 혈관이 좁아져 버린 사람에게는 직접적인 원인이 될 수 있으므로 일률적으로 권할 수는 없다.

그렇다고 해서 HDL콜레스테롤을 늘리는 가장 좋은 안전한 방법이 없는 것은 아니다. 그것은 걷는 것이다. 걷다가 갑자기 죽는 사람은 없으므로 될 수 있는 대로 길게, 강하게, 빠른 걸음으로 걷는다. 이것만으로도 HDL콜레스테롤을 높일 수 있는 것이다.

또한, 우리들에게 HDL을 늘려 주는 것에는 참치, 정어리, 도루묵, 고등어와 같이 등이 푸른 생선에 함유되어 있는 EPA라고 하는 기름이다. EPA를 먹고 있는 어촌에서는 농촌에 비하여 순환기계, 고혈압, 뇌졸중 등에 의한 사망이 적은 것이다.

특히, 바다표범의 고기를 많이 먹고 있는 에스키모인의 혈액 중의 콜레스테롤에는, HDL콜레스테롤이 많다는 것은 상당히 오래 전부터 주목을 받아 왔다.

육식을 계속 먹으면 심근경색이 되기 쉽다는 가설이 있는데도, 육식을 하는 에스키모 인에게는 심근경색이나 뇌경색이 적은 것은 왜일까? 그들이 먹고 있는 바다표범의 고기에는 EPA가 많다는 것을 알게 되었다. 즉 바다표범은 등이 푸른 작은 물고기를 많이 먹고 있으므로 바다표범의 고기에는 EPA가 많이 함유되어 있는 것이다.

그러므로 우리들이 돌연사를 피하기 위하여는, 기름진 양식어는 피하고, 싱싱하고 등이 푸른 정갱이, 참치, 고등어, 꽁치, 정어리, 도루묵 등을 되도록 매일 먹는 것이 좋다. 특히, 작은 생선은 칼슘이나 비타민 D도 섭취할 수 있고 철분도 섭취할 수 있다. 또 EPA를 많이 함유한 생선은 산화방지제인 비타민 E도 많이 함유하고 있다.

콜레스테롤과 스트레스의 관계

콜레스테롤과 비타민 C도 대단히 깊은 인과관계가 있다.

비타민 C는 혈관의 정화와 콜레스테롤의 신진대사를 촉진하는 작용을 가지고 있다. 콜레스테롤을 체외로 배설하기 위해서는, 콜레스테롤에서 담즙산을 만들고 장으로 담즙산을 배설하지 않으면 안 된다. 이 담즙산을 만들기 위해서는 비타민 C가 필요하다.

따라서 비타민 C가 부족하면, 혈액이 간장을 통과할 때 콜레스테롤을 혈액에서 분리하지 못하게 되며, 혈액 중의 콜레스테롤을 내릴 수 없게 된다. 또 담즙에 콜레스테롤이 배설되더라도 완전히 용해되어 있지 않으므로 담석이 생기기 쉽다.

스트레스가 가해졌을 때에 콜레스테롤이 높아지는 것은, 실은 스트레스를 받았을 때에 부신피질 호르몬을 대량으로 생산하기 위하여 저장된 비타민 C를 써버리게 되므로, 콜레스테롤의 배설에 비타민 C가 돌아갈 여유가 없기 때문에 일어나는 현상이다.

스트레스를 받았을 때야말로 비타민 C를 듬뿍 섭취해서, 부신피질 호르몬도 만들고 또한 콜레스테롤이 높아지지 않도록 해야 한다.

그런데 사람들은 스트레스를 받으면 초조해지므로, 흡연 습관이 있는 사람은 평소의 2배, 3배의 담배를 피우게 된다.

그러나 이 담배의 연기를 폐에 빨아들이면, 혈액 중의 프리 래디컬이라고 하는 몸의 세포나 혈관을 산화시켜 세포를 노화시키거나 혈관의 세포를 손상하는 물질을 대량으로 체내에 흡수하게 되는 것이다.

이것은 여름철의 수돗물에 관하여도 같은 얘기를 할 수 있다. 여름철의 수돗물에는 다량의 염소가 들어 있으며 이것도 같은 작용을 하는 것이다.

체내에서는 이들 프리래디컬 반응을 방해하기 위하여, 비타민 C나 비타민 E 그리고 짙은 녹색의 생야채에 함유되어 있는 SOD효소 등 프리래디컬을 환원하는 영양소를 소모하게 된다.

우리들의 식사로 말하자면 기름에 튀긴 튀김이나 프라이, 커틀릿, 프라이드 치킨 등을 먹으면, 프리래디컬 반응이 체내에서 일어나기 쉬우며 비타민 C, E, SOD를 소모하게 된다. 그리고 결국 비타민 C, E, SOD효소의 부족은 한편으로는 동맥경화, 심근경색의 원인이 되는 것이다.

제9장

균형 잡힌 식사로
스트레스를 소화시키자

먹는 음식에 따라
스트레스가 강화되기도 하고
해소되기도 한다.
그러므로 영양의 균형이 잡힌
식사를 하는 것은 무엇보다도
중요한 요소라 할 수 있다.

🔵 초미량 영양소가 당신의 건강을 보호한다

초미량 영양소는 스트레스 상태에서 대량으로 소비되는 영양소이다. 반대로 말하면 영양학에서 그다지 알려져 있지 않은 이들 초미량 영양소를 식사를 통하여 많이 저장해 두는 것이 스트레스에 강하게 되는 필수조건이다.

더구나, 문명의 발달로 식품이 가공되거나 대량으로 조리되거나 하면 소실되기 쉬운 영양소이다.

마그네슘

마그네슘은 비타민 B군과 비슷한 작용을 한다. 부족하면 포도당에서 에너지를 만드는 일련의 반응이 원활히 이루어지지 않으므로, 초조해 하거나 성급해지거나 신경과민이 되거나 불안해 하는 등 정신 상태가 불안정하다. 특히, 심장 근육의 마그네슘이 부족하게 되면 심장발작이 일어난다고 할 정도로 마그네슘은 심장과 깊은 관계를 가지고 있다.

예컨대, 마그네슘은 세포막이 인슐린에 반응하여 세포 속에서 포도당이 분해하여 에너지로 전환하는 반응을 진행시키는 데 필요한 요소이다. 또 칼륨과 마그네슘은 균형을 유지하여 전기적 에너지로 보존하는 역할을 한다.

칼슘과 마그네슘은 균형을 잡아가면서 신경의 흥분을 억제하는 작용을 하고 있다. 또 칼슘이나 나트륨과 함께 근육의 수축에도 관계하고 있으므로, 칼슘이 많고 마그네슘이 적으면 근육의 경련, 다시 말하면 심근경색이나 심장 정지를 일으킬 수 있다.

흰쥐를 면실유나 콜레스테롤과 같은 포화지방으로 사육하면 마그네슘의 필요량이 평소의 16배나 증가한다고 한다.

동

동과 동맥경화와의 관계는 자세히 연구되어 있지 않다.

체내에 동의 양이 부족하면 근육은 탄력성을 잃고 섬유화되어, 대동맥류 파열을 일으키기 쉽다.

동은 비타민 C와 함께 혈관조직의 기초가 되어 있는 콜라겐이라고 하는 단백질을 만든다.

아연

아연이라고 하는 것은 췌장에 있는 인슐린의 구성성분이다. 따라서 아연이 부족하면 인슐린이 순조롭게 만들어지지 않기 때문에 당뇨병이 되기 쉽다. 또 아연이 부족하면, 당대사가 순조롭지 못하여 유산이 축적되어 사고력이 저하되며, 비타민 B군이 부족했을 때와 같은 반응이 나타난다. 단백질의 생성이 잘 되지 않으므로 예컨대, 위궤양이 있을 때에도 점막의 재생이 잘 되지 않고 병이 잘 낫지 않는 경우도 있다.

크롬

크롬이란 용어가 귀에 익숙하지 않은 사람이 있을지도 모른다. 크롬이 부족하면 동맥경화나 당뇨병이 생기기 쉽다고 한다. 또, 단백질을 필요한 장기나 근육으로 운반하는데 도움을 주고 있다. 크롬을 섭취하는 가장 좋은 방법은 모시조개나 대합 등 조개류나 맥주효모를 먹는 것이다.

셀 렌

셀렌은 비타민 E와 같은 작용을 가지고 있다. 특히, 비타민 E와 셀렌이 합하면 상승작용이 나타나 황산화작용이 강해진다.

인간의 노화라고 하는 것은, 프리래디컬에 의한 산화작용에 의하여 혈관이나 조직의 세포가 손상을 입게 되는 것이 계기가 된다고 생각되므로, 셀렌을 섭취하는 것은 결과적으로 노화에 대항하는 힘을 가지게 되는 것이다.

특히, 남성의 경우는 전립선이나 정관에 셀렌이 많이 있으며 정액과 함께 체외로 방출되므로 여성보다도 많이 섭취할 필요가 있다.

그러나 이들의 영양소도 결국 균형이 잡힌 식사나 야채가 많은 식사를 하면 부족 되는 일이 없으며, 외식이나 인스턴트 식사만을 하면 결핍되기 쉬운 것이다.

칼 륨

칼륨은 나트륨과 균형을 유지하며, 혈압의 고저에 관여하거나 나트륨을 배설시키는 작용을 가지고 있다. 나트륨은 세포 밖에서 작용하고 칼륨은 세포 내에서 작용하여 체내의 수분의 균형이나 심장 박동의 리듬을 바르게 유지하고 있다. 칼륨이 부족하면 신경이 과민하게 되어 부정맥이나 고혈압을 일으킨다.

종래의 일본의 식사 특히, 공북 지방에서는 겨울철에 신선한 야채를 먹지 못하고 야채 절임을 먹고 있었는데, 이로 인하여 칼륨이 부족하고 나트륨을 많이 섭취하게 되어, 고혈압이 많이 발생하였다. 그러므로 나이를 먹을수록 싱겁게 먹고 칼륨이 많은 식사를 하도록 한다.

칼륨이 많은 식품으로는 감자나 콩류, 야채류 그리고 바나나 등을 들 수 있다. 따라서 염분에 과민하기보다는 의도적으로 칼륨이 많은 식사 즉, 감자나 야채, 콩류를 많이 먹도록 유의하면 염분에 대하여 신경을 쓰지 않아도 좋을 것이다.

📞 비타민 A는 스트레스로부터 몸을 지킨다

비타민 A와 스트레스와는 어떠한 관계가 있는지 아직은 확실하지 않다. 부신피질 호르몬인 글루코코르티코이드는 비타민 A의 부족에 민감하게 반응한다는 것이 알려지고 있다.

이것은 콜레스테롤에서 코르티코이드가 만들어질 때 비타민 A가 필요하기 때문이다. 결국 스트레스가 쌓이면 비타민 A가 소모된다는 것이다. 스트레스에 대하여 충분한 저항력을 가지려면 비타민 A를 충분히 섭취해야 한다. 비타민 A는 체내에 저장되므로 매일 보급할 필요는 없다.

최근의 역학적 데이터에 의하면, 동물성의 비타민 A와 식물성의 식품에 함유되어 있는 카로틴과는 작용이 다르며, 암에는 식물성의 카로틴이 좋다고 한다.

또 비타민 A는 점막의 신진대사를 촉진하여 점막을 재생하는 작용을 하고 있다. 특히, 궤양이 되기 쉬운 사람이나 담배를 많이 피우기 때문에 목이나 폐의 점막을 자극하고 있는 사람은 보다 많은 녹황색의 야채나 야채 주스를 먹도록 하는 것이 좋다.

또, 비염 알레르기 등으로 콧속에 언제나 염증을 가지고 있는 사람도 코의 점막을 보호하기 위하여 비타민 A를 많이 섭취할 필요가 있다.

독성이 강한 담배의 니코틴

담배 속의 니코틴은 제법 독성이 강하다. 이것을 아는 사람은 적은 것 같다. 예컨대, 니코틴은 심장에 부담을 주는 작용을 가지고 있다.

앞에서도 말한 바와 같이, 담배를 피우고 있을 때의 혈압, 심장 박동 수는 대단히 상승하며, 흡연에 의한 심장의 부담을 운동량으로 환산하면, 하루 20개비의 담배를 피우는 것은 맞바람을 맞으며 자전거로 8시간 달릴 때 심장에 가해지는 부담과 똑같은 운동량이 된다.

니코틴의 독성을 억제하는 작용이 있는 것으로는 비타민 B_1이 있다. 또 비타민 C는 담배의 연기 속에 있는 독물, 니코틴과 아세트알데이드를 분해하는 작용이 있다. 대체로 한 개비를 피우면 25mg의 비타민 C를 소비한다고 하는 데이터도 있다.

그러나 흡연으로 이와 같이 비타민 C의 소비가 많아지는데도 불구하고, 흡연을 하고 있는 사람은 비타민 C의 장관으로부터 흡수가 나빠진다는 것도 알려져 있다. 이러한 것으로도 흡연을 하고 있는 사람은 담배의 양을 줄이는 것이 스트레스 관리에 중요하다는 것을 알 수 있다.

한편, 비타민 A나 비타민 C, 비타민 B군 등 야채, 과일, 콩류, 소맥 배아 등을 많이 섭취하도록 해야 한다.

회사원의 식생활에서 가장 문제가 되는 것이 불규칙한 식사와 면류, 덮밥과 같은 일품요리, 커피에 주스 여기에 술이다. 그리고 이와 같은 식사에서 가장 부족한 것이 비타민 B_1이다. 특히, 젊은 회사원이 즐겨 먹는 인스턴트 라면이나 스낵 등은 비타민 B_1 결핍식이라고 할 수 있다.

스트레스를 받았을 때 체내에서 급속히 잃게 되는 영양소로 으뜸가는 것이 비타민 B_1이다. 비타민 B_1은 일본의 스즈끼 박사가 쌀겨에서 발견한 비타민으로 이것이 결핍되면 각기가 되는 것은 잘 알려진 사실이다.

비타민 B군은 인간의 활동 에너지를 만들어내는 대단히 중요한 비타민이다. 비타민 B군의 작용을 아는 데 가장 쉬운 예가 '견비통'이다. 견비통은 피로가 증세로 나타난 것이라고 할 수 있다. 이것을 생화학적으로 설명하면 유산 등 대사의 중간 물질이 쌓여서 배설되지 않는 상태라고 할 수 있다.

그 기구를 설명하면, 다음과 같다. 사람이 먹고 마시는 음식에서 에너지원이 되는 것은 당분과 지방분인데, 지방분도 체내에서는 당분으로 변화한다. 체내의 당분은 혈액에 의하여 전신의 세포로 운반되고, 세포에서는 비타민 B_1이 중계역이 되어서 당분을 분해하고, APT라는 모양으로 활동의 에너지원이 만들어진다.

이 과정을 전문적으로 당질대사 또는 에너지 대사라고 부르며, 실제로는 대단히 복잡한 단계가 있지만 간단히 비유하면 당분이 가솔린이라면 비타민 B_1은 그 가솔린의 불을 붙이는 성냥, APT는 폭발 에너지라고 생각하면 될 것이다.

폐물로서 생기는 유산도 당분의 일종이므로, 비타민 B_1이 많이 있으면 다시 한 번 당질대사에 참여하지만, 최후에는 물과 탄산가스로 분해하며, 비타민 B_1이 부족하면 유산이 분해되지 않고 남게 되는 것이다. 덜 탄 가스가 남게 되는 것이며 이 유산이 축적되어 있기 때문에, 견비통이 생기거나 피로가 풀리지 않는다. 이른바 유산은 견비통 물질이며 피로물질이라는 것이다.

최근의 젊은이들을 보면 식생활이 고르지 못하여, 집중력이 부족하거나 침착성이 없거나 초조해 하기 쉬운 상태에 있는 것이다. 언뜻 보아 영양과는 아무런 관계도 없는 것같이 보이지만 사실은 영양과 크게 관련이 있다는 사실이 드러나고 있다.

과학잡지 <네이처>에는 일본인은 구미의 사람들보다 지능지수가 높은데, 그 원인의 하나가 '영양의 개선'에 있다 라고 하는 논문이 발표되어 큰 화제를 일으킨 일이 있다.

최근의 의학이나 뇌 정신의학에서는 인간의 능력과 영양과의 관계가 점차 의학적으로 밝혀지고 있다. 예를 들면, 방사능을 첨가한 포도당은 뇌의 활동에 따라 특정한 장소에서 대사되는 것이다. 즉, 소리를 듣고 있을 때에는 측두엽, 물건을 보고 있을 때에는 후두엽 등과 같이 특정한 부위에서만 포도당 대사가 높아진다는 것을 알 수 있게 되었다. 뇌의 영양 보급은 활동에 따라 혈관이 확장하여 그 부분에만 많은 혈액이 흐르도록 되어 있기 때문이다. 이 포도당은 뇌 속에서도 완전 연소하여 에너지화 할 필요가 있는 것이다.

즉 포도당이 완전 연소하려면 비타민 B_1, B_2, B_6, B_{12}, 나이아신, 엽산 등 여러 가지의 비타민 B군이 충분히 준비되어 있어야 한다. 그렇지 않으면, 뇌에 축적되어 있는 비타민 B군이 소모되어 간다. 또 한편 포도당은 완전히 연소하지 못하고 연소하다 남은 유산이 뇌 속에 쌓이게 된다.

이것은 알코올 중독증으로 장기간에 걸쳐서 알코올을 계속 마시고 있는 사람의 뇌에 유산이 많은 것과 같은 상태이며, B군이 부족한 식사를 오래 계속할 경우에는 정상적인 정신활동이 불가능하게 된다. 대수롭지 않은 일로 동요하기 쉽고 과대 망상적이 되며 성질이 급해지고 건망이 심해진다.

여기에 동물실험에서 B_1 결핍증을 인위적으로 만들었을 때의 데이터가 있다. B_1을 첨가한 사료를 마음대로 먹인 흰쥐 군의 뇌를 해부해 보면, 대뇌나 소뇌에 비하여 간뇌에 가장 많은 B_1이 함유되어 있었다.

한편 B_1이 결핍된 먹이로 사육한 흰쥐 군에게는 3주일쯤부터 뇌 속의 B_1의 양이 50% 이하로 떨어져 있다. 그리고 뇌의 비타민 B_1의 함유량은 이때부터 급속히 감소하는 경향이 있다. 뇌의 변화는 우선 뇌의 전정

신경핵에 부종이 생기고, 그곳에서부터 수초가 파괴되었다. B₁과 칼슘의 양쪽이 결핍된 먹이로 사육하면 뇌 속의 변화로서 시냅스가 변성하는 것이다.

이들의 변화에 수반하여 알코올 중독의 전형적인 증세인 베르니케 뇌증이 나타난다. 보통 이들 증세는 알코올 중독환자에게 공통된 것으로 언어장애, 심한 건망증, 장소나 시간을 가늠하지 못하는 것, 헛소리 등의 증세가 나타난다. 이때에는 동물실험에 사용한 동물의 뇌에 비타민 B₁이 결핍되어 있을 뿐만 아니라, 뇌의 변성이 일어나며 대량의 유산이 축적되어 있는 것이다.

현재는 동물실험에서 알코올을 주입하지 않고도 심한 비타민 B_1 결핍증을 일으키게만 해도 베르니케뇌증을 만들 수 있다.

결국 외식에 많은 고칼로리, 저비타민 B_1 식을 계속 먹는 것만으로도 정신장애를 일으킬 수 있는 것이다. 여기서 알코올 중독과는 다른 스트레스 시대의 정신 이상의 원인을 찾아볼 수 있다.

🔵 비타민 B군은 에너지의 원천이다

어떤 젊은이가 각기 증세로 하반신의 부종과 보행 곤란으로 입원을 하게 되었다. 이 사람은 식사 시간이 불규칙하여 식사를 제대로 하지 못하고, 언제나 스낵이나 라면 등 인스턴트 식품을 먹으면서 일을 하고, 퇴근할 때에는 회사 앞에 있는 술집에서 술을 마시고 귀가하는 생활을 약 1

년 했다. 집으로 돌아올 무렵에는 배가 부른 상태여서 충분히 식사를 하지 않았다는 것이다.

이 사람의 경우 칼로리는 충분하지만, 칼로리를 체내에서 에너지로 바꿔주는 비타민 B군이 거의 제로의 상태였던 것이다.

후생성이 정한 하루 비타민 소요량에 의하면 비타민 B_1 600mg, B_6 가 600mg, 비타민 B_2가 600mg으로 되어 있고, 국민 영양조사에 의하면 일본인은 이 소요량을 섭취하고 있다는 것이다.

그러나 이 비타민 B군이라는 것은 수용성 즉, 물이나 뜨거운 물에 녹는 성질을 가지고 있는 비타민으로, 요리를 할 때 끓이거나 데치거나 또는 볶거나 하면 파괴된다.

일본 교또 대학의 이도가와 교수의 실험에 의하면 조리 전과 조리 후를 비교하면 비타민 B군은 약 50%나 감소한다는 것이다. 따라서 비타민 B군은 소요량의 약 2배를 음식물에서 섭취하는 것이 스트레스에 대항하기 위해서는 필요하다고 할 수 있다.

비타민 B군과 함께 스트레스 대책에 중요한 요소가 되는 영양소는 칼슘이다. 칼슘이라고 하는 것은 뼈를 만드는 재료라는 인상이 강하지만 실은 체내에서는 그보다 더 중요한 역할을 하고 있다. 칼슘은 인체 내에 약 1kg쯤 있는데 그 중 99%가 뼈와 치아에 함유되어 있다. 그러나 문제가 되는 것은 나머지의 1%이다. 이것은 주로 혈액, 림프액 등의 체액 속에 이온으로써 존재하고 있다.

이것은 신경이나 근육의 기능을 돕거나, 혈액을 응고시키거나 세포 내의 효소의 작용을 하는 것으로 미네랄 중에서 이보다 중요한 것은 없다.

특히, 칼슘은 신경계통에 큰 영향력을 가지고 있다. 예컨대, 흰쥐를 칼슘 결핍증에 걸리게 하면 불안해 하며 결국에는 서로 잡아먹는 일조차 일어난다. 사람의 경우에는 이러한 실험을 할 수 없지만 임상적으로는 확인되고 있다.

예컨대 유산과 같은 것을 인공적으로 만들어 노이로제 환자의 그룹과 그렇지 않은 건강한 사람의 그룹에게 투여한 실험이 있다. 유산염을 노이로제 환자의 그룹과 건강한 사람의 그룹에 주입하였더니 양쪽 그룹이 모두 불안하다고 호소하는 사람이 나왔지만 노이로제 환자 그룹 쪽이 심했다.

그러나 먼저 칼슘을 준 후에 유산염을 주면 불안한 증세는 나타나지 않았다.

스트레스가 가해지면 가해질수록 체내의 칼슘은 소비되고, 또 요중의 배설량은 많아져서 결핍증에 박차를 가하게 된다. 정신적 불안이 커지면 유산이 생기기 쉽고 칼슘은 이것을 억제하는 것 같다는 사실을 이 실험을 통하여 알 수 있다.

그리고 또 하나의 사실은 비둘기의 실험에서 알 수 있다.

뇌세포에 얼마나 비타민 B_1이 저장되어 있는가를 측정한 실험에서는 비둘기를 두 군으로 나누어 각각 칼슘을 첨가한 백미와 첨가하지 않은 백미의 모이를 주었는데, 뇌 속에 저장된 B_1의 양에 대단한 차이가 생긴 것이다.

물론 칼슘 첨가 군의 뇌 내 B_1이 많았다.

결국 칼슘은 그 자체가 자율신경계통의 안정제일 뿐만 아니라 뇌 속에 비타민 B_1을 저장하는 데 필요한 물질인 것이다. 식사를 통하여 섭취되는 칼슘과 비타민 B_1의 양이 적은 현대인의 뇌 속의 비타민 B_1의 저장이 상승적으로 적어지게 되는 것이다.

칼슘을 많이 함유하고 있는 식품 중에서도 시금치의 칼슘은 수산칼슘이라는 화합물의 형태를 하고 있어서, 인체의 영양으로는 효력이 별로 없다고 한다.

후생성이 권하고 있는 칼슘의 소요량은 1일 600mg이다.

그러나 비타민 B_1과 같이 칼슘도 스트레스를 받으면 계속하여 소비되며, 요중에 배설된다. 이러한 점을 생각하면 넉넉하게 섭취하는 것이 바람직하다.

🌀 비타민 C는 스트레스 저항 호르몬이다

비타민 B군, 칼슘과 함께 스트레스 대책에 없어서는 안되는 것이 비타민이다. 이것은 부신피질 호르몬의 원료가 되는 중요한 비타민이다.

부신이라는 것은, 신장 위에 있는 작은 기관이며 몸이 스트레스를 받으면 부신수질에서 아드레날린을, 부신피질에서 부신피질 호르몬을 분

스트레스를 모르는 사람이 아름답다

262

비하여 스트레스에 대항하는 것이다.

부신피질 호르몬은 당질, 지질, 단백질의 대사를 촉진하여 에너지를 만드는 동시에, 염증을 억제하는 작용을 가지고 있다. 따라서 부신피질 호르몬은 피부염 등의 연고 약으로도 사용되고 있다. 비타민 C는 이러한 작용을 가진 부신피질 호르몬의 재료가 되는 것이다. 비타민 C는 부신피질 호르몬의 재료로서 언제라도 필요할 때에는 합성할 수 있도록, 항상 부신에 대량으로 저장되어 있다. 특히, 현대인은 많은 스트레스에 둘러싸여 있기 때문에 아무리 비타민이 부신에 저장되어 있다 해도 모자랄 정도라고 할 수 있다.

오늘날의 스트레스라고 하면 정신적인 스트레스 외에 질병이나 감기 그리고 심한 운동이나 공부, 시험 등 다양하여 비타민의 필요량은 생각보다 훨씬 많아지고 있는 것이 틀림없다.

사람이나 원숭이나 몰모트 등을 제외하면 대부분의 동물은 체내에서 비타민을 합성할 수 있다. 쥐나 고양이 등은 스트레스를 받으면 비타민을 당장 합성할 수 있다.

실험에서 흰쥐의 몸을 꼬집거나 널판 위에 묶어서 눕혀 두거나 거꾸로 매달아 스트레스를 주면, 비타민의 합성량은 필요에 따라서 평상시의 10배 가까이 증량한다.

21세기를 향하고 있는 인간의 비극은 한없이 계속 늘어만 가고 있고, 또 동물에 비하면 상승작용을 가진 스트레스에 대하여 훨씬 비타민 C는 부신피질 호르몬의 합성 능력에 관한한 무방비 상태에 있다는 것이다.

또 다른 동물실험을 소개하기로 한다. 비타민 C를 합성하지 못하는 몰모트를 사용한 실험에서, 비타민이 결핍된 먹이로 사육하여 하루 4시간씩 몸을 고정시켜 스트레스를 주면, 비타민의 배설량이 37%나 감소하였다. 그리고 고정된 스트레스를 제거해 주면 비타민의 요중의 배설량은 서서히 회복되었다. 결국 부신피질 호르몬의 재료인 비타민 C는 스트레스가 심해지면, 요에 배설되지 않고 부신피질 호르몬 합성에 이용되는 것이다.

비타민 C라고 하면 과일을 생각하게 되며 특히 딸기, 키위 등에 많이 함유되어 있으며 또한, 많은 종류의 짙은 녹색의 야채, 감자나 양배추에도 상당한 양이 함유되어 있다. 그러므로 과일만 먹을 것이 아니라, 짙은 녹색의 야채 요리나 감자류의 요리도 권하고 싶다.

또 차 중에서 녹차, 말차 그리고 시차는 비타민 C의 함유량이 많으며 약간 떫은 맛이 있지만 음용하면 좋을 것이다.

여대생을 대상으로 시험 때의 스트레스가 평상시의 스트레스와 비교하여 얼마나 많은 차이가 있는가를 조사한 실험이 있다. 그리하여 시험 시에 요중에 배설되는 부신피질 호르몬의 대사 산물의 양을 측정했는데, 역시 예상대로 시험 때에는 스트레스가 증대하기 때문에, 요중에 배설되는 부신피질 호르몬 대사 산물의 양이 많았다는 결과가 나왔다. 스트레스의 증대는 정신적 긴장 외에도 수면 부족이 크게 영향을 주는 것으로 보았다.

비타민 C 외에도, 비타민 C군의 하나인 판토텐산이 스트레스를 받았을 때에 대단히 중요하다는 것을 동물실험에서 알 수 있다. 판토텐산 결핍의 먹이를 먹고 있는 몰모트에 스트레스를 부가하면, 보통 먹이를 먹이고 있는 몰모트에 비하여, 요중에 배설되는 부신피질 호르몬 대사물질이 상당히 많아진다는 것이다.

스트레스를 받으면 비타민의 필요량이 평소와는 다르다는 연구는 이외에도 많이 있지만, 한 마디로 말할 수 있는 것은 스트레스를 받고 있는 사람일수록 많은 영양 특히, 소모하기 쉬운 비타민 군 등을 충분히 섭취하지 않으면 스트레스에 대응할 수 없다는 것이다.

그런데 현대의 회사원들을 보면, 이렇게 스트레스가 증대하고 있는 시대를 살면서도 식사로 섭취하고 있는 비타민류는 오히려 해마다 감소하고 있다. 특히 젊은 회사원은 입맛에 맞는 햄버거, 라면 등의 인스턴트 음식이나 청량음료를 많이 먹고 있기 때문에 스트레스에 취약한 사람들이 증가되는 추세이다.

레시틴도 스트레스에 효과가 있는 영양소이다. 레시틴이라는 용어가 귀에 익숙하지 않을지 모르지만, 이것은 달걀의 노른자위나 콩의 씨눈에 함유되어 있는 물질로 물과 기름을 결합시키는 성질을 가지고 있다.

예컨대 마요네즈는 식초와 샐러드 기름에 달걀의 노른자위를 섞어서 만드는데, 식초는 수용성의 액체이기 때문에 본래 기름과는 섞이지 않지만, 노른자위를 풀어서 넣으면 노른자위 속의 레시틴이 물의 분자와 기름의 분자를 양손에 쥐고 순조롭게 섞어지게 한다.

일반식품에서는 초콜릿이나 아이스크림을 만들 때에 식품 첨가제로 사용하고 있다. 식품첨가제라고 해도 그 원료는 콩과 같은 자연식품이므로 걱정할 것은 없다. 오히려 레시틴에는 신경의 불안, 초조, 근심 등을 억제하는 효과가 있으며, 이전에는 정제된 레시틴이 신경안정제로 사용된 예도 있었다. 최근에는 강력한 신경안정제가 개발되어 의약계에서는 별로 사용되는 일이 없으나, 식품으로서는 스트레스 대책에 큰 도움이 되고 있다고 할 수 있다.

또 일본의 '요꼬다 심장병 연구소'의 요꼬다 박사에 의하면, 레시틴은 콜레스테롤 수치를 내리는 효과가 있으므로, 심장병이나 간장병 등의 성인병에도 효과가 있는 식품으로 유망시 되고 있다.

🔵 설탕의 과잉 섭취는 스트레스를 초래한다

어떤 식품을 섭취하면 스트레스를 막을 수 있느냐 하는 이야기는 일단 접어두고, 다음에는 어떠한 식품을 섭취하면 스트레스를 조장하느냐 하는 점에 대하여 생각해 보기로 한다.

우선 지적하고 싶은 것은 설탕이다. 이전에 7명의 대학생을 대상으로 하여 3주일 간에 걸쳐 혈당치의 변동을 조사한 일이 있다. 혈당치라고 하는 것은 혈액 중의 당분을 말한다.

식사를 하면 영양이 당분의 형태로 혈액 속으로 들어가서 혈당치가 변화하는데, 어떠한 식품을 먹으면 혈당치가 어떠한 모양으로 변화하는가를 일정 기간마다 조사하였다.

학생들에게 처음의 7일간은 밥, 다음 7일간은 같은 칼로리의 빵, 마지막 7일은 같은 칼로리의 설탕을 먹였다. 그 결과 먹고 나서 30분 후의 혈당치는, 밥이나 빵을 먹었을 때에는 먹기 전의 최대 20% 정도 증가한 것에 비하여, 설탕을 먹었을 때에는 2배나 되었다.

다음 2시간 후에 혈당치를 조사해 보았더니, 밥인 경우에는 먹기 전의 혈당치와 거의 같았는데, 설탕의 경우에는 놀랍게도 먹기 전의 반으로 줄고 있었다.

즉, 설탕을 먹으면 30분 후에는 혈당치가 배가 되고, 2시간 후에는 반으로 줄어들었던 것이다. 밥이나 빵도 높아졌다가 낮아지기는 하지만 설탕과 같이 급격하지는 않았다.

더욱이 문제가 되는 것은 설탕은 2시간 후에는 먹기 전의 반의 혈당치로 떨어져 버리는 것이다.

사람들이 공복이 되면 어쩐지 화를 잘 내고 불안해지거나 하는데, 이것은 실은 혈당치에 그 원인이 있는 것이다.

설탕의 양이 많은 것을 먹으면 설탕은 소장의 상부에서 흡수되어 포도당으로 변화한다. 그러나 설탕은 흡수가 빠르므로 이때 혈액 중의 혈당치는 급상승한다. 그리고 혈당치가 높아진 것이 자극이 되어 단번에 많은 인슐린이 분비된다.

인슐린은 혈당치를 내리는 작용이 있으므로 이번에는 반대로 단숨에 혈당치가 내려 가는 것이다. 게다가 그 내리는 것이 너무나도 빠르기 때문에, 단것을 먹기 전의 혈당치보다 훨씬 낮은 혈당치, 결국 저혈당 상태에 빠지게 되는 것이다. 저혈당 상태가 되면 심신의 불쾌한 증세, 예를 들면 현기증, 식은땀, 초조, 두근거림, 집중력이 없어지는 등의 증세가 나타난다. 이 상태를 벗어나기 위하여 손쉽게 혈당치를 올릴 수 있는 방법을 부지중에 취하게 되며, 그의 한 예로 단 과자나 청량음료를 마구 먹는 것인데, 그렇게 하면 확실히 혈당치는 저혈당으로부터 급속히 고혈당으로 올라가게 된다.

그러나 이렇게 해서 올라간 혈당치는, 처음에 말한 바와 같이 눈 깜짝할 사이에 또다시 저혈당으로 되돌아가 버리고, 저혈당과 고혈당 사이를 오르락내리락하게 된다. 이러한 상태가 반복하여 그때마다 인슐린의 이상분비가 계속되면, 성인병의 대표격이라고도 할 수 있는 당뇨병이 되는 것이다.

또 인슐린을 과다하게 분비하면 동시에 아드레날린도 과다하게 분비된다. 아드레날린은 실은 사람을 공격적으로 만드는 호르몬인데, 짜증을 내며 싸움을 하거나 충동적으로 판단하여 자기의 잘못을 인정하지 않고 다른 사람의 탓으로 돌리거나 하는 것이다. 예컨대 "체면이 깎였다"고 하면서 벌컥 화를 내거나 폭력을 휘두르는 것의 원인 중의 하나도 여기에 있다.

실제로 다른 조사에 의하면 비행청소년은 일반 중학생의 2배 이상이나 많은 청량음료를 마시고 있다는 결과가 나왔는데, 비행의 큰 원인의 하나로 저혈당이 관계하고 있는 것이 틀림없다.

더욱이 혈당치가 급속히 떨어지면 뇌의 산소 소비량도 평행하여 떨어지므로, 정신의 공백 상태나 강박관념, 교통사고나 범죄 등을 일으키기 쉬운 것이다.

미국의 오하이오 주 지방재판소 수석 보호감찰관인 리드 여사의 데이터에 따르면, 수용된 범죄자 106명 중 대부분이 혈당치 이상자였다고 한다. 설탕이 스트레스의 요인이 되고 있다는 것에 좀 더 주의를 기울여야 할 것이다.

설탕을 넣은 커피를 마시고 싶어 하는 사람, 하루에 몇 번 씩이나 단맛의 간식을 먹고 싶어 하는 사람, 하루에 몇 번씩 청량음료나 캔 커피를 마시고 싶어 하는 사람 등 이러한 사람은 평소부터 혈당치가 불안정하여 저혈당 상태에 빠질 위험이 있다. 혈당치를 안정시키는 것은 전분식이다. 더구나 분식보다는 입식이 제일이다. 쌀 중에서도 정백미보다는 배아미, 5분도, 2분도의 현미가 효과가 있다. 백미보다 현미가 흡수하는 데 보다 시간이 걸리기 때문이다. 시간을 끌면서 서서히 흡수되므로 혈당치가 큰 변동이 없기 때문이다.

빵이나 면류를 먹지 않고 밥을 먹으면 혈당치는 상당히 안정된다. 또 배가 든든하므로 간식을 먹고 싶은 생각도 들지 않는다. 뿐만 아니라 혈당치가 안정되면 기분도 안정될 것이고 스트레스에 대해서도 잘 대처할 수 있게 될 것이다.

● 당뇨병은 전형적인 스트레스 병이다

혈당치에 관한 화제가 나왔으니 아울러 당뇨병에 대해서도 생각해 보기로 하자. 실은 당뇨병은 어떤 의미에서는 전형적인 스트레스 병이라고 생각할 수 있다.

현재 일본에서는 당뇨병을 가진 사람이 놀랍게도 270만 명이나 된다고 한다. 그 중 2할 이상의 60만 명 가까운 사람이 약이나 인슐린 주사를 맞고 있다는 사실은 놀라운 일이 아닐 수 없다. 옛날에는 당뇨병으로 사망하는 예는 적었던 것 같다. 유럽에는 많았는데 제2차 세계 대전 중 식량이 부족하였을 때에는 환자가 격감하였다고 한다.

당뇨병에는 여러 가지 종류가 있으며 특히, 유전성인 것도 있지만 원인의 태반은 과식으로 인한 영양 과다와 운동 부족이다. 당뇨병을 사치병이라고 하는 이유도 여기에 있는 것이다. 다리를 사용하지 않게 된 현대인 그리고 아이들도 언제 당뇨병에 걸릴지 모르는 이른바 당뇨병의 예비군이라고 해도 무방할 것이다.

당뇨병의 역사는 오래 되었고, 일찍이 고대 이집트에서도 볼 수 있었으며, 인도의 고전에도 '요량이 많고 배설한 요에 개미가 모여 드는 병'이라고 정의하고, '밀뇨병'이라고 불리우고 있었다고 한다.

1889년 당뇨병은 췌장의 장애로 일어나는 병이라는 것이 독일의 스트라스브르그 대학의 민코프스기와 메링그에 의하여 밝혀졌다. 췌장에서 분비되는 인슐린의 부족이 초래하는 병이라는 인식이 이 시점에서 정착하게 된 것이다.

췌장에서 분비되는 인슐린은, 혈액 중의 당이 근육, 지방세포, 간장이나 뇌의 각 기관의 세포에서 유효하게 이용되기 쉽게 하는 작용을 가지고 있다. 다시 말해서, 포도당이 한 개 한 개의 세포막을 순조롭게 통과할 수 있게 해주는 것인데, 인슐린이 부족하면 포도당이 언제까지나 세포 속으로 들어가지 못하고 혈액 속으로 흘러나와 결국 고혈당 상태가 되는 것이다. 이것이 곧 당뇨병이다.

이 병은 많은 합병증을 일으킨다. 각 세포에서 포도당을 이용할 수 없게 되면 그 대신 지방을 이용하려고 한다. 그리하여 지방이 연소된다. 지방이 연소하면 케톤체라고 하는 매우 강한 산성물질이 생기고, 이로 인하여 혈액은 산성으로 기울어지게 된다. 이 때문에 피부가 가렵거나 부스럼이 생기기 쉽고 병에 대한 면역력이 약해지게 된다.

더구나 제일 큰 문제는 당분이 세포에서 충분히 이용되지 못하기 때문에 대단히 피로하기 쉽고 성인병에 걸리기 쉬운 악조건을 갖추게 되는 것이다.

스트레스가 심해지면 우리들의 신체는 본능적으로 스트레스에 대항하려고 아드레날린, 부신피질 호르몬, 갑상선 호르몬 등의 스트레스 저항 호르몬을 대량 분비하여 이에 대항하려고 한다. 그러나 이들 호르몬은 혈당치를 억누르는 인슐린의 작용을 방해하는 것이다. 따라서 스트레스를 받으면 인슐린이 부족하게 되고 당뇨병은 더욱 악화되어지는 것이다.

그러나 운동을 하면, 근육 속에서는 인슐린의 도움을 받지 않고도 당을 이용하는 작용이 증대하므로 혈당치를 낮출 수 있다. 그러나 지나치게 불규칙한 운동은 저혈당을 일으킬 위험이 있으므로 주의해야 한다.

권하고 싶은 것은 스스로 조절할 수 있는 '하루 8천보에서 1만보를 걷는 운동'이다. 만보계를 허리에 달고 하루에 1시간 정도 매일 걷는 것만으로도 당뇨병의 예방에 큰 효과가 있다.

당뇨병이라고 하면 '칼로리 제한'을 연상하지만 이것만으로는 충분하지 않다. 당뇨병을 치료하는 데 필요한 영양소 즉 아연, 크롬, 칼슘, 비타민 B_1, B_2, B_6, E, 아미노산, 불포화 지방산, 레시틴 등을 충분히 섭취하지 않으면 안 된다.

과식이 스트레스 체질을 만든다

심신 부조화의 하나로 칼로리를 지나치게 많이 섭취하는 데서 오는 것이 있다. 포테이토칩은 678칼로리, 아이스크림 1개는 373칼로리, 인스턴트 라면은 고명을 넣지 않아도 472칼로리, 쇼트케이크는 334칼로리로 현대인의 주위에는 의외로 칼로리가 높은 음식이 많고, 더구나 비타민이나 미네랄이 들어가 있지 않은 것이 많다. 이와 같이 간식으로 간단히 체내에 들어온 에너지를 소비한다는 것은 먹는 것만큼 용이한 것은 아니다.

예컨대, 매일 2시간씩 운동을 해도 600~700칼로리밖에 소비되지 않는다. 보통 경노동을 하는 회사원의 하루의 평균적인 칼로리 소비량은 2100칼로리이므로 매일 운동을 한다 해도 2700~2800밖에 소비할 수 없는 것이다.

간식 등으로 3500~4000칼로리의 에너지를 섭취한다면 남은 에너지는 다른 모양으로 소비하지 않으면 안 된다.

그런데 욕망이나 감정은 심신 양면으로부터의 에너지의 발산으로 생각할 수 있다. 원시시대에는 먹을 것을 얻는 것이 삶 그 자체였으므로 섭취한 에너지가 많을 수가 없었고 먹을 것을 손에 넣기 위하여 사람은 움직이거나 달리거나 했던 것이다.

현대는 지성이라는 것이 발달하였고 그로 인하여 반대로 욕망이 증대하고 감정이 복잡해졌다. 텔레비전을 보고만 있으면 의식주의 모든 상품을 요란한 광고로 "사시오 사시오" 하면서 우리의 욕망을 자극하고 있다.

그런데 자기 억제 능력이라는 것은, 몸 속에 남아 있는 심신의 에너지를 스포츠나 취미 등의 좋은 방법으로 발산시키려고 하는 능력을 말하는 것이다. 그러나 과식을 계속하면 체내에는 잉여 잔류 에너지가 마음과 몸의 양쪽에 쌓이게 된다. 과식을 하면 할수록 피로가 쌓이기 쉽고 스포츠를 할 기운도 없어지며 몸은 굳어져서 긴장하기 쉬운 상태가 된다.

스트레스가 대부분 긴장에서 오는 것이라고 생각하면, 과식은 무엇보다도 스트레스를 축적하기 쉬운 체질을 만든다고 할 수 있다. 과식을 하면 몸이 굳어져서 흉식 호흡을 하게 되고 호흡이 얕아져서 쉬어도 편안히 쉴 수 없는 만성피로 체질이 되어 버린다.

스트레스를 잘 받지 않는 건강체라고 하는 것은, 유연성의 폭이 큰 즉, 긴장과 이완의 폭이 큰 몸을 말하는 것이다. 놀이나 취미, 스포츠 등으로 에너지를 마음껏 발산함으로써, 근육이 유연해지고 잔류 에너지가 없으므로 사소한 일에 얽매여 번민하는 일이 없게 된다. 이 현상은 과식을 하며 운동 부족인 남성들에게 한한 것은 아니며 가정에 있는 여성도 해당되는 것이다. "동네사람들이 귀찮다, 시어머니와의 관계로 걱정이 끊일 새가 없다"고 항상 전화로 불평을 늘어놓던 친구가, 언젠가 결심을 하고 직장에 다니기 시작하고 반 년 후에 만났을 때에는 그녀의 달라진 모습에 놀라서 말도 나오지 않을 지경이었다. 밖에 나가서 일을 하게 되자, 외모를 가꾸고 그렇게 좋아하던 케이크도 거의 먹지 않았으며 무엇보다도 놀란 것은 동네의 일이나 시어머니에 대해서도 신경을 쓰지 않게 된 점이다. "말하고 싶은 사람은 말하게 내버려 두는 것이 상책이라는 것을 알게 되었어"라고 하는 그녀의 모습에는 활기가 있었다.

노동을 함으로 인해 잉여 에너지는 완전히 소비되고, 한가롭게 먹고만 있었기에 과잉 섭취했던 에너지는 하루 평균 500칼로리나 감소했다. 그녀의 스트레스 해소는 에너지를 완전히 소비한 덕택이 아닌가 하는 생각이 들었다. 더욱 다행스러운 것은 지금까지 신경질적인 어머니에게 꾸지람만 듣고 있던 아이들도, 최근에는 어머니가 달라지고 명랑해져서 매우 기뻐하는 것 같았다.

🌀 외식은 영양의 균형에 좋지 못하다

영양의 불균형이라는 점에서 마음에 걸리는 것은 외식 중심의 생활을 하고 있는 사람들의 일이다. 이전의 삿뽀로에 있는 여자전문대학에서, 그 학교의 생활을 비롯하여 시내 각종 학교의 남녀 학생 276명을 대상으로, 3일 간의 식사 내용을 계속하여 조사한 일이 있었다. 그 결과 놀라운 일은 아침을 먹지 않는 남자가 77%, 여자도 53%나 되었다는 것이다.

기숙사 생활을 하고 있는 사람은 물론이고, 근처에 양친이 살고 있어도 독립하여 아파트를 빌려서 학교에 다니면서, 대개 외식으로 끼니를 때우는 사람이 많은 것 같았다.

그들은 아침 식사를 거르고 있기 때문에 점심이 기다려지고, 남자의 경우 조리시간이 짧은 커틀릿 덮밥의 곱빼기를 시켜 허겁지겁 먹기가 일쑤이다.

외식 중에서 이러한 덮밥 종류는 닭고기 계란덮밥이든, 장어덮밥이든 많은 밥을 약간의 닭고기와 장어로 먹으려니 맛이 아무래도 짤 수밖에 없다. 그리고 덮밥에 곁들이는 것은 기껏해야 소금에 절인 야채나 된장국 정도이다. 이것으로는 야채 섭취가 부족하게 된다. 결국 덮밥은 비타민, 미네랄, 섬유질 등이 부족한 식사이다. 또 라면이나 메밀국수의 국물도 대단히 염분이 많으므로 건강을 생각한다면 국물을 다 마셔서는 안 된다.

야채를 평소에 먹고 있으면, 야채 속의 칼륨이 지나치게 섭취한 염분을 몸 밖으로 배설해 주는데, 중요한 야채를 먹고 있지 않으면 고혈압이 되기 쉽다.

또 외식 중에는 육식이 많다. 육식을 하여 야채를 먹지 않는 편식을 계속하고 있으면 호흡이 얕고 호흡수가 많아진다. 호흡이 얕고 호흡수가 많은 것은 단백질이나 지방을 많이 먹을 경우이며, 탄수화물을 많이 먹을 경우에는 산소와 이산화탄소의 균형이 잡혀져 깊은 호흡을 할 수 있는 것이다.

미국인으로 육식을 많이 하는 사람이, 선종의 스님들과 함께 좌선을 하고 명상에 잠기려고 해도, 호흡이 얕고 잦기 때문에 1시간을 앉아 있어도 뇌파가 전혀 안정되지 않았다고 하는 얘기가 있다. 사실 음식물에 의해서 호흡이나 자세가 달라지게 된다.

잦고 얕은 숨을 쉬게 되면 자세는 앞으로 굽어지고 어깨로 호흡을 하는 것 같은 모습이 되기 쉽다. 심호흡을 할 수 없기 때문에 산소 결핍 상태가 되고 몸이 나른해진다. 또 정신적으로도 불안정하게 된다.

🗨 위궤양을 예방하는 5가지 포인트

스트레스 증세의 전형적인 것의 하나인 위궤양과 십이지장궤양에 대하여 생각해 보기로 하자.

이들은 궤양이 생기는 장소가 다를 뿐이고 내용적으로는 같은 성질의 것이다. 현재 환자 수는 위궤양이 다소 많다고 한다. 십이지장은 위의 하부에서 소장으로 이어지는 길이 30cm 정도의 장으로 음식물은 이

곳에 들어가 본격적으로 분해된다. 위궤양과 십이지장궤양의 가장 많은 원인은 스트레스이다. 위궤양은 40세 이상, 십이지장궤양은 20대나 30대의 젊은 사원이 걸리기 쉬운 특징이 있다. 그런데 왜 스트레스에 의하여 궤양이 생기는 것일까? 위를 예를 들어 그 과정을 설명하기로 한다.

음식물을 소화하는 위액 중에는 PH 1.2라는 강한 산과 펩신이라는 단백질 분해효소가 포함되어 있다. 이들은 단백질로 만들어진 위의 내벽을 소화할 수 있는데, 이 내벽은 끈적끈적한 뮤신이라고 하는 물질이 위벽을 덮고 있어서 보호하고 있으나, 그래도 산이 뮤신의 막을 뚫고 들어가는 경우가 있다. 그러면 점막은 '중탄산이온'을 분비하여 산을 중화시켜 버리는 것이다.

그러나 스트레스를 받으면 자율신경이 과민해지고 혈관은 수축하여 혈액순환이 나빠지게 되어, 위는 빈혈을 일으키고 위의 감시원인 뮤신의 분비가 억제된다. 그렇게 되면 뮤신의 보호막이 없는 곳에 강렬한 소화액이 직접 흘러 들어가서 위궤양이 생기게 되는 것이다.

하룻밤 사이에 위궤양이 생겨서 큰 출혈을 했다는 얘기를 흔히 들을 수 있는데 이것이 곧, 스트레스로 인하여 산과 뮤신의 균형이 깨진 급성 위궤양의 예이다.

다음의 5가지는 위궤양을 예방하기 위한 방법이다.

1. 향신료, 염분이 강한 것을 삼가하여 산의 분비를 억제한다.
2. 식사 시간을 규칙적으로 하여 위를 비워두지 않는다.

3. 공복을 느낄 때 우유를 조금 마신다. 이렇게 함으로써 우유가 위벽을 덮어 산의 침투를 막는다.
4. 양질의 단백질인 유제품, 달걀 등을 거르지 않고 먹는다.
5. 위를 보호하는 뮤신을 많이 포함하고 있는 끈기가 있는 식품, 예를 들면 파나 토란 등을 먹도록 한다.

제10장

스트레스와
패션 연출법

스트레스의 정도에 따라
여성의 의복 선호도는 다르게 나타난다.
다양한 선호 경향은
의복의 색상, 디자인, 옷감 등에서
여성의 감정 상태나 분위기를
반영하고 있는 것이다.

🌀 의복의 선호

의복은 개인의 특성에 밀접하게 연관되어 심리적인 안락감을 제공하므로 인간은 마음을 편안하고 즐겁게 해주는 옷을 선호하게 된다. 특히 현대사회에서 의복에 대한 선호도는 여성의 개성에 따라 선택하는 경향이 있으며 아무리 유행하는 스타일의 옷일지라도 자신에게 어울리지 않는다고 생각되면 거부하게 되는데 이것은 옷감, 색상, 디자인의 선택에서 나타난다.

의복의 색상이나 옷감, 디자인의 선택은 여성의 기호에 따라 다르며 의복의 선택에 따라 여성의 외모도 변하게 된다. 그래서 의복을 잘 입었다고 느껴질 때는 자신감이 생겨 모든 일에 참여하고 싶어지며, 자신의 옷과 용모에 대해 더욱 자신감을 갖게 되는 반면, 인정받지 못했다고 생각되면 불안해지고 소외감마저 느끼게 되어 더욱 우울한 기분이 든다.

더욱이 의복을 잘 입는 것은 인간의 행복과 능력을 증진시키며 일의 능률을 위해서도 중요한 역할을 한다고 보았다. 또한 하트맨은 의복의 여러 가지 문제들을 해결함으로 심리적 욕구를 충족시킬 수 있다고 말했다.

프래셔는 오늘날과 같은 심리적 자아도취 시대에 의복이란 자신의 외모, 체형보다는 자신의 감정에 의해 좌우되며, 자신이 선택하는 의복의 형태는 자신의 신체뿐만 아니라 취향, 계급, 철학, 착용자의 흥미 혹은 유행에 대한 흥미상실 등의 요인에 따라서 다양하게 변할 수 있다고 말하였다.

색, 형태, 선, 질감은 그것들 나름대로의 특성과 감정을 지니며 개인마다 그것에 대한 느낌 또한 달라 착용자의 감정 상태나 분위기에 미치는 영향은 크며 여성은 의복에 민감한 반응을 보인다.

따라서 의복 착용이나 선호성은 사회생활에서 중요한 역할을 하며 한 개인에게 많은 영향을 미치고 그것은 개인에 따라 다르다. 즉 각 개인의 연령, 사회적 배경, 직업, 가치관, 성격 등에 따라 달리 형성하게 된다.

🔘 의복의 색채에 대한 선호

색은 우리들이 의복을 보았을 때 가장 먼저 강하게 반응하는 요소이다. 우리들은 의복을 보고 마음을 감동시키고 어떠한 기분을 유발시키는 매우 주관적인 색채의 경험을 하게 된다.

많은 심리학자들은 형태가 지적인 과정에서 발생하는 것이나 색채의 반응은 더욱 충동적이고 정서적이라고 하였다.

개인의 색상에 대한 습성과 선호는, 우리가 속해 있는 문화권의 틀 안에서 형성하게 되지만, 연령, 성, 사회 경제적 수준, 교육 수준 등에 따라 한정된다. 또한 적합한 색채의 의복은 개인으로 하여금 사회생활에 알맞은 외모를 가꾸어 주며 개인의 성격, 연령, 성별 등을 구별해 준다.

의복색은 일반적으로 핑크색 계통을 입으면 더 여성스럽게 보이고, 청색 계통은 냉담해 보이며, 브라운색 계통은 안정감이 있어 보인다. 그리고 의복의 색은 여대생의 의복 만족 요소 중 가장 큰 비중을 차지하고 있으며 육체적인 것뿐만 아니라 심리적으로도 편안함을 줄 수 있다. 이와 같이 의복의 색은 우리의 감정 상태와 밀접한 관계가 있음을 알 수 있다.

루이스 체스킨은 여성이 자극이 강한 색으로 남성을 감정적으로 제압한다고 하였으며, 여성은 밝은 색, 남성은 순색의 선호율이 높으며 여성은 남성보다 색채에 대한 감수성이 높다고 하였다.

색채는 우리의 인성 발달에도 영향을 미쳐 연령이 낮은 여성은 채도가 높거나 난색 계열의 유목성이 높은 색을 선호하며, 연령이 증가함에 따라 대체로 난색 계열에서 한색 계열로 색채 선호가 변화되는 경향이 있다.

필자가 뉴욕의 여대생을 대상으로 선호하는 색상을 조사한 결과 파랑색, 흰색 순이었으며, 여고생을 대상으로 한 어떤 연구에서는 밝은 청색 계통을 가장 높게 선호하는 것으로 나타났다.

학자들의 연구에 의하면 밝은 색을 좋아하는 사람이 실천적이고 과단성이 있으며 행동적인 반면, 어두운 색을 좋아하는 사람은 이론적이고 사려성이 깊고 내향적, 사색적이라고 한다. 또한 밝은 색을 선호하는 여성일수록 경제 관념, 지배력, 과시욕이 크며, 탁한 색을 선호하는 성인 여성은 비경제적이고, 명성이나 권력 추구에 관심이 적은 것으로 나타났다.

콤톤의 정신질환자를 대상으로 한 연구에서 정서적으로 적극적인 사람은 따뜻하고 밝은 색을 좋아하고, 정서적으로 우울한 사람은 차가운 색을 선호한다고 나타났다.

배색에 있어서 보색 배색을 선호하는 여성은 단순하고 감정적이며 속박과 제약을 싫어하고 흥분을 잘하며 자제성이 적은 것으로 나타났다.

🌀 의복의 형태에 대한 선호

의복 디자인의 요소 중, 선은 가장 자유롭고 다양하게 변화시켜 사용할 수 있고, 유행에 따라 민감하게 변화한다. 또한 형의 영역을 포함하고 있다.

여대생을 대상으로 한 선의 형태 선호에 대한 연구에서 유선을 좋아하는 여성은 보다 여성적인 특성이 있으며, 스포티한 스타일을 좋아하는 여성은 보다 남성적 특성이 높았다. 디자인에 있어서는 개성적인 것을 특히 강조하는 여성은, 충동적이며 사려성이 적고 결단력이 있으며 여성적인 반면에, 무난한 디자인을 좋아하는 여성은 남성적이고 자제성이 강하며 사려성이 깊은 것으로 나타났다.

한 연구의 연구결과에서도 여대생들이 직선적인 느낌이 나는 튜블라 실루엣과 여성적인 느낌이 나는 버판트 실루엣 중 부드러운 느낌이 나는 스타일을 더 선호하며, 패션과 스타일에 대한 관심이 높은 여대생일수록 정치적, 심리적 가치관이 높다고 하였다.

대체로 여학생을 대상으로 한 스타일의 선호는 평범하고 무난하며 정장 스타일보다는 스포티하고 활동적인 것으로 나타났다.

라이안은, 폭이 넓고 주름이 많은 스커트는 쾌활하고 밝은 분위기를 형성하며 드레시한 의복은 여성적이고 세련되게 느껴지며 정장 스타일은 안정되고 평온한 느낌을 주어 자신감을 갖게 한다고 한다.

성인의 의복과 심리 변화

성인기는 사회적·개인적 특징에 따라 차이가 있으나 일반적으로 20~30대의 성년기, 40~50대의 중년기, 60대 이상의 노년기로 분류된다. 이들의 의복에 대한 심리적 변화는 남성보다는 여성이 더 크게 경험하며 또한 연령층에 따라 달라진다.

의복에 대한 만족이나 불만은 특히 20세 전후에 있어서 개인의 행동과 기분에 많은 영향을 주고 있고, 20대는 이미 자신이나 사회가 성인으로 인정하는 시기로 또한, 각 개인의 성격이 의복의 선택에도 영향을 미치고 있다.

라이안은 여대생을 대상으로 한 연구에서, 행동이나 기분의 변화를 말해주고 있는데, 옷의 만족과 능률과의 관계를 다룬 허트록의 질문에 의해 88%가 옷이 잘 어울릴 때는 일의 능률이 오르며, 97%는 잘 어울리는 옷을 입음으로 자신감을 증가시킬 수 있다고 했으며, 그들의 마음의 기쁨과 안정에 많은 영향을 준다고 95%가 답한 것으로 나타났다.

한 학자의 연구에 의하면 기분에 영향을 미치는 것은 색과 형태였으나 선택에서는 질감도 큰 비중을 차지하며 특히, 30세 이후의 주부들은 질감을 우선적으로 고르고 있으며, 30세 이전에는 색이 우선이 되는 것으로 나타났다. 이것은 나이가 많은 여성들이 멋보다는 심리적인 것과 신체적 편안함을 고려하였기 때문일 것이다.

착용자의 기분을 가장 많이 좌우하는 요소는 색과 형태로 30세 이전에는 형태가 많고, 30세 이후에는 색이 많은데, 이것은 나이가 들수록 형태보다는 색에 더욱 많은 관심을 갖게 됨을 나타낸다. 특히 20대 남녀는 의복에 대해 높은 흥미와 관심을 가지며 동료로부터 인정받고자 하는 욕구가 강하기 때문에 자신의 의복이나 외모에 대한 만족도는 기분과 행동에 상당한 영향을 미친다.

로센크란조의 연구에 따르면, 20대 젊은층의 여성이 30대 이후의 여성들보다 의복에 대한 흥미가 높았다고 하였다. 또 다른 학자의 연구에 의하면, 20대는 의복 형태 전반에 걸쳐 많은 관심을 보였으며 그 다음이 40대, 30대 순으로 나타났다.

서반 조지의 연구 결과에 의하면 성인 남녀는 의복 구입시 사업상 중요한 때를 제외하고는 모든 경우에서 안락감을 우선적으로 선택하였으며 또한 다른 학자는 기혼 여성들은 연령이 증가할수록 안락감을 선호하는 경향이 두드러지게 높았으며 미적 관심이 많은 사람이 쾌적하고 편안한 의복을 좋아한다고 하였다.

차론은 남자 대학생 사이에서 1학년보다 4학년이 되면 의복에 관심이 낮아진다고 하였으나 드라크는 남자의 의복 관심은 보통보다 낮은 편으로 직업과 수입에 크게 영향을 받으며, 나이가 많아질수록 관심이 높아진다고 하였다.

결론

본 연구는 성인이 선호하는 의복 디자인 요소와 그들의 스트레스 정도와의 관계를 규명하기 위한 것으로 성인 남녀 250명을 대상으로 하여 조사 실시하였다. 조사 방법은 스트레스 수준으로 홀머스의 S.R.R.S를 사용했으며, 의복 디자인 선호도는 연구자가 선행 연구를 참고로 하여 만든 후 신뢰도 검사를 받아 사용하였다.

연구 결과는 다음과 같다.

첫째, 의복 디자인 선호도와 스트레스의 정도에 따라 부분적으로 상당한 차이가 있었다.

1. 의복의 색상 선호에서는, 기본색에서만 상당한 차이를 보여 스트레스가 심한 집단이 파랑색과 보라색을, 스트레스가 약한 집단이 빨강색을 선호하였다. 중간색과 무채색에서는 차이가 없었으며, 색의 특징에서는 상당한 차이가 있었다. 그러나 상당한 차이를 나타내지는 않았지만 대체로 스트레스가 심한 집단이 약한 집단에 비해 저채도와 보색 배색을 선호하는 것으로 나타났다.

2. 의복의 형태에 있어서는 선, 디테일, 스타일 중 선에서만 부분적으로 상당한 차이를 나타내어, 스트레스가 심한 집단이 약한 집단에 비해 곡선을 선호하는 것으로 나타났다.

둘째, 의복 디자인 선호도와 인구통계학적 특성별로 본 스트레스가 심하고 약한 집단과는 상당한 차이가 있었다.

1. 성별에 있어서 남자는 디테일에서, 여자는 선과 스타일에서 각각 상당한 차이를 보였다. 즉 스트레스가 심한 남자 집단이 단순 디테일의 디자인을 선호하였고, 스트레스가 심한 여자 집단은 약한 집단에 비해 곡선과 정장 스타일을 선호하였다.

2. 연령에 있어서는 선에서만 상당한 차이를 나타내어 특히, 30대의 스트레스가 심한 집단이 약한 집단에 비해 곡선을 더 선호하였다.

3. 결혼 여부에 있어서는 선에서만 상당한 차이가 나타났고, 특히 기혼자의 스트레스가 심한 집단이 약한 집단에 비해 곡선을 선호하였다.

4. 교육 수준에 있어서도 선에서만 상당한 차이를 나타내어 특히 대학 졸업자와 대학생의 스트레스가 심한 집단이 약한 집단에 비해 곡선을 선호하였다.

5. 종교 유무에 있어서는 선과 디테일에서 상당한 차이를 나타내어 특히 종교를 지닌 자의 스트레스가 심한 집단이 곡선을 선호하였고, 종교가 없는 스트레스가 심한 집단은 약한 집단에 비해 단순한 디테일의 디자인을 선호하였다.

이상의 연구결과로 볼 때 의복 디자인의 요소 중, 스트레스가 심한 집단과 약한 집단에 따른 색과 형태의 선호는 부분적으로 상당한 차이를 보였다. 또한 인구 통계학적 특성별로 볼 때, 스트레스가 심한 집단과 약한 집단에 따른 의복 디자인 선호도는 부분적으로 상당한 차이를 나타냈다. 즉, 스트레스가 약한 집단에서는 선명하면서 따뜻한 계통의 색을 그리고 남성적인 직선을 선호하였다. 이와 같은 선호 경향은 생활에서 얻은 많은 불안, 갈등, 압박 등의 스트레스로 인해 소극적, 내향적 성격이 형성되어 나타난 것이라 본다. 또한 이런 기분 상태에서 벗어나 좀 더 안정된 정서를 찾으려는 욕구에서도 기인된 것이라 여겨진다.

그러나 본 연구는 특정 지방에 거주하는 성인 중 극히 일부만을 대상으로 임의로 표집했기 때문에 확대 해석에는 신중을 기해야 할 것이다. 또한 스트레스 측정 도구에서 '일만불'이라는 것은 국가적 시대적인 경제관념에 따라 변할 수 있는 것으로 인식해 두길 바라며, 계속적으로 연구된 결과가 아니기 때문에 모든 사람에게 전부 적용되지 않을지도 모른다.

따라서 앞으로는 이런 문제점을 해결해 가는 방향으로 많은 연구가 필요하다고 보며, 본 연구 결과가 연구 자료로서 기초가 되었으면 한다.

제11장

여성들이여,
스트레스를 다스리자

스트레스를 두려워하지 않는 여성은
스트레스를 어떻게 풀 것인지 잘 안다.
정신 자세를 바로 가짐으로,
휴가를 통하여,
아니면 간단한 운동을 통하여
스트레스는 충분히 정복될 수 있다.

1
스트레스 퇴치를 위한
정신 자세

스트레스를 인생의 일부로 인정한다

스트레스는 회피할 수 없는 인생의 한 부분이다. 그것은 자연스럽고 불가피하며, 우리 모두가 예상하고 있는 것이다. 불행하게도 우리는 자주 이 명백한 사실을 간과하며 생활상의 모든 일들이 순조롭게 진행되어야 한다고 잘못 생각한다. 그 결과 어떤 어려움이 생겼을 때 우리는 과민하게 반응하며 불필요하게 혼란되거나 화를 내거나 불안해 한다.

우리가 문제들을 자연스럽고 정상적인 것으로 받아들이게 되면 보다 현실적이고 효과적으로 반응하게 될 것이다.

이 책에서 스트레스를 우리 인생에서의 요구와 사건들에 대한 내적 반응으로 정의한 것을 기억하자. 이 단원에서는 스트레스의 내적 요소를 강조하고자 한다. 만일 생활에서 불가피하게 요구와 압력이 있을 때 우리는 우리의 반응(내적 요소)을 더 잘 관리할 수 있게 된다.

우리는 스트레스 상황을 회피할 수 없다. 머피의 법칙을 기억하라. 잘못될 가능성이 있는 일은, 꼭 그렇게 된다. 상황이 언제나 그렇게 나쁘지는 않더라도, 우리가 일을 하거나 개인적 관계를 맺을 때 곤란이나 좌절을 피할 수 없다고 가정하는 것은 사실이다. 따라서 우리는 스트레스를 예상하고 기대한다.

당신은 차를 가지고 있는가? 차가 고장이 날 수도 있다.

아이들이 있는가? 그 아이들은 항상 시키는 대로 행동하지는 않는다. 시장에 가려 하는가? 때로는 가게가 붐빌 수도 있고, 상인이 속일 수도 있다. 직장에 나가는가? 때로는 동료들을 믿을 수 없는 경우도 있다. 때로는 남자 동료나 상사로부터 조롱을 받을 수도 있다.

자신의 생활에서 스트레스를 증가시키는 손쉬운 방법이 있다. 위의 말을 무시하고 모든 일이 자기 뜻대로 될 것이라고 기대하라. 참으로 이상하게도 많은 여성들이 부지불식간에 바로 그렇게 한다.

우리는 곤란을 예상하지 않는다. 일이 계획한 대로 되지 않으리라는 가능성은 고려하지 않고 상세한 스케줄을 짠다.

기대하지 않았던 일이 일어나면 크게 놀라게 된다.

그럴 경우에는 어떻게 하는가? 우리는 화가 나 당황하게 되고 특히 자기에게만 인생이 불공정한 것처럼 행동하게 된다. 바람이 새는 차바퀴를 차면서 내게는 결코 그런 일이 일어나서는 안 된다고 생각한다. 사장님이나 선생님 혹은 남편이 마음에 들지 않는 행동을 하면, 그들이 언제나 바라는 대로 행동하지는 않는다는 것을 잊어버리고 여성들은 화를 낸다.

'끔찍해. 내게는 이런 일이 일어나서는 안 돼'라고 생각하기는 쉽다.

잠시 동안 당신이 새 직장에 지원한다고 가정해 보자. 분명히 당신은 모든 일이 순조롭게 이루어지기를 바랄 것이다. 그러나 전형적이고 정상적으로 일어나게 될 일들을 생각해 보자. 이력서를 쓰려고 하니 마땅히 자리가 없다. 여성에게 제한하는 곳이 너무 많다. 사무실로 가는 버스는 느리다. 도착해 보니 다른 지원자가 먼저 와 있다. 면접할 때는 예상하지 못했던 질문들이 있어서 주의 깊게 준비했던 답들은 해보지도 못했다. 이런 일들은 모든 여성에게 일어나고 당신에게도 생긴다.

그러한 어려움에 어떻게 반응할 것인가? 당신이 암암리에 모든 일이 잘될 것이라고 가정했다면 화가 나고 당황하게 될 것이다. 이 어려움을 자연스럽고 불가피한 것으로 받아들이면 보다 차분히 반응하게 되고, 그것을 더 잘 다루어 갈 수 있는 위치에 서게 된다. 또한 문제 해결식 접근(방법 3)을 적용하는 데도 유리한 위치에 있게 된다.

이것이 의미하는 바는, 우리가 인생에서 현실을 수용하는 태도를 가지게 되면 스트레스를 감소시킬 수 있다는 것이다. 현실의 수용은 지나치게 당황하거나, 화내거나, 격분하지 않고 그것의 존재를 인식한다는 의미이다. 이는 생을 있는 그대로 받아들이고, 그것이 달라질 것을 요구하지 않으면서 거기에 반응하는 것이다. 수용하게 되면 우리는 "이 일이 나에게 일어나서는 안 된다"라고 말하는 것을 멈추고 대신에 "나는 일이 일어나는 대로 받아들이고 그것을 해낼 것이다. 나는 바로 지금 이것과 함께 지낼 수 있다"라고 말하게 된다.

예를 들면, 여러 해 동안 여러 종류의 청중들에게 강연을 하고 난 후, 필자는 여성들이 때때로 내가 말한 것을 잘못 해석한다는 점을 알았다. 강연이 끝난 후 질의 시간에 그들은 강연에서 이미 분명히 대답된 질문을 하고 필자가 전혀 제시한 바 없는 생각에 대하여 논박을 한다. 내가 아무리 분명히 하려고 애쓰더라도 언제나 이런 일이 일어난다. 나는 잘 듣지 않은 여성들에게 화를 낼 수도 있고, 분명한 의사소통을 하지 않은 나 자신에게 화가 날 수도 있다. 또한 자기 생각의 전달을 포기할 수도 있다. 혹은 군중들과 의사소통 한다는 것은 힘든 일이고, 집단 앞에서 연설을 할 때는 언제나 오해와 잘못된 의사소통이 있을 수 있다는 사실을 받아들일 수도 있다. 만일 이러한 현실을 받아들이지 않는다면 우리는 매번 화가 나고 당황하게 될 것이다. 그 사실을 받아들이고 나면 의사소통을 개선하기 위한 일을 할 수 있고 그 과정에서 더 좋은 기분을 느낄 수 있다.

크건 작건 간에 우리 모두가 인정하고 받아들여야 할 많은 현실들이 있다. 우리는 아직도 여성에게 제약이 많은 세상을 살고 있다. 또한 자신이 실수할 수 있고 한계가 있는 인간이라는 사실을 받아들일 수 있다면 인생에서 많은 양의 스트레스를 감소시킬 수 있다. 생의 비극 중의 하나는 많은 여성들이 결코 그렇게 하지 않는다는 것이다. 여성들은 자신을 거부하고, 자신의 한계에 대하여 죄책감을 느끼고, 스스로 세운 비현실적으로 높은 목표에 도달하지 못한다고 자기 자신을 비난한다. 만약 당신이 그런 부류의 여성이라면, 자신의 잘못을 인정하고 한계를 받아들이며 자신과 좋은 사이가 되기를 배움으로써 많은 해방감을 얻을 것이다.

당신은 지금 그대로의 자기를 받아들일 수 있는가? 자신을 보면서 "나는 지금 좋다"라고 말할 수 있는가? 만일 당신이 자기 수용을 하지 못한다면, 아마도 자신에게 죄책감을 주는 생각이나 감정을 가지고 있을 것이다. 자신의 존재 자체에 대하여 죄책감을 가질 수도 있다. 자기 비판과 자기 거부로 채워진 나날들을 버릴 때 우리는 얼마나 더 많은 스트레스를 겪을 것인가? 우리가 자신을 완전하지 않지만 그럼에도 불구하고 수용할 가치가 있는 인간으로 보는 것을 배운다면 우리의 인생은 더 나아질 것이다.

심리학자인 칼 로저스는 우리가 조건부 가치를 발달시킨다고 하였다. 우리는 '내가 어떤 표준 혹은 조건에 맞추어 산다면 나는 가치 있다'고 스스로 생각한다. 어떤 여성들은 늘 열심히 일해야만 가치 있다고 느낀다. 또 어떤 여성들은 그들이 그래야만 한다고 들을 만큼 타인을 사랑하지 못할 때 무가치함을 느낀다. 또 다른 여성들은 자신이 가치 있는 여성인가를 생각하기 전에 무엇이든 완전히 하기를 자신에게 요구한다. 조건부 가치로 들 수 있는 일들은 얼마든지 있다.

자기 수용은 조건부 가치를 거부하며, "나는 아주 완전하거나 좋지는 않을지라도 지금의 내 자신을 수용할 수 있다."라고 말한다.

우리 모두는 실수를 저지르며 한계를 가지고 있다. 자기 자신을 들여다볼 때 비합리적이고 무책임할 때가 있음을 알게 된다. 우리 모두는 유치하거나 미성숙한 순간들을 보내고 있지 않은가? 혹은 자랑스럽지 못한 감정이나 소망을 가지고 있지 않은가? 우리는 인간이기에 인간답게 생각하고 행동하고 느끼는 것이다.

우리는 또한 여성이다. 우리가 아무리 노력하더라도 할 수 없는 일들이 있다. 우리가 인간임을 받아들일 수 있을 때, 자기 거부로 인해 일어나는 죄책감과 자기 비난을 감소시킬 수 있다.

많은 여성들이 수용의 개념을 잘못 알고 있다. 특히 자기 수용에 대하여 그들은 자기 수용적인 여성들이 잘난 체하며 자만적인 여성이라고 느낀다. 그들은 자기 수용적인 여성이 가치와 표준이 없음을 두려워하며 발전을 포기할까봐 두려워한다. 그들에게는 현실의 수용이 생에 대한 수동적이고 냉담한 접근 방식으로 보인다.

수용하는 여성이란 생활의 어려움과 투쟁하는 것이지 굴복하는 것은 아니다. 수용은 좋아하는 것이 아니다. 수용은 동의하는 것이 아니다. 수용은 무관심이 아니다. 수용은 변화하기에 실패한 행동이 아니다.

우리는 그것을 좋아하지는 않으면서도 인생이 언제나 공정하지는 않다는 것을 수용할 수 있다. 우리는 불공정을 개탄하고 그것을 감소시키려고 하면서도 그 존재를 수용할 수는 있다. 화를 내거나 격노하거나 정서적으로 당황하지 않고도 진지하고 정열적이고 효과적으로 투쟁할 수 있다. 무관심하거나 냉담하기보다는 불공정한 현실을 수용하고 우리가 그것에 대해 무엇인가 해야만 한다는 사실을 받아들일 수 있다. 이상하게 들릴지 모르지만, 수용에 실패하면 변화를 위한 시도도 적게 하는 것이 보통이다. 자신의 분노에 사로 잡혀서 우리의 에너지를 변화가 필요한 현실을 다루는데 사용하기보다는 이러한 정서를 다루는 데 사용하게 된다.

자기 수용의 경우도 마찬가지이다. 자신을 수용하지 않을 때 죄책감과 자신을 비난하는 마음을 느끼게 된다. 이것이 발전하도록 우리를 자극하는 경우는 드물다.

몇 년 동안이나 죄책감과 자기 거부감을 느끼면서도 결코 변화하지는 않을 수도 있다. 더욱이 실제의 어려움에 주목하기보다는 죄책감이나 자기 거부에 주목할 수도 있다. 우리는 자신을 정화하거나 죄책감을 없애기 위한 설명을 하게 된다. 다시 말하자면, 자신의 실수에서 자기 거부로 우리 주의의 초점이 바뀌게 된다. 우리에게 한계가 있다는 불쾌한 감정에서 벗어나는 한 방법은 이런 한계가 없는 것처럼 꾸미는 것이다. 자신의 분노 때문에 부끄러운 여성은 화가 나지 않은 것처럼 꾸민다. 우리가 자신의 사고나 감정을 더 많이 감출수록 자신에 대해 더 알 수 없게 된다. 실제의 자기보다는 되고 싶은 자기의 이미지를 가지고 살 때 우리는 자기의 잘못을 고치려는 행동을 할 준비가 전혀 되어 있지 않은 것이다. 따라서 자기 수용은 자기 발전을 위한 필수조건이다. 수용을 하게 되면 잘난 체하거나 자만하기보다는 우리 자신의 잘못을 볼 수 있게 되고, 따라서 그 잘못에 대해 무엇이라도 해볼 수 있는 유리한 입장에 서게 된다.

우리는 높은 표준을 가지고 발전하려는 노력을 하면서도 자기 수용을 할 수 있다. 더 나아지려는 노력을 하면서도 자기 자신을 받아들일 수 있다. 우리가 그렇게 해오지 않았더라도 결과적으로는 발전하려는 노력이 실제로 자기 수용을 위한 노력이 된다.

예를 들어, 한 젊은 여인이 사랑스러운 여성이 되기를 열망하지만 때때로 자신이 불친절하고 질투하는 여성임을 안다고 해보자. 그녀는 자신의 불친절성과 질투를 수용하면서 동시에 더 사랑스러워지려고 노력할 수 있다. 만일 그렇지 않다면 사랑스럽게 되는 그 자체보다는 자신을 더 잘 수용할 수 있게 되기 위하여 사랑스러워지려고 노력할 것이다.

역설적이지 않은가?

그러나 때때로 우리 자신이 변할 수 없다는 현실의 한 측면을 받아들여야만 한다. 50대의 여성은 결코 다시 30대가 될 수 없다는 것을 받아들여야만 한다. 우리가 아무리 노력하더라도 어떤 여성은 우리의 관점을 결코 받아들이지 않거나 심지어 이해하지도 않는다. 그런 경우에는 우리가 할 수 있는 일이 거의 혹은 전혀 없다는 사실을 받아들이는 것이 성숙한 방법이다.

때로는 변화가 가능한지 조차도 결정할 수 없는 경우가 있다. 그런 경우에는 오래된 기도문을 기억하라.

"신이여, 제가 변화시킬 수 있는 일은 변화시킬 수 있도록 용기를, 제가 변화시킬 수 없는 일은 수용할 수 있는 침착성을, 그리고 이들을 식별할 수 있는 지혜를 주옵소서."

수용의 장점과 수용하지 않음으로써 생기는 문제를 생각하면 더 많은 수용을 할 수 있게 된다. 또한 '나는 완전해야만 한다.' 혹은 '모든 일을 내가 마음먹은 대로 해야 한다.' 혹은 '여성들은 내가 바라는 바대로 되어야 한다' 등과 같은 무언의 규칙을 포기함으로써 수용이 이루어진다.

즉, 우리 자신에 대한 과도한 요구를 포기하는 것도 도움이 된다.

🌀 문제 해결을 위한 방법을 택한다

우리가 일단 스트레스를 자연스러운 생활의 한 부분으로 인정한다면 스트레스에 대해 문제 해결의 태도를 가질 수 있게 된다. 즉, 스트레스를 우리에게 가해진 불공평으로 보지 않고 해결해야 할 문제로 볼 수 있게 된다. 자기 인생에서의 요구와 좌절을 불쾌하게 여기지 않고, 그 현실을 받아들이기 시작하여, 그 요구와 좌절을 해결해야 할 문제로 생각하고 접근하게 되면 우리가 경험하는 스트레스를 어느 정도 감소시킬 수 있다.

의원이 되려고 입후보한 여성 정치가를 생각해 보자. 풋내기 입후보자는 그냥 단순하게 연설이나 출판물을 통해서 유권자들에게 자신을 알려서 자신의 장점을 평가받을 수 있다고 생각하며, 또 유권자들이 자신과 다른 입후보자에 대하여 가지고 있는 모든 정보에 기초하여 합리적으로 투표할 것이라고 생각한다. 그러나 실제로 일어나는 일은 그렇지 않다.

그녀는 군중 앞에서 연설할 때마다 자신의 노력이 좌절되는 것을 경험할 것이다. 그녀가 대규모 군중 앞에서 길고도 훌륭한 연설을 하고 있는데 커다란 개가 예기치 않게 그녀 앞을 가로질러 뛰어가는 바람에 모든 사람이 당황했다면 신문은 그녀의 연설보다도 이 개에 대하여 더 많은 지면을 할애할 것이다. 신문에서 다루는 연설 내용의 인용은 그녀가 바라는 대로 자신의 아이디어를 다루는 경우는 드물 것이다.

그녀의 경쟁자가 하는 불공정한 비난이나 과거에 대해서도 결코 적절하게 반박할 수 없을 것이다. 대부분의 여성들은 그녀의 정견에 관한 길고도 복잡한 해설을 읽지 않을 것이다. 투표일에는 그녀의 정치적 입장이나 자질에 대해 합리적으로 고려하기보다는 그의 종교, 결혼 문제 등이 여성들의 투표에 더 큰 영향을 줄 수 있다.

우리의 친애하는 후보자는 화가 나고 격노하며 정치는 공정하지 못하다고 불평하면서 사람들이 자신을 더 잘 대접하는 법을 배워야만 한다고 말할 수도 있다. 그녀는 선거운동에서의 좌절 때문에 침통하고 냉소적이 되어 자신이 파괴되어 가는 것을 내버려 둘 수도 있다. 아니면 다른 성공적인 선거운동원이 하듯이 할 수도 있다. 정치적 및 공적 생활의 현실적 측면을 받아들이고, 여기에서 생기는 어려움을 하나의 해결해야 할 문제로 보는 것이다. 따라서, 만일 언론에서 적절한 지면을 내주지 않거나 내주지 않을 것처럼 보일 때, 그 정치가는 기자들이 틀림없이 채택할 인용 가능한 짧은 성명서를 준비할 것이다. 사람들이 유세장에 모이지 않으면 그들이 있는 곳으로 찾아가서 말할 것이다. 그녀는 전 선거운동을 비교적 불공평하고 비합리적인 체제 내에서 선출되어야 하는 하나의 문제로 보고, 그 문제를 겨냥한 행동을 할 것이다.

그 정치가와 마찬가지로 우리도 우리 인생에서의 어려움을 해결해야 하는 문제들로 볼 수 있다. 데이트를 하거나, 운동을 하거나 좋은 물건을 갖고 싶어 하면서도 집안일은 거들지 않으려고 하는 10대의 자녀를 두고 있다고 생각해 보자.

이 흔한 상황이 부모들에게는 자녀에게 화를 내고, 그 아이가 다른 아이들과는 다르기를 바라는 대신에 이것을 해결해야 할 하나의 문제로 볼 수 있겠는가? 이 상황을 개선하기 위하여 어떻게 해야 할지를 자신에게 물어볼 수 있겠는가?

이런 방식으로 생각하기 시작하면 분노는 가라앉고 완전히 다른 마음 자세로 이 문제에 대해 생각하기 시작할 수 있을 것이다. 연습을 통하여 모든 스트레스 상황에 대하여 적극적인 문제 해결을 위한 접근을 하는 방법을 배울 수 있게 된다.

우리가 스트레스 상황을 해결하기 위한 접근법을 택하게 되면 그 문제에 관해 단순히 생각하는 것에서 무엇인가 해보는 쪽으로 바뀌게 된다. 흔히 우리는 어떤 어려움을 다루어 가는 시도를 하기보다는 걱정하고 안달함으로써 스트레스를 더욱 증가시킨다.

당신이 스트레스를 경험할 때마다 자신에게 묻도록 하라.

"이 상황을 다루기 위해 내가 해야 할 일은 무엇인가?"

일이 더 잘되게 하려면 어떤 구체적인 행동을 해야 하는가? 그 상황을 다루어 가기 위한 구체적인 활동 계획을 작성하라. 그런 계획은 우리에게 통제할 수 있는 힘을 주며, 문제를 해결하는 데 적극적으로 참여하도록 해준다. 활동하기에는 흔히 시간과 노력이 필요하며 때로는 '이런 상황만 아니라면 얼마나 기분이 좋겠는가?'라고 생각하는 것 이외에는 아무 일도 하지 않고 시간만 보내기가 더 쉬운 것 같다.

전에 어떤 여성이 말하기를, "인생은 다른 계획을 세우느라 바쁠 때 우리에게 나타나는 일"이라고 하였다. 안달하고, 불평하고, 걱정하는 대신에 무엇인가 하려고 해보라! 그러면 그 상황에 대한 당신의 느낌은 바뀔 것이다. 10대의 자녀 때문에 혼란이 오면 그 아이와 이야기 하라. 이웃 여성이 물건을 빌린 후, 돌려주지 않으면, 그에게 가서 돌려 달라고 말하라. 은퇴에 대한 걱정이 있다면 은퇴 전에 계획 워크숍에 참여하라.

당신이 하는 작고 구체적인 활동 하나하나가 소극적인 것에서 적극적인 문제 해결의 접근으로 옮겨가도록 도와줄 것이다. 활동하는 것 또한 우리의 성장을 도와주며, 곤란에 대한 공격은 흔히 새로운 기술과 능력을 배울 수 있게 해준다.

느긋한 마음을 갖는다

이것을 해소하는 어떤 사건이 발생했을 때 그것에 대한 우리의 반응은 그 사건 못지않게 스트레스의 근원이 되고 있다. 자신에게 일어나는 일, 외부에서 자신에게 요구하는 것이 얼마나 많은 스트레스를 경험하게 하느냐는 큰 영향을 주는 것이다. 따라서 사고방식에 의해 많은 스트레스의 여부가 좌우된다.

방법은 스트레스 해소 방안을 이용하는 것이다. 스트레스 해소 방안은 주의 깊게 이름이 붙여진 말로 스트레스의 산출적 사고를 안정되고 침착한 사고로 대치시키는 것을 말한다.

생각이란 혼잣말의 한 형태이다. 그리고 우리는 한꺼번에 두 가지 생각에는 집중할 수 없기 때문에 스트레스 해소 방안을 계속 반복해서 이용하면 다른 부질없는 생각을 마음으로부터 몰아낼 수 있다. 이렇게 해서 스트레스를 더 쌓이게 하는 혼잣말을 제거시켜 나갈 수 있다. 스트레스의 산출적인 혼잣말을 침착한 혼잣말로 많이 바꾸어 갈수록 어려운 상황에 더 잘 대응할 수 있다.

예를 들어 친구 한 명이 당신을 매우 화나게 했다고 가정해 보자. 친구가 약속을 지키지 않았을 수도 있으나, 그 친구에게 화를 내고 있는 동안에 그에 대한 분노가 더 당신 기분을 나쁘게 할 수도 있다. 당신은 약속이 제대로 이행되지 않은 데 대해 실망과 불쾌감을 경험하게 된다. 그러한 분노를 느끼지 않고 이 상황에 어떻게 대응할 수 있겠는가?

'그래, 그 친구는 약속을 잘 지키지 않는 사람이다. 좋다. 화를 내지 말고 견디어 보자!'라고 혼잣말을 할 수도 있다.

직장 상사가 당신의 근무 성적에 대한 보고서를 준비하는 직무 평가 상황을 생각해 보자. 당신은 아직 그 보고서를 보지 못했고 그래서 어떻게 작성되었는지 걱정이 앞선다. 이 평가에 대한 불안을 감소시키기 위해서는 그 보고서가 어떻게 자신을 평가해 놓았든 간에 '내가 침착하고 객관적인 자세를 취하고자 노력한다면 이 상황을 무리 없이 잘 견디어 나갈 수 있을 것이다'라는 스트레스 해소 방안을 이용할 수 있다.

어떤 사람들은 할 일이 많은데 그 일을 할 시간적인 여유가 없을 때 스트레스 상황에 직면한다. 그들은 앞으로 다가올 일을 생각하면 극도의 불안상태에 빠지게 되고 제시간에 그 일을 해낼 수 있는지에 대해 염려하게 된다.

이 상황에 대한 스트레스 해소 방안은 다음과 같다.

"나는 한 번에 한 가지씩만 할 것이다. 가능한 일을 먼저하고 난 후에 다음 일을 하겠다. 내가 지금 불안해 한다면 일이 오히려 더 늦어질 뿐이다."

자기 수용이 부족하면 "나는 인간이다. 그러므로 불완전하다. 다른 사람들도 마찬가지다. 나 자신에게 불합리한 요구는 하지 않겠다."라는 말이 도움이 될 것이다.

원하지 않는 특별한 정서를 다루기 위한 몇 가지 스트레스 해소 방안도 개발할 수 있다. 불안을 줄이는 방법은 아래와 같이 말하는 것이다.

"침착해."

"네가 할 수 없는 일은 없어."

"느긋하게 천천히 해. 어떤 경우도 너를 파괴할 수는 없다."

"이 일을 잘 생각해 보자."

"그 일은 그렇게까지 중요하지 않을 수도 있어."

분노는 좋아하지 않는 사람이나 사건과 마주쳤을 때 생기며 또 일어나기를 원하지 않는 일은 일어나지 않아야만 한다는 생각 때문에 생긴다. 이것에 대해 화낼 필요는 없다.

사람들이 언제나 내가 원하는 대로 행동하는 것은 아니다.

사람들은 나의 기대를 충족시키기 위해 존재하지는 않는다.

그냥 자기 자신일 뿐인 사람들에게 어째서 화를 내는가? 화를 내서 이득이 될 것은 하나도 없다. 화를 내면 기분이 나빠지므로 좀 더 이상적인 행동을 하도록 하자. 현실에 대해 화를 낸다고 해서 그 일을 다루는 데 도움이 되지 않는다. '이 상황이 나를 앞지르도록 두지는 않겠다.'는 결심이 필요하다.

무슨 일이 일어날 것인지 잘 모르는 새로운 상황에 부딪치게 되면 다음과 같이 말할 수 있다.

"나는 다른 어떠한 상황도 헤쳐 나왔다. 이번 일도 분명히 이겨나갈 수 있다."

"무슨 일이 일어날지도 모르고 지금 내가 하고 있는 일이 옳은 지도 잘 모르겠다. 단지 최선을 다할 뿐이다."

이러한 일반적인 해소 방안에 덧붙여 당신이 직면할 특수한 상황에 맞는 다른 해소 방안도 개발할 수 있다. 그렇게 하는데 일반적인 해소 방안도 쓸모가 있으나 자기 자신의 개인적 상황에 맞추어 개발하는 것이 가장 좋다.

스트레스 해소 방안을 마련할 때는 주의 깊게 말을 만들어야 한다. 가능하면 짧을수록 좋다. 긍정적인 단어를 사용하라.

즉, "나는 (   )를 두려워하지 않는다."보다는 "나는 침착하게 (   )할 것이다."가 좋다.

해소 방안은 합리적이어야 한다.

"나는 언제나 선두를 지킬 것이다" 혹은 "내가 원하는 대로 무슨 일이든 될 것이다" 보다는 "나는 무슨 일이든 다루어갈 수 있다"라고 말하자.

자신의 스트레스 해소 방안을 카드나 쪽지에 써서 핸드백에 넣고 다니거나 외우거나 지니고 다니자. 이것은 마술이 아니다. 또 생각 없이 단순한 문장을 반복해 보아야 별 도움이 안 된다.

스트레스를 해소하기 위해서는 산출적 사고로서의 혼잣말을 생각해 보고, 그 상황에 접근할 수 있는 보다 합리적인 방안이 무엇인가를 스스로 물어보자. 스트레스 해소 방안은 당신이 그것을 믿을 때 도움이 된다. 적어도 자신의 현재 생각에 대해 이성적인 대안이 된다고 믿을 때 도움이 된다. 그것을 진지하게 생각할 때 효과가 나타난다. 수면을 취하기 전 암시는 하나의 특별한 스트레스 해소 방안이 될 수 있다. 이것은 잠자리에 들기 전에 해소 방안을 천천히 그리고 주의 깊게 스무 번씩 반복하는 것이다. 잠잘 준비를 모두 마친 후에 자리에 누우면 마음은 가장 암시받기 쉬운 상태가 된다. 스트레스 해소 방안을 천천히 그리고 주의 깊게 반복하라. 그리고는 주의 깊게 오른쪽 새끼 손가락으로 담요를 가볍게 친다.

두 번째 반복에서는 오른손의 약지로 한다. 한 번씩 더 반복할 때마다 손가락을 옮기고 왼손은 엄지부터 새끼 손가락 방향으로 옮겨간다. 그 다음에 다시 왼손 새끼 손가락에서 오른손 새끼 손가락까지 되돌아가면 한 과정이 끝나는 것이다.

이 절차를 반복하는 동안 잠들지 않도록 주의하면서 일주일 동안 매일 밤 되풀이 한다. 첫 주가 지나면 같은 절차를 반복하되, 이때는 꼭 깨어 있으려고 할 필요는 없다. 천천히 그리고 주의 깊게 이것을 반복하고 있는 동안에 잠들어 버리면 전 과정이 끝나지 않았더라도 괜찮다.

그 문장이 자기 생각의 일부가 되었다고 느낄 때까지 계속하라. 한 번에 한 가지의 암시만을 이용해야 한다.

수면 전 암시는 매우 효과적이다. 시간과 노력이 필요하지만 그만한 가치가 있는 일이다. 많은 사람들이 수면 전 암시를 스트레스 해소 방안으로 사용하여 스트레스를 감소시키고 있다.

예를 들어 대중 앞에서 말하기를 두려워하는 사람은 "나는 침착하고 자신감 있게 대중 앞에서 말한다."라는 암시로써 도움을 받을 수 있다. 어째서 이 방법이 효과가 있는지는 아직도 의문이지만 이 지시를 주의 깊게 따르면 수면 전 암시는 매우 능률적인 방법이 될 수 있다.

세상은 불확실한 것 투성이다

일반적으로 어려운 상황이 윤곽이 잡히지 않고 불확실할수록 그것을 다루어 갈 때 스트레스가 더 가중된다.

취업을 위한 면접시험은 대부분의 사람들에게 스트레스를 준다. 그리고 면접 때 무엇에 대해 질문할지, 어느 정도의 실력자를 원하는지, 무엇을 기대하는지 등을 모르면 더욱 불안해지기 쉽다.

우리는 할 수 있는 한 정보를 얻고 적당한 운동을 취하는 방법으로 불확실성을 감소시키려고 힘써야 한다. 이것은 일에 대한 효과적인 능률을 오르게 한다.

그러나 이것은 적어도 그 순간에는 완전한 해답을 얻기가 힘들고 어렵다. 그럴 경우에는 불확실성을 견디는 것을 배워야만 한다. 당신이 보고서를 준비한다고 생각해 보자.

무엇을 기대하는지를 알아보고 모든 지시문을 확인하고, 어떤 것이 고쳐져야 할 것인가를 알아보기 위해 이전에 쓰여진 보고서를 참고한다. 이 정도면 80%의 불확실성을 줄일 수 있다. 좋다! 그러나 아직도 20%가 남아 있다.

당신은 아직도 어떻게 해야 다른 사람들의 요구나 기대에 부응할 수 있는지 확신할 수 없다. 이것이 바로 우리가 인내를 배워야 할 불확실성이다. 다행히도 어떤 사람들은 불확실성에 직면했을 때나 모호성을 견디는 데 별 어려움을 느끼지 않는다. 그러나 어떤 사람들은 불확실성과 모호성이 증가할수록 스트레스도 증가한다. 의문의 답을 못 얻었을 때마다 당황하고 혼란을 겪는다. 그들에게는 불확실성이 있다는 것 자체가 고통스럽다. 그런 경우에는 불행한 결과가 뒤따르기 마련인데 그 중 가장 흔한 형태가 바로 성급한 끝맺음이다.

이 말은 어떤 사람이 아무런 확실한 근거가 없는데도 결론을 미리 내려버리고 그 결론에 매달리게 되는 상황을 의미한다.

그 사람은 '내 의문에는 해답이 없고, 또 나는 그 사실을 견딜 수 없으므로 해답을 만들어 그것을 고집할 것이다.'라고 추리하고 있는 것 같다. 그런 사람은 불확실한 상태보다는 비록 틀린 답일지라도 어떤 답이 있을 때 더 편안하다.

한 젊은이가 젊은 여성과의 불확실한 관계가 견딜 수가 없어서, 그녀가 자기에게 전혀 관심이 없다고 단정해 버리고 그 관계를 끝내 버렸다. 이 경우 그 젊은 여성은 그 젊은이에게 관심이 있었을지도 모르지만, 그는 이 불확실성을 다루어 갈 수 없었기 때문에 전혀 관계를 갖지 않는다는 확실성과 이것을 바꾼 것이다.

많은 여성들이 가치와 도덕상의 혼란을 경험한다. 그들의 인생에 관한 의문이 클수록 불확실성도 크다. 때때로 다양한 종교와 철학적 세계에 관하여 생각할 때는 혼동이 일어나고 불안해진다.

어떤 사람들에게는 인생의 중요한 논제에 대해 알지 못한다거나 확고한 입장을 갖지 못한다는 것이 대단히 걱정되고 위협적이다. 그리하여 그들은 불확실성에서 탈피하여 모든 해답을 제공하고, 완고하고 경솔한 체계를 받아들인다.

따라서 많은 사람들이 완고하고 교조주의적인 종교나 정치체계에 빠져드는데, 그 이유는 그렇게 하면 더 이상 생각할 필요가 없기 때문이다.

그들은 결정해야 하는 데서 오는 불안을 덜어낸다. 모든 해답을 손에 쥐어주므로 그들은 그 확실성 속에서 안정감을 느낀다. 물론 이 중 어느 것도 어떤 종교나 정치적 체계의 타당성이나 유용성을 의심하는 것은 아니다.

또한 특정 체계를 옹호하는 것이 모두 다 단순히 모호성에서 도망가기 위한 것이라는 말도 아니다.

어떤 세계관을 사려 깊게 받아들이는 것은 그 사람의 특권이다. 여기서 우리가 문제를 삼는 것은 모호성에서 오는 스트레스를 다루어 가는 수단으로 경솔하게 확실성으로 달려가는 것이다.

모호성을 견디는 것을 어떻게 배울 수 있겠는가?

그 첫 번째 단계는 그 필요성을 인식하는 것이다. 우리가 아무리 노력한다고 하더라도 어떤 상황에서 알고자 하는 바를 모두 알아낼 수 없었을 때가 있다는 사실을 받아들여야 한다. 해답이 없는 질문이나 밝혀지지 않는 논제들이 있기 마련이다. 그럴 경우 가장 이성적인 접근법은 그 불확실성을 견디어 낼 필요성을 인식하는 것이다.

둘째, 자기 자신에게 "어째서 불확실하면 안 되는가? 무엇 때문에 알아야만 하는가?"를 묻는 것이다. 자신의 생각을 탐색하는 동안 불확실성은 불가피하게 혼란을 주는 것이며 자신이 항상 확실성이 필요하다는 가정을 하고 있음을 발견할 수 있다. 그리고 다른 방식으로 생각하는 방법을 배울 수 있다.

셋째, 나는 확실해야만 한다는 규칙을 포기하는 작업을 해야만 한다. 이 규칙은 우리가 지니고 살아갈 수 없는 것이며 우리의 인생에 부과할 수 없는 명령이다. 우리가 신중하고 성실하게 그렇게 하려고만 한다면 그 규칙을 포기할 수 있다.

넷째, 불확실성의 장점을 살펴보고, 불확실성이 때로는 우리가 가지는 이득에 대한 대가임을 인식한다.

예컨대, 필자는 때때로 학생들에게 과제를 내주고, 이 교과목에 관계되는 한 어떤 주제를 택해도 좋다고 말하는 경우가 있었다. 이 과제에 대해 보인 처음의 열의는 그들이 '내 주제가 적당한가? 이 숙제의 양은 적당한가?' 등을 염려하면서부터는 흔히 불안으로 바뀌었다. 결국 어떤 학생들은 "우리가 어떻게 하기를 바라는지 말씀해 주시면 좋겠습니다."라고 말했다.

필자는 "자유의 대가는 불확실성이다"라고 응답하였다.

어느 정도의 불확실성을 가지지 않고는 스스로 자유롭게 주제를 선택할 수가 없다. 스스로 선택한 바에 따라 자신의 에너지와 자원을 사용할 수 있는 직업이 가장 흥미로운 직업이라고 할 수 있다.

우리가 원하는 대로 할 자유가 있다는 의미라면 자기 일에서의 불확실성은 환영할 만하다. 이러한 장점을 가진 불확실성은 견디어내야만 한다.

🌀 변화란 항상 있기 마련이다

이 책에서는 스트레스 상황을 우리 내부에서 때로 불안감을 일으키는 것으로 정의하였다. 불안감을 가중시키는 상황이라면 스트레스를 높일 가능성도 많이 가지고 있다.

어떤 상황이 스트레스를 주는 또 하나의 특성은, 예기치 못함과 의외성이다. 우리가 아무런 준비도 하지 않은 상태에 있을 때 혹은 갑자기 발생할 수 있는 사소한 문제도 스트레스를 증가시킨다.

차의 타이어에 바람이 빠지는 것과 거의 예상치 않은 장애가 있게 되는 것은 별개의 문제이다. 갑작스럽게 그리고 의외로 일어나는 일은 우리가 예상하였던 일보다 더 스트레스를 준다. 변화를 미리 예상하는 것에 대해서 배우면 그 의외성에 대한 놀라움을 줄일 수 있다.

우리가 분별 없이 미래는 과거와 똑같을 것이라고 가정한다면 스트레스는 더 증가하게 될 뿐이다. 상급자가 언제나 나와 함께 일을 해 줄 것이며, 또 새로운 상급자도 지금의 상급자와 같다고 생각한다는 것은 얼마나 어리석은 일인가?

자녀를 여러 명 둔 부모들은 둘째나 셋째가 첫째 아이와 같은 방식의 행동을 보일 것으로 가정하는 것은 잘못된 것임을 잘 알고 있다.

시간이 지남에 따라 당신의 배우자도 점차 변한다. 둘이 함께하던 일들이 매력을 잃어버릴 수도 있다.

최근 수십 년 동안 많은 여성들이 오늘날의 세계에서 여성이 가지는 의미에 대한 그들의 생각을 바꾸었다. 이는 많은 남편들을 놀라게 했다. 그리고 물론 당신도 변한다.

40세 때의 당신의 취미와 가치 및 목표 등은 20세 때의 것과 같은 것이 아니다. 1960년대 이후 우리가 경험한 많은 변화를 생각해 보자! 민권 운동, 여성 운동, 성의 해방, 에너지에 대한 사고의 변화, 물가고 등 그외에도 여러 가지가 있다.

몇 년 전만 하더라도 누가 대기업의 공장에 재정난을 겪거나 노동쟁의에 의해서 도시가 마비되리라고 생각이나 했겠는가? 우리의 미래에도 역시 변화가 온다. 우리는 이미 컴퓨터와 관련된 기술의 계속적인 성장이 통신 산업계에 혁명을 가져온 것을 알고 있다.

오늘날 우리의 직업 구조도 바뀔 수 있다. 육아법과 대인 관계에 대한 아이디어는 분명히 변할 것이다.

10년 뒤에 우리가 대하게 될 발전된 모습과 의식의 변화는 놀라운 것이 될 것이다. 국가적인 차원에서의 변화도 중요하지만, 자기 생활에서의 독특한 변화만큼 중요하지는 않다. 이 변화들은 유쾌할 수도 있고 불쾌할 수도 있다. 변화를 예상하는 습관과 모든 것이 언제나 현상유지를 할 것이라는 가정 하에 자신의 안전감을 맡기지 않는 습관을 들이면 변화를 예상할 수 있고, 따라서 돌연함과 의외성을 감소시킬 수 있다.

자신의 재능을 개발하라

점점 산업화로 인해 복잡화되어가는 세상에서 성공적인 삶을 영위하기 위해서는 비록 여성일지라도 상당한 재능을 가지고 있어야만 한다.

잠시 당신이 매일 사용하고 있는 재능에 대해 생각해 보자. 당신이 성공적인 일을 할 줄 모르는 것들, 더 나가서 성공에 필요한 재능이 없어서 스트레스를 겪게 되는 특정 상황을 생각해 보자.

잡다한 집안 물건 수리도 할 줄 모르는 집주인은 그보다 기술이 좋은 사람의 힘을 잠시 빌어야만 한다. 친구를 어떻게 해야 잘 사귀는지를 모르는 여성은 외로움을 겪어야 한다. 춤이나 스포츠를 잘 할 줄 모르는 10대는 사회생활에서 불리함을 겪어야 하며, 이 때문에 약간의 갈등을 겪을 것이다.

재능이란 일상생활에 도움을 주는 기술이나 지식을 말한다. 재능은 피아노 연주와 같은 전문적인 기술에 한정되는 것이 아니라 매일 사용되는 수많은 기술들을 전부 포함한다. 싼값으로 물건을 살 수 있는 방법을 아는 것도 일종의 유능성을 겸비한 재능이다. 시험공부 방법을 아는 것도 유능성이다. 농담을 할 줄 안다는 것도 재능에 속한다.

예를 들어, 자신과 주변을 깨끗이 해야 한다는 단순한 문제를 생각해 보자. 외계에서 온 방문자가 처음 슈퍼마켓에 들어가서 세제를 샀다고 생각해 보자. 옷을 세탁하기 위해선 세탁에 필요한 물건들을 우선 살펴보아야 한다. 몸을 씻기 위해선 그 목적에 맞는 비누가 필요하다. 머리를 감으려면 또 거기에 필요한 물건들을 찾아보아야 한다. 마룻바닥, 창문, 구두 세척 등 이 모든 것에는 각기 다른 것들이 필요하다.

옷을 세탁하려면, 물비누와 가루 분말 중에서 형광제가 포함된 것과 안 된 것 중에서, 표백 작용을 하는 것과 안하는 것 중에서, 중화제가 들어 있는 것과 안 들어 있는 것 중에서 선택을 해야만 한다.

그리고 그 밖에도 많은 선택을 해야 한다. 목욕을 하려면 방취제를 넣은 비누도 있고, 다른 성분을 함유한 것도 있으며, 심지어는 비누가 아니라고 주장하는 것도 있다. 자신과 주변을 깨끗이 하려면, 수백 가지의 제품과 그 사용법을 알아야 한다.

순모 스웨터를 세탁하려면 홑이불을 세탁할 때 사용했던 것과는 다른 지식이 필요하다. 가죽제품의 모양을 유지하는 것은 구두를 닦는 것과는 다르다. 이러한 예는 얼마든지 있다.

그러나 이미 요점은 제시되었다. 자신과 주변을 깨끗이 하는 데는 여러 가지 세제에 관한 지식을 가지고, 그것을 구입하여, 언제 어떻게 사용하는지를 알아서 알맞게 쓸 수 있어야 한다.

대부분의 사람들에게는 세제의 사용이 생활의 중요한 부분이 아니다. 비누에 대해서 잘 모르기 때문에 많은 스트레스를 받는다고 불평하는 사람은 보지 못했다. 그러나 우리 사회에서 자기 자신과 주변을 깨끗이 한다는 것은 매우 힘들고 복잡한 일이다.

우리의 일상생활 역시 매우 복잡하다. 이 중요한 사실을 그냥 간과하기는 얼마나 쉬운가? 또한 세제에 관한 논의는 다른 사람은 가지고 있는 유능성을 자기는 가지고 있지 않다는 많은 스트레스를 경험하게 된다는 사실을 알게 해 준다.

다행스럽게도 적절한 유능성과 재질을 갖추게 되면 스트레스는 감소된다. 당신이 유능성의 관점에서 생각하기 시작하면, 스트레스 상황에 직면했을 때 다음과 같이 묻게 될 것이다.

"이 상황에 대처하기 위해 내가 배워야 할 것은 무엇인가?"

필요한 능력을 발견하고 나면 그것을 개발하기 위하여 문제 해결을 위한 접근법을 사용할 수도 있다. 사람들은 그들의 생활상의 스트레스를 검토할 때, 몇 가지의 중요한 능력이 없기 때문에 많은 양의 스트레스가 생긴다는 것을 자주 발견하게 된다. 특히 주장성에 관계되는 유능성의 집합이 부족한 사람은 매일 매일의 생활에서 주목할 만한 스트레스를 경험할 것이다.

주장성이란 무엇인가? 주장성은 유능성의 집합이라고 이미 언급한 바 있다. 주장성이 된다는 것은 자신의 의견과 감정을 표현하는 것, 다른 사람으로 인해 자신의 요구나 권리가 간섭 받을 때마다 행동하는 것, 자신의 요구를 만족시키기 위해 주도권을 쥐는 것을 의미한다.

아래에는 자신의 주장을 말하는 데 필요한 목록이 있다.

이 목록을 검토해 보면서 자신이 현재 할 수 있는 일과 없는 일을 알아보자.

1. 자신의 주장을 떳떳이 말한다.
2. 자신의 권리를 옹호한다.
3. 자신의 의견을 발표한다.
4. 대화를 먼저 시작한다.

5. 대화를 끝맺는다.

6. 불합리한 비판을 거부한다.

7. 다른 사람의 잘못된 의견에 반대한다.

8. 자신의 요구와 소망을 다른 사람에게 알린다.

9. 칭찬을 받아들인다.

10. 친구를 찾는다.

11. 제안을 한다.

12. 필요한 경우 "아니오"라고 말한다.

13. 정보를 구한다.

14. 자신에 관하여 다른 사람에게 말한다.

여기에서 주장성 목록을 망라하고자 하는 의도는 없다.

이것은 우리가 주장적이 되는 데 필요한 수많은 특수한 재능과 능력들을 표집해 놓은 것이다. 주장적이 되는 것은 다른 사람과의 관계 및 상호작용을 포함한다.

우리의 생활과 우리의 안녕은 불가피하게 다른 사람과의 관계에 의해서 많은 영향을 받으므로 이러한 상호작용의 증진은 스트레스를 감소시키는 매우 효과적인 방법이다. 주장성이 부족한 것도 스트레스를 증가시키는 원인이 된다.

왜 사람들은 주장적이 되기를 꺼려 하거나 두려워하는가?

흔히 주장성과 공격성은 혼동이 되기도 한다. 어떤 사람들은 주장적이 된다는 것을 억눌렸던 분노를 표현하고, 밀어붙이며, 언제나 자기방식대로만 하는 것으로 해석한다.

자신의 요구와 감정을 표현하는 것은 분노를 발산하는 것과는 다르다. 주장적이 된다는 것은 공격적이지 않으면서 자신의 입장을 밝히는 것이다. 누군가가 자신의 권리를 무시할 때 그것을 옹호하는 것은 밀어붙이는 것이 아니다. 더욱이 사회적 관계를 주도하고, 칭찬을 주고받으며 다른 활동에 참여하는 것은 분노나 공격성과는 아무런 관련이 없다.

때때로 주장적이 되면 자신을 높이게 되는 것이라고 믿는 사람도 있다. 누가 그에게 "오늘 유난히 멋있어 보인다."고 말하면 "응, 이거 오래된 거야. 싸구려인데 뭐!"라고 말해야만 하는 것으로 믿는다.

많은 여성들은 오랫동안 정성들여 준비한 음식을 차려 놓고서 그에 대한 진지한 칭찬을 그대로 받아들이는 것이 겸손하지 못한 일이라고 생각한다. 그들은 "칭찬해 주셔서 고맙습니다."라고 말하기를 어려워한다. 그렇게 하면 겸손하지 못한 것인가, 아니면 너무 정직한 것인가에 대해 갈등한다.

비주장적인 사람은 또 자기 소망을 겉으로 표현하는 것은 좋지 않은 일이라고 생각한다. 사람들이 사려가 깊다면, 정말로 관심이 있다면, 진정으로 우리가 행복하기를 바란다면, 그들은 우리가 무엇을 원하는지 알 것이다.

당신이 생각하는 것보다도 더 많은 시간을 가족들과 함께 보내 주는 남편에게 당신은 관심을 표현하지 않는다.

"그가 나를 사랑한다면, 내가 어떻게 느끼는지 알 것이다." 과연 이 말은 합리적인 표현인가? 잠시 생각해 보면 이러한 생각이 얼마나 불합리한 것이었던가를 알게 될 것이다. 아무리 사랑하는 사람이라 할지라도 당신의 소망을 전부 알지는 못한다. 직접 말로 표현할 때에야 비로소 바라는 것이 무엇이고 필요로 하는 것이 무엇인가를 확실히 알 수 있는 것이다.

비주장성은 흔히 타인에 대한 두려움에서 온다. 내가 친구에게 그가 항상 나를 어린애처럼 대하고, 무엇을 해야 하는지 말해 주는 것이 불만스럽다고 말하면 어떻게 될까? 내가 웨이터에게 "이 음식은 잘 익지 않았군요. 다시 가지고 가주겠어요?"라고 한다면 어떻게 될까?

우리는 친구가 몹시 화를 내고 웨이터는 믿을 수 없다는 듯이 우리를 쳐다보고 모든 사람들이 나의 행동에 놀라는 모습을 떠올린다. 그러나 우리 주변을 돌아보면 이러한 과장된 반작용을 일으키지 않으면서도 그들이 원하는 바를 얻는, 항상 주장적으로 행동하는 사람들을 볼 수 있다.

때때로 우리가 다른 사람에게 무엇을 요청할 때, 예컨대, 가게에서 만원짜리를 잔돈으로 바꾸어 달라고 할 때 싫다는 대답을 듣는다. 복종적인 사람은 이 반응을 두려워한다. 이들은 거절당하는 것을 우리가 받아들여야 하도록 배워야 하는 정상적인 일로 보기보다는 당황하거나 모욕적인 일로 받아들인다.

비주장적이 되는 또 다른 이유는 개인적 가치관의 부족 때문이다. 자신의 요구가 중요하지 않다고 믿는 사람들, 다른 사람의 소망을 위해 자기의 소망을 포기하는 사람들 혹은 권리를 주장하기에는 자신이 그렇게 중요한 사람이 아니라고 믿는 사람들은 틀림없이 비주장적이 된다. 때로는 이것이 상담이나 심리치료를 받아야 할 만큼 심각한 성격장애일 수도 있다.

사람들이 주장적으로 행동하지 못하는 또 다른 주요한 이유가 있다. 어떻게 하는지 모르는 것이다. 그들은 간단하고, 직접적이고, 비공격적으로 요청하는 방법을 배우지 못했다.

그들은 어떻게 대화를 시작하는지를 배우지 못했다. 그들은 정중하게 요청을 거절하는 방법을 배우지 못했다.

앞에서 세탁에 관한 문제를 언급했을 때, 생활에는 많은 재능과 능력이 요구되며 이들은 때로는 단순하고 분명한 것들이다. 이러한 유능성이 부족하면 어려움을 겪게 된다고 했었다. 다행스럽게도 주장하는 데 필요한 유능성은 확인될 수 있고 배울 수 있는 것이다.

우리가 비주장적일 때는 어떤 일이 일어나는가? 우리가 원하는 바를 어떻게 얻을 수 있는가? 비주장적인 사람은 때때로 다른 사람들보다 더 공격적이다. 자신의 요구를 직접적으로 간단하게 표현하는 기술이 없기 때문에 그들은 원하는 바를 얻으려면 싸워야만 한다고 믿는다. 어떤 사람은 자신의 요구가 받아들여지지 않으면 침묵한다. 또 어떤 사람들은 남을 조종하려 하거나 유혹하려 한다.

우리가 원하는 것을 청할 수 없다면 사람들이 그것을 우리에게 주도록 아이디어를 쓸 수도 있다. 인생이 우리에게 주장적이 되도록 요구한다는 점을 다시 한번 강조하고자 한다.

우리 사회에서는 사람들이 자기 자신을 돌보고 자신의 권리를 지킬 것을 기대하고 있다. 자신을 스스로 지키지 않는다면 누가 대신 해주겠는가? 당신이 좀 더 주장적인 사람이 되고 싶으면 주장성에 관한 책이나 주장성 훈련 집단과 같은 몇 가지의 자원을 이용할 수 있다. 이 책을 완전한 주장성 훈련 프로그램의 대용으로 사용할 수는 없다.

유능성은 성격 특성보다는 유능성 관점에서 생각하는 것이 더 쓸모가 있다. 즉, 내가 비주장적이거나, 다른 사람과 어울리지 못하거나, 언제나 화를 내는 것은 '내가 그런 종류의 사람이기 때문이다'라고 생각하는 대신에 '다른 방식으로 행동하기를 배우지 못했기 때문이다'라고 생각하려고 하라.

재능을 강조함으로써 성격 특성의 현실성을 부인하려고 하는 것은 아니다. 보다 성공적으로 대처할 수 있게 해주는 기술을 배워서 생활을 변화시킬 기회를 갖고자 하는 것이다. 유능성을 확인한 후 그것을 개발하라. 새로운 유능성을 배우기 위해서는 도움이 필요할 것이다. 때로는 자원의 활용을 배울 수도 있다.

🗨 자신의 소망을 채운다

우리는 몇 가지의 만족시키고 싶어 하는 소망을 가지고 있다. 전문가들은 그 소망이 제대로 이루어지지 않을 때 스트레스가 생긴다는 것에 동의한다. 우리는 그 원하는 바가 충족되지 않았을 때 흔히 좌절하게 됨으로써 스트레스를 갖게 된다. 따라서 스트레스를 감소시키는 방법은 욕구를 될 수 있는 한 충족시키는 것이다.

당신은 어떤 소망과 욕구를 가지고 있는가? 행복하고 충만한 삶을 영위하기 위해 당신이 필요로 하는 것은 무엇인가? 이 질문에 대한 확실한 대답은 없으나 몇 가지 생각이 당신의 마음속에 떠오를 것이다.

분명히 우리의 기본적인 신체적인 욕구가 충족되어야 한다. 적당한 공기와 음식, 물이 없으면 이 세상의 삶은 유지될 수 없을 뿐더러 행복을 꿈꿀 수도 없다. 또 적당한 휴식 공간도 있어야 한다. 다행히도 우리는 대부분의 신체적인 욕구는 잘 충족시켜 가고 있다. 또 다른 신체적인 욕구로서 성 활동에 대한 욕구는 그것이 만족되지 않더라도 크게 삶에 해가 될 것은 없으므로 방금 논의된 것들과는 얼마간의 차이가 있다. 그럼에도 불구하고 성은 인간의 기본적인 욕구이며 그것의 만족 정도는 우리 생활에서 중요한 비중을 차지한다.

마찬가지로 행복하고 충만한 삶을 유지하는 데는 심리적 욕구도 중요하다. 우리는 모두 사랑받기를 원한다. 우리는 사람들이 우리의 가치를 인정하고, 우리를 돌보며, 소중히 여겨주기를 바란다. 사랑과 관심의 표시는 매우 중요하며 사랑받지 않고 있다고 믿고 있는 사람은 불행한 사람이다.

우리의 일상생활에서 친구와 가족이 있다는 것은 우리에게 당면할 도전과 욕구에 중요한 영향력을 행사한다.

사랑받는 것만으로는 충분하지 않다. 우리는 또 사랑해야만 한다. 누군가를 염려한다는 것, 그 염려를 표현하는 것, 우리가 사랑하는 사람을 도와 주는 것, 이 모두가 우리 내부의 일체감과 충족감에 기여하는 것들이다.

우리가 자신에 대해 특정한 태도나 감정을 가지고 있을 때 인생은 더 만족스럽다. 자기존중이나 자존심은 자신에 대한 가치의 인정과 배려를 포함한다.

자부심과 만족감을 가지고 자신을 볼 수 있을 때 어떤 차이가 있겠는가? 이것은 우리가 잘난 체하거나 거만해야 한다는 말이 아니다.

실상 성숙한 방법으로 다른 사람을 사랑하는 능력은 자기 자신에게 어느 정도 좋은 견해를 가질 것을 필요로 한다. 자기 자신을 어루만진다는 것은 때때로 자기에게 관용을 베풀고, 자신을 칭찬하고, 자신에게 보상을 준다는 의미이다.

심리학자들이 인간의 욕구에 관한 목록에 완전히 동의한 적은 한 번도 없다. 우리 모두가 음식과 물의 휴식처를 필요로 한다는 데도 아무도 논박하지 않을 것이며, 우리 모두는 사랑과 인정과 자존심의 중요성을 알고 있다.

그러나 이외에도 모든 사람의 생활의 일부가 될 수도 있고 되지 않을 수도 있는 수많은 인간의 욕구와 소망이 있다.

우리는 이것들이 얼마나 보편적 인간에 관하여 논쟁을 벌일 수 있으며, 일상 생활에서 우리가 추구하는 몇 가지 일에 주목하여 이를 논의해 볼 수 있다.

예를 들어 성취 욕구에 대해 들어보자. 대부분의 사람들은 단지 어떤 일을 하는 것에서가 아니라 그것을 잘하는 것에서 만족을 얻는다. 우리가 어려운 과제를 수행해 냈거나 다른 사람의 존경을 받는 말과 행동을 했을 때는 기분이 좋다.

우리 사회에서 성취한다는 것은 매우 중요한 것이다.

우리는 또한 이해하고자 하는 욕망을 가지고 있다. 우리는 우리의 생활을 향상시키기 위하여 과학을 통해 우주를 연구한다. 그러나 또한 우리가 얻은 지식이 실제적인 유용성은 없을지라도 이해한다는 것 자체가 보상이 되기 때문에 이 세계에 관해 배우기를 즐긴다.

주변에 있는 사람들이 당신이 이해력이 없다는 식으로 평가한다면 당신은 얼마나 당혹감을 느낄 것인가에 대해 생각해 보자. 우리가 당신에게 "왜 그 사람이 그런 말을 했을까?"라고 물어야만 할 때는 매우 불안정한 상태에 있게 된다. 자기 자신을 이해하는 것도 중요하다. 많은 사람들이 자신은 슬프고 혼란스러운데 왜 그런지를 모른다고 말한다면 스트레스를 받게 된다.

어떤 학자들은 신선함에 대한 욕망, 흥분에 대한 욕망, 우리에게 일어날 일을 예언하고 통제할 수 있는 능력 및 다른 사람에게 영향을 미치는지를 알고자 하는 욕구 등을 목록에 포함하기도 한다.

여러분은 내가 욕구와 소망을 모두 말하고 있음을 알 것이다. 심리학 교과서에는 흔히 사랑, 자존심, 성취와 그 밖의 것들이 욕구 목록에 포함된다.

반면에 우리에게 필요한 것은 최소한의 음식, 공기, 물 및 휴식처일 뿐 그 나머지는 모두 사랑일 뿐이라고 주장하는 사람들도 있다. 즉, 우리가 이것들을 매우 간절히 바랄 수는 있지만, 살아가는 데 절대적으로 필요한 것은 아니라는 주장이다. 사랑받고 있음을 아는 것은 굉장히 중요하지만 사랑받지 못하고 있는 사람일지라도 살아갈 수는 있다.

성취가 중요한 것일 수도 있지만, 절대적으로 필요한 것인가? 나는 욕구라는 용어보다는 소망이라는 용어가 더 좋다는 것을 알게 되었다. 실상 묵언의 규칙을 바꾸는 것은 욕구보다는 우선 선택의 관점에서 생각하도록 배우는 것을 말한다. 따라서 나는 이 방법을 '소망을 충족하기'라고 이름하였다.

이제 스트레스 문제로 되돌아가서 이런 소망이 충족되지 않았을 때 얼마나 스트레스를 받을 것인가를 생각해 보자.

자신은 성취하기를 매우 바라고 있는데 그렇게 할 수 없다면 스트레스를 받을 것이다. 자신에게는 도전할 수 있는 힘이 필요한데 전혀 도전이 없다면 당신은 그 도전의 결핍 때문에 지루해 할 것이다.

욕구 좌절은 흔히 우리 생활에서의 중요한 스트레스 신호인 분노를 일으키게 한다. 욕구 좌절이 될 때마다 스트레스 반응이 일어난다. 그 소망이 충족되지 못한 일들이 이제까지 논의되었던 중요한 일이든 버스를 놓친다거나 모임에 늦는 것과 같은 사소한 일이든 간에 그러하다.

사소한 욕구 좌절은 다양한 방식으로 다루어갈 수 있지만 이 단원에서는 우리 생활의 중요한 소망에 초점을 맞추고 있다. 우리의 소망이 좌절되는 이유는 우리가 그것을 만족시키기 위한 시간을 내지 않기 때문이다. 그러나 때때로 우리의 소망이 충족되지 않는 이유 또한 우리가 그것을 만족시키기 위한 시간을 내지 않기 때문이다.

시간이 많이 걸리는 일에 지나치게 몰두해 있어서 자기 자신과 소망을 무시하게 되고 때로는 환경의 변화로 인해 이제까지 충족되었던 소망이 가로막히게 된다. 만일 이제까지 자신의 직업이 지위와 안전과 활동에 대한 소망을 충족시켜 주는 주요 수단이었다면, 은퇴가 눈앞에 닥쳤을 때 이러한 욕망들은 위협받게 된다.

때때로 우리의 직업이나 가족조차도 우리의 모든 소망을 충족시켜주지는 않는다. 소망을 충족시킬 기회를 늘이기 위해서는 활동 영역과 접촉의 범위를 확대해 나갈 필요가 있다. 동시에 기억해야 할 것은 모든 소망이 충족이 될 수는 없으며, 모든 소망을 언제나 만족하려는 노력 그 자체가 좌절을 가져오며 스트레스를 일으킨다는 사실이다.

자신의 욕망을 이성적으로 충족시키고자 한다면, 완전한 만족을 종용하는 것이 자기 패배를 자초한다는 것임을 받아들여야 한다.

때때로 사람들은 왜 그러는지 모르면서 막연한 좌절감이나 불행하다는 마음을 스스로 느낄 수 있다. 그들은 일상생활에 너무 매달리고 사로잡혀 있어서 때로는 소망 충족을 위해 적극적으로 계획을 세워야 한다는 것을 알지 못하며, 소망 충족을 생각하기 위해 멈추어 본 일이 없다.

최근에 은퇴한 사람이 인생에서 자기가 할 일이 없음을 알게 되었다고 해보자. 그는 불행하고, 지루하며, 멍청하게 아무 할 일 없이 집 안을 배회한다. 이 사람이 자신의 상황을 극복하기 위해 할 수 있는 일은 "일을 하면서 만족했던 중요한 소망 중 지금 충족되지 못하고 있는 것은 아닌가?"라고 자신에게 묻는 것이다. 그러나 소망 중 한두 가지를 들여다보면 성취의 느낌에 대한 욕망이 생겨난다.

다음 질문은 "은퇴한 사람으로서 그 두 가지 바람을 만족시키기 위해선 어떻게 해야 하는가?"이다. 만일 그가 교회와 같은 자원봉사 기관이나 은퇴한 사람들을 위한 집단 직업 혹은 지역사회 활동 집단에 참여한다면 그 일이 도전적이고 중요함을 알게 될 것이고 따라서 자신의 소망에 대한 새로운 만족의 원천을 갖게 될 것이다.

이에 덧붙여 우리는 생활에서의 소망을 체계적으로 검토하여 현재는 만족되지 않은 소망을 충족시키기 위한 자세를 취할 수 있다.

갈등을 해소하라

대부분의 사람들에게 있어 스트레스의 또 다른 중요한 원천은 갈등이다. 우리는 갈등을 일으키는 어려운 선택을 해야만 할 때, 흔히 좌절, 분노, 불안, 염려 등을 경험한다. 우리가 갈등으로 인해 고민하거나 안절부절 하는데 소모하는 에너지가 스트레스를 가져온다. 갈등은 - 변화와 마찬가지로 - 인생의 한 부분이다. 또 현대와 같은 복잡한 시대에는 정규적으로 갈등 상황이 일어나게 된다. 갈등을 해소하도록 배우는 것은 스트레스를 감소시키는 좋은 방법이다.

우리 생활에서 여러 종류의 사람들이 경쟁적으로 우리의 시간과 주목을 요구할 때 많은 갈등이 생긴다. 친구가 같이 시간을 보내자고 하는데, 아이도 같이 시간을 보내고 싶어한다. 그리고 이들 중 하나를 선택해야만 한다. 배우자가 우리에게 기대하는 행동과 이웃이 기대하는 행동은 다르다.

아마도 여러 사람에게 가장 갈등을 일으키는 근원은 가족과 일 사이의 경쟁적인 요구일 것이다. 우리는 가족이나 일 중 어느 한 쪽에만 시간을 할애할 수 있을 것이다. 그러나 우리는 어느 한쪽도 무시하지 않으면서 양쪽 모두에게 신경을 써야만 한다.

한편, 우리는 자기 자신의 욕구도 가지고 있다. 때로는 외부의 요구와 상반되는 자신의 소망에 맞추기 위해 갈등을 경험하기도 한다. 이를테면, '오늘은 내가 하고 싶은 것을 해야 할까, 아니면 일을 마쳐야 할까?' 또는 '내가 좋아하는 곳에서 휴가를 보낼까, 아니면 가족들이 바라는 곳으로 갈까?'와 같은 것들이다. 다른 사람의 요구나 기대에 맞추면서 나 자신을 돌본다는 문제가 중요한 것이다.

가치 선택이 갈등의 또 다른 주요 원천이다. 전쟁이 일어났을 때 생명을 존중하는 나의 신념에 대해 나는 어떻게 반응할 것인가? 모든 친구들이 내가 다르게 행동하기를 바랄 때도 나 자신의 가치를 따라야만 하는가? 내 가치관에 맞추어 행동한 것이 친구에게 해가 되었을 때, 그 때문에 내 품위에 문제가 생기게 되지는 않겠는가? 집단을 위해 개인의 권리를 어느 정도 희생하거나 그 반대로 할 수 있겠는가?

오늘 필요한 일과 내일의 계획 사이에 어떻게 균형을 맞출 수 있겠는가? 많은 정치적, 종교적, 사회적 문제들은 가치에 있어서의 갈등으로 이해될 수 있다.

우리의 인적 자원을 활용하는 방법에 대한 결정 역시 갈등을 가져온다. 제한된 시간을 어떻게 사용하느냐 하는 문제는 이미 언급하였다.

대부분의 여성들에게는 돈 역시 한정이 되어 있기 때문에 돈을 어떻게 사용할 것인지를 결정하는 것도 갈등을 일으킨다. 휴가를 가야 할까, 가전제품 하나를 살까? 여분의 돈을 저금할 것인가, 써버릴 것인가? 배당이 적은 안전한 곳에 투자할 것인가, 더 큰 배당을 바라고 모험적인 투자를 할 것인가?

경쟁적인 요구, 상이한 가치 및 개인적 자원의 사용에서 오는 것들만이 우리가 직면하는 갈등은 아니지만, 이들은 우리 생활에서의 주요 갈등을 나타내며 갈등의 본질을 보여준다. 누구라도 주요 갈등을 완전히 목록화할 수는 없다.

일반적으로 전문가들은 갈등을 4개의 주요 유형으로 나눈다. 때로는 두 개의 대안 중에서 선택을 해야만 하는데 이 둘을 모두 원할 때가 있다. 문제는 두 가지를 모두 다 가질 수는 없다는 데 있다. 따라서 두 개의 맛있는 후식 중에서 하나를 선택해야만 할 때 이런 유형의 갈등을 경험한다. 달콤한 후식을 먹는 것과 체중 조절을 위해 그것을 거절하는 것 사이의 갈등은 별개의 문제이다. 이러한 유형의 갈등은 우리가 그중 하나를 선택하고 나면 쉽게 해결된다. 우리는 원하는 것을 갖는 것이며, 그 결정에 의해 만족할 수 있게 된다.

다른 경우로, 두 개의 대안 중에서 선택을 해야만 하는데 둘 중 어느 것도 원하지 않을 때가 있다. 치과에 가거나 혹은 이가 썩게 내버려 둘 수 있다. 세금을 물거나 혹은 말썽을 일으킬 수 있다. 어느 쪽도 바람직하진 않지만 반드시 하나를 선택해야만 한다. 이러한 유형의 갈등은 처음 것처럼 쉽게 해결되지는 않는다. 우리가 피했으면 하는 것을 선택하는 것이기 때문이다. 다행스럽게도 갈등을 해소한다는 기쁨이 우리가 선택한 것에서 느끼는 불행을 압도할 수 있다.

우리가 동시에 좋아하기도 싫어하기도 하는 상황에 직면했을 때도 갈등이 생긴다. 남편의 새로운 직업이 지금보다 봉급은 더 많지만 다른 지방으로 이사를 가야 할 때 이런 유형의 갈등을 경험하게 한다. 또 다른 갈등 유형은, 그러한 대안들에 마주쳤을 경우에 온다. 즉, 두 개의 대안 중에 선택을 해야 하는데 그 각각이 모두 우리가 좋아하는 점과 싫어하는 점을 가지고 있는 경우이다. 따라서, 각각이 장점과 단점을 모두 가지고 있는 두 개의 직장이 나타난다면 이런 유형의 갈등을 경험하게 된다. 동시에 좋기도 하고 싫은 상황을 포함하는 갈등은 해결되기가 힘들다.

갈등을 해소하는 단일공식은 없지만 무언가 도움이 되는 일을 해볼 수는 있다. 선택을 하기로 결정하는 것이 최선의 시작 방법이다. 우리는 너무 자주 선택을 피하고 결정을 미루어 스트레스를 증가시키고 어려움을 연장시킨다. 갈등이 스트레스의 주요 원천이며 갈등의 해소가 스트레스를 줄일 수 있다는 사실을 우리가 받아들일 때 결정을 미루기 보다는 갈등을 끝내기 위한 활동을 하게 된다.

갈등의 본질적인 특성은 우리에게 선택하도록 한다는 것이다. 갈등 상황에서는 모든 것을 가질 수는 없다. 단지 선택을 해야만 한다. 이 단순한 사실을 알지 못하기 때문에 갈등이 해소되지 않는 경우가 많다. 반드시 선택을 해야만 한다는 것을 인정하면 더 쉽게 갈등을 해소할 수 있다. 우리가 원하는 어떤 것을 표시해야만 하고 원하지 않는 것을 견디는 것 이외의 다른 방법이 없다. 모든 것을 가질 수는 없으며 모든 어려움을 피할 도리도 없다는 사실을 일단 받아들이면 더 쉽게 결정을 내릴 수가 있다.

이와 비슷하게 우리가 선택할 때, 실수할 수도 있다는 사실을 받아들일 수 있어야 한다. 실수를 피하려는 욕망 – 언제나 옳아야 한다는 욕망 – 이 선택하는 데 방해가 된다. '잘못 선택하면 어떻게 하나?'라고 생각하는 한, 어떤 선택도 하기가 어렵다. 우리가 실수를 할 수도 있다는 가능성을 받아들일 때 더 쉽게 갈등이 해소될 수 있다. 그러나 선택하지 않는 것은 우리가 저지르는 최대의 실수다. 당신은 자신이 언제나 옳아야만 한다는 묵언의 규칙을 포기할 수 있는가?

우리가 때로는 완전한 최종의 해결은 불가능하며 그 문제에 정답은 없다는 사실을 인정하여 갈등의 부분적 해결을 받아들일 수 있게 되면, 갈등을 해결하는 데 필요한 선택을 더 쉽게 할 수 있다. 이는 불확실성을 견디어 내는 또 다른 예이다.

자기 자신의 욕구와 주변 사람들의 요구 사이에서 얼마나 많은 시간과 노력을 들여야 할지를 결정하는 문제를 가진 사람을 예로 들어보자. 가족이나 친구를 위해서 얼마나 많은 희생을 할 수 있겠는가? 그 질문에 대한 완전한 대답은 없다. 오늘 했던 결정을 내일 바꿀 수도 있다. 각 개인의 결정은 반드시 옳지 않을 수도 있으며 개인은 일생 동안 수많은 그러한 결정을 하게 된다. 때로는 그것이 자기가 할 수 있는 최선의 결정일 수도 있다. 어떤 경우에는 만족할 만한 최종 결정을 할 수 없는 경우도 있다. 이 문제와의 투쟁은 그가 부정확하고 막연한 해결만으로는 견디어낼 수 있음을 깨달을 때까지 계속된다. 법정과 의회는 언제나 개인의 권리와 집단의 권리 사이에서의 문제에 관하여 고심한다. 여기에 참여하는 사람들이 완전한 해결책은 없다는 것을 인정한다면 이로 인한 스트레스를 덜 받을 것이다.

이 딜레마에 대한 또 다른 접근 방법은 저 밖 어디에 있는 것처럼 그것을 찾아야만 한다는 생각을 멈추고, 해결을 창조해 내는 데 노력을 기울이는 것이다. 대부분의 갈등에는 정답이 없다. 우리 자신이 답을 만들어내는 것이며 자신에게는 그 답이 맞는 것이다. 자유인으로서 나는 나에게 좋은 느낌을 주는 선택을 할 권리가 있으며 모든 경우와 모든 사람에게 적용되는 존재하지도 않는 정답을 찾기보다는 이 권리를 행사할 때 스트레스를 더 적게 경험할 것이다.

'무엇을 해야만 할까?'에서 '무엇을 하고 싶은가?'로 자신의 생각을 바꾸어라. 많은 갈등들이 우리의 시간과 자원에 대한 가치와 경쟁적 요구에 관한 것이므로 우리 자신의 가치를 분명히 하고, 명백한 우선 순위를 설정한다면 갈등은 더 쉽게 해결될 것이다. 매 주말마다 자신의 경력을 쌓기보다 아이들과 시간을 보내는 것을 최우선 순위로 정하고, 이를 더 중요하게 생각하는 사람은 그렇지 않은 이웃보다도 주말을 어떻게 보낼 것인가에 대하여 더 쉽게 결정할 수 있다. 따라서, 자신의 주요 갈등에 대하여 작업하고, 자신의 가치를 분명히 하고, 우선순위를 설정하면 매일매일 다가오는 사소한 갈등들을 더 쉽게 다루어 갈 수 있을 것이다.

그렇게 하지 못하면 같은 갈등을 계속해서 경험하면서 시간과 에너지를 소모하게 된다. 그리고 이것은 스트레스를 더 가중시킬 뿐이다.

🌀 '체릴' — 상황

'체릴'은 '밥'의 아내로, 그녀는 '밥'과는 다른 시각에서 사물을 보곤 한다. 실제로 그녀는 자기 인생의 새로운 변화의 국면에 커다란 기쁨을 느끼고 있다. 그녀는 다시 일함으로써 삶의 성취 의욕을 즐기고, 자신의 복직에 대한 두려움과 사업에서는 다른 사람들과 경쟁할 수 없을 것이라는 그 두려움과 불안이 이제는 전혀 근거가 없는 것이었음을 알게 되었다.

그녀는 때때로 1년 차와 2년 차 연구원들에게 화가 나기도 했는데, 그 이유는 그들이 자신에게 선심을 베푸는 것처럼 보였기 때문이다. 단지 '자신이 39살이나 먹었다는 것과 4년 동안 집에 있었다는 사실이 자신이 전에 알았던 것을 잊어 버렸거나 세 번씩이나 같은 일을 설명해 주어야 한다는 의미는 아니지 않는가?'

그녀는 그들이 태도를 바꾸기를 기대한다. 그렇지만 역시 그녀가 다시 일을 할 수 있게 된 건 기쁜 일이 아닐 수 없다.

그녀는 몇 년 동안이나 못 만났던 옛 친구들과 사업상의 친척들을 다시 만나게 되었으며, 그들과 다시 어울려 즐기고 자신이 직장을 떠난 이후에 시장조사 분야에서 일어난 변화를 세부적으로 토론하기를 즐긴다.

그녀가 가정에서의 새로운 진전에 뒤지지 않으려고 노력하고 있음에도 불구하고 아직도 예전의 생활방식으로 되돌아가는 감도 없지 않기 때문에 변화에 약간의 어려움이 뒤따른다는 것을 발견하기도 한다.

사무실에서의 일은 순조롭게 진행되어 가고 있지만, 집에서는 새로운 문젯거리가 생겨나고 있다. 아이들은 그녀의 새로운 생활에 비교적 잘 적응하는 듯이 보이지만 남편은 그렇지가 못하다. '체릴'은 늘 자신에게로 향하고 있는 남편의 적개심과 분노를 감지하고는 있지만 그를 위해 무엇을 해야 할지를 알 수가 없다.

그녀가 남편에게 말을 하려고 할 때마다 그는 말문을 닫곤 한다. 그는 자신이 정확히 무엇에 대해 화를 내고 있는지 조차도 이야기 나누기를 거부하며, 그 때문에 '체릴'은 말할 수 없는 좌절감을 느낀다.

그것이 자신의 직업과 관계되는 일이라는 것쯤은 예상하고 있다. 그래서 남편의 기분을 좋게 하려고 노력은 하고 있지만, 그녀가 하는 일은 무엇이든 조금씩 잘못된다. 그녀는 항상 명랑해지려고 노력하지만 '밥'을 행복하게 만들 수 있을 것 같지가 않다. 결국 그녀는 자신이 조력자로서, 아내로서 실패자라고 느끼기에 이른다.

'체릴' — 방법의 실제 작용

스트레스 관리의 시각에서 보면 '체릴'의 상황은 아주 복잡한 것은 아니다. 그녀가 가진 스트레스의 두 가지 중요한 근원은 직장에서 젊은 사람들의 보호적인 태도와 남편의 일에 대한 반응과 그를 기쁘게 해줄 수 없는 자신의 무능력이 뒤섞인 것이다.

그녀가 젊은 동료 직장인들의 그러한 태도를 생활의 일부로 받아들이게 되면 그들에게 잘 적응할 수 있을 것이다. 다른 사람의 태도가 언제나 마음에 들 수는 없는 것이다. 더 나아가서 '체릴'이 확고한 자기 주장을 펴는 것을 배우게 되면 그들에게 친절하면서도 비공격적으로 대응할 수 있다.

그녀가 그들이 선심을 쓰고 있다는 사실을 받아들이면, 또한 자신이 그것에 대해 무엇인가 해야만 한다는 사실도 받아들일 수 있다. 그들이 변하기를 바라지 말고 자신이 책임감 있는 태도를 취하고 이것을 해결해야 하는 문제로 보는 것이다.

반면에 '체릴'은 남편인 '밥'을 기분 좋게 하려는 비이성적인 요구를 거절해야 할지도 모르겠다. 그녀는 남편을 도와주려 했고 자기가 할 수 있는 일을 하였으나, 남편 스스로 해야 할 일을 대신해 주도록 기대할 수 없다. 만일 그녀가 남편을 기분 좋게 만드는 것이 아니라 그의 기분이 좋아지도록 도와 줄 수 있는 모든 일을 하기로 목표를 세운다면, '밥'의 반응에 의해서가 아니라 자기 자신이 한 일에 의해서 자신의 노력을 평가할 때 자신을 실패가 아닌 성공으로 받아들일 수 있다.

2
여가를
즐긴다

🗣 여가도 인생엔 필요하다

우리는 릴랙스 한다는 것을 너무 어렵게 생각하고 있지는 않은가? 아무것도 안 하고 있으면 죄스러운가? 휴가를 얻었으니 별 수 없다고 쉼을 정당화시키고 있지는 않은지?

정말로 긴장으로부터 해방을 바란다면 여가를 즐길 줄 알아야 한다. 그렇지 않고 업무와 여가의 균형을 계속 무시하고 있으면 자연이 그것을 호되게 가르쳐 준다. 말하자면 심장 발작이나 궤양과 사고 그리고 기타 확실한 방법으로 억지로라도 우리가 페이스를 늦추도록 만든다.

인간은 언젠가는 죽게 되어 있다. 단 한 번의 인생이다. 그 사실은 외면할 수가 없다. 우리는 필요불가결한 인간이 못되고 언젠가는 어느 누구하고도 교체가 되므로 즐기는 게 좋다. 정말로 유쾌하게 지내는 것이 낫다.

여가도 일에 못지않게 인생에 필요하다. 여가 없이도 업무상 성공하는 여성이 있을는지는 몰라도 그 대가로 가족과 친구 그리고 마지막으로 건강마저도 잃게 될지 모른다. 미상불 가족, 친구, 건강이란 그 모두가 업무상의 시간을 앗아간다.

한가한 시간과 여가의 차이

어떻게 하면 여가를 즐길 수 있을까? 그것을 알려면 먼저 여가와 짬과의 차이를 인식할 필요가 있다.

짬이란 우리의 존재를 존립시켜 주고 있는 냉혹한 현실의 책임으로부터의 도피를 의미하고, 여가는 부과된 책임으로부터의 자유로움을 의미한다. 예를 들어 일터에서 귀가하여 취침할 때까지 시간이 있을 경우, 집 주변을 손질하거나 풀을 뽑으면서 그 시간을 메꾸었다고 하자. 그것은 짬을 이용한 것이다.

그러나 테니스를 친다거나 TV를 보면서 취미생활에 몰두하였다면 그것은 여가의 이용이다. 이것은 자기가 하고 싶어서 하는 것이지 해야 하기 때문에 하고 있지는 않는 것이다.

왜 여가를 어렵게만 생각하는가, 걸음을 멈추어 꽃의 향기를 즐기거나 의자에 기대어 한가히 있음이 왜 그다지도 어려운가? 그렇게 생각하기가 싫을지 모르나 여가가 있을 때 정말로 자신과 접촉을 가지게 된다.

🦢 창조적인 활동과 발전은 여가에서 싹이 튼다

미국 정신의학학회의 '여가' 연구 상설위원회 전 위원장인 알렉산더 레이드 마틴 박사는 '여가'에 대해 다음과 같이 말하고 있다.

"여가란 짬이 난 시간이라든가 휴일과 주말 그리고 장기휴가처럼 강제성을 띤 것으로 여겨져서는 안 된다. 여가란 무엇보다 첫째로 어떤 특정된 정신적 신체적 상태를 의미한다. 여가 속에서 여성은 소극적이지도 고독하지도 않으며 온몸과 마음이 전술한 상태에 있는 것이다."

마틴 박사는 여가를 육체적으로 말하면 휴식이라든가 수면과 같은 것이라고 설명을 하고 있다. 수면의 시작과 그 지속은 의식적으로 컨트롤되지 않으며 정신적인 조건, 환경적인 조건이 고루 갖추어졌을 때 비로소 무의식 중에 이루어진다.

마틴 박사는 "유감스럽게도 많은 여성이 무의식을 두려워하고 있다. 자유로운 연상, 말하자면 의식의 컨트롤을 늦추었을 때 무의식으로 흘러나오게 되는 사고와 감정을 표현하기를 두려워한다. 무의식에 대한 두려움은 환상과 정상을 벗어난 원망(願望)을 막아주지만 깊이 있는 느낌을 불가능하게 한다. 무의식을 두려워하고 있다면 언제까지나 여가에서 도망만 치고 창조적인 활동과 발전을 억누르게 된다."고 말하고 있다.

또 마틴 박사에 의하면 "여가란 업무와 대립되는 이른바 의식의 날카로움이 깃들어 있지만 여가에는 집중이 없고 능력은 릴랙스 되어 있으며 의식도 넓게 확산되고 있다."고 한다.

가급적이면 업무는 의식하지 않음이 좋다. 정신치료에 종사하는 많은 의사들이 정신을 다른 이미지 쪽으로 돌림으로써 업무를 잊을 수 있게 된다고 하고 있다.

가령, 회사에서 어려운 문제에 봉착하고 있을 때 단순히 일에서 떨어져 있는다 해서 그 업무의 문제를 마음속으로부터 떨쳐 버리지는 못해도, 억지로라도 다른 일을, 예를 들어서 며칠 후에 있을 파티라든가 딸아이의 졸업식 따위를 생각한다면 업무에 얽힌 이미지를 그것과 바꾸어 놓을 수가 있게 된다.

코넬 의과대학 정신과 임상교수인 프레데릭 F. 프랏슈 박사는 창조성의 뿌리가 전의식(前意識)에 있다고 말하고 있다. 우리가 의식을 할 때에는 문자 그대로 의식적인 언어의 속박을 받는다. 하지만 그럴 때에도 잠재의식 속 깊숙이 감추어진 감정은 그 영향을 좀처럼 받지 않는다.

우리는 누구나 그러한 크게 폐쇄된 과거의 쓰라린 경험이나 상처받은 감정을 가지고 있기 마련이다. 전의식에는 온갖 것이 그 표 가까이에 도사리고 있으면서 우리의 컴퓨터 정보센터 구실을 하여, 기억이라든가 공상 그리고 타인에게서 입은 감정의 반응 따위를 결합시키고 있다. 이곳은 우리가 자기 자신과 접촉하게 되는 장이기도 하다.

프랏슈 박사는 또 일반적으로 창조성에는 잠복기가 수반되는데 특히 어려움이 있을 때 그렇다고 말하고 있다. 우리는 까다로운 문제가 있을 때 그것을 일단 마음속에 간직해 두었다가 다시 부상시킨다는 것이다. 느닷없이 혹은 한 시간이나 하루가 지난 후, 어쩌면 몇 개월이 지난 후 불현듯 그 해답이 떠오를 때가 있다. 그것이 '계시'이다. 그로 인해 해결 방법이 모색되고 아이디어가 형성된다는 설명이다.

🌀 업무와 같은 에너지로 테니스를 치지 않는다

누구나 이런 경험이 있지 않을까? 예를 들어 작가나 사업에 종사하는 여성일 경우 어떠한 궁리의 해답이 불현듯 머리에 떠올라 한밤중에 눈을 뜨게 되는 경우가 있을 것이다.

해결 방법이 떠오르지 않을 때이거나 긴장이 될 것 같은 느낌이 들 때, 일부러 자기 생각을 다른 부담스럽지 않는 일에 돌이켜 보면 누구나 그렇게 할 수가 있을 것이다.

하지만 명심해야 할 것은 생각을 다른 데로 옮길 때 그것이 이전과 같이 혹은 그 이상으로 우리를 긴장시키는 것이어서는 안 된다는 점이다.

가령 기분 전환도 하지 않고 업무수행 때와 다름없는 에너지와 태도로 테니스를 치거나 카드놀이를 하는 여성이 있다. 가장 긴장을 풀어 줄 것 같은 섹스에도 온 정신을 빼앗겨 구렁텅이에 빠져 들어가는 여성이 없지 않다. 이럴 경우 긴장이 풀리기는커녕 도리어 긴장을 불러 일으키는 결과가 될 것이다.

🌀 수동적인 현실도피에 자유는 없다

우리가 릴랙스 하는 능력은 당연히 문화적이고 환경적이다. 우리는 태어나서부터 하는 일을 민첩하게 하도록 틀이 잡혀 있다. 어려서부터 올바르게 배설하도록 길들여지고 일정한 연령에 도달하면 초등학교에 다닐 준비를 한다. 또래의 아이들과 함께 졸업을 해야 한다. 각자 경쟁심에 아우성 치고 일찍부터 인생의 패턴이 정해져 버리는 경우가 많다.

결과적으로 우리는 일단 인생이라는 회전목마에 태워져 버리면 거기서 어떻게 내려야 할지를 모른다.

워싱턴 소재 조지타운 대학 사회학과의 교수인 존 L. 토마스는 미국 이외의 대부분의 나라에서는, 공업화된 사회일지라도 여성들이 대화를 잘한다고 말하고 있다.

"그들은 대화를 즐기는 듯하다. 유럽에서는 커피숍과 거리의 주점에서 많은 시간 동안 얘기하며 즐거운 시간을 함께 보내고 있다."

미국 여성들은 그와 같은 대화에 서투르다. 그것은 생각을 행동으로 옮기지 않거나 과장되게 말을 하기 때문에 자신을 정당화시키기가 어렵기 때문이다.

릴랙스 된 대화를 하려면 정치나 종교, 철학 얘기와 같은 격한 토론이 되기 쉬운 분야는 금물이다. 인간으로서 서로 즐기면 마음이 통하게 되고 릴랙스 될 수 있다.

텔레비전보다 만족스러운 취미

미국 여성은 대화를 즐기는 것보다는 한 주일에 18~20시간 텔레비전 앞에 앉아 있는 경향이 있다. 아닌 게 아니라 텔레비전은 현실 도피를 도와주므로 그런 뜻에서 긴장을 풀어준다 하겠다.

하지만 그러한 여가 사용은 우리를 수동적으로 만들어서 더 만족스러운 여가의 발견과 발전이 가능한 폭넓은 선택의 자유를 상실하게 만든다.

그러면 텔레비전보다 더 만족감을 안겨주는 것이란 무엇일까? 정말로 릴랙스 되는 최상의 방법 중의 하나는 자기가 가장 좋아하는 일, 취미 등 다시 말해서 업무를 떠난 활동에 몰두하는 데 있다. 하지만 요즘의 취미는 엄밀하게 말해서 즐거움 때문이라기보다 전문직처럼 되어버렸는데 여성들은 그것을 깨닫지 못하고 있다.

그런 가운데 오히려 이러한 현상은 미국 사회에 정착이 되어가고 있는 실정이다.

자기에게 적합한 취미를 택하려면?

취미가 만족감을 안겨주지만 맡은 업무가 긴장을 유발하는 것이거나 따분할 때, 혹은 그 양쪽을 다 겸비하고 있을 때는 그렇지 못하다. 자기에게는 처음부터 끝까지 자기 뜻대로 할 수 있다는 것이 좋은 것이다.

물론 그 취미라는 게 저항이 안 될 만큼의 강제성을 지니지 않는다는 단서가 붙기는 하지만 개중에는 열성적인 수집가나 스포츠 왕으로 번져가는 여성이 있어 취미가 업무보다 더 긴장에 쌓이게 되는 경우가 있다. 그러한 여성은 일도 없고 취미에도 몰두할 수 없을 때 무엇을 하면 좋을지 실로 난감해질 것이다.

어떻게 하면 자기에게 적합한 취미의 선택이 가능하고, 그것을 잘 해

나갈 수 있는지 대부분의 여성이 모르고 있는 것 같다. '재미 있을 것 같아서', '멋있어 보여서'라는 이유에서 사실은 좋아하지도 않는 것을 취미로 택하는 여성이 있는가 하면 '시간, 돈, 힘에 여유가 없어서'라는 이유에서 선택하는 여성도 있다.

🎧 취미의 네 가지 종류

어떠한 취미가 자기한테 적합한가?
여성의 취미에는 다음의 네 종류가 있다.

1. 뭔가를 한다.
2. 물건을 수집한다.
3. 무엇을 배운다.
4. 물건을 만든다.

🎧 취미를 선택할 때의 포인트

취미를 정하려 할 때에는 다음과 같은 질문을 스스로에게 던져보라.
1. 업무 때나 가사 일을 할 때에는 다른 근육을 사용하거나 자세를 취하는가? 취미로 릴랙스 하려면 그래야 한다.

2. 과도한 비용이 들지 않는가? 거기에 부합될 만큼 만족이 얻어지겠는가?

3. 그러할 만한 시설이 갖추어져 있는가? 스페이스는 충분한가? 그렇지 못하다면 어떻게 하면 되는가?

4. 그럴 만한 시설이 갖추어져 있는가? 음치라면 바이올린을 취미로 삼는 것은 어리석다. 이웃 여성을 지겹게 만드는 것이 목적이라면 모르지만….

5. 그 능력을 개발시킬 수 있겠는가? 지도를 받는 방법이 있는가? 어디서? 언제?

6. 그것은 안전한가? 화재의 위험이 있거나 특별한 설비가 구비되어야 한다면 미리 예방을 해두거나 안전관리에 힘쓰는가?

7. 그것이 가족과의 마찰을 일으키지 않을까?

8. 끈기 있게 계속할 만큼 그것에 취미를 가졌는가? 아니면 일시적인 변덕인가?

9. 그것 말고 더 흥미를 느끼는 것은 없는가? 전에 하고 싶었는데 지금 잊고 있는 것은 없는가?

10. 많은 시간을 빼앗기게 되지 않을까? 가진 것 이상의 힘과 에너지가 필요하지 않겠는가? 거기에 필요한 힘을 틀림 없이 지금도 가지고 있는가?

어느 특정된 취미에 관해서 더 상세히 알고 싶으면 가까이에 있는 도서관에서 도움을 받는 것이 좋을 것이다. 별의별 취미에 관한 많은 책이 발간되어 있고, 동호인들이 조직한 모임도 있다. 각자가 사는 지역의 신문이나 잡지 등을 통해 가까이 있는 취미 클럽을 찾아보라.

자연이나 계절에도 리듬이나 페이스가 있다

취미를 갖든 아무것도 하지 않든 간에 생활에 균형은 유지되어야 한다. 바다를 지켜보면 거기에는 자연의 리듬이 있다. 파도가 밀려왔다가는 밀려가기를 되풀이하고 있다. 우리의 생활에도 리듬이 필요하다. 일을 하다가 릴랙스 하고, 릴랙스 하고서는 또 일을 한다. 그렇게 함으로써 더 많은 일을 하고, 건강할 수 있고, 능률이 올라가게 된다.

'주말'이라는 릴랙스를 위한 휴양의 시간은 바로 그런 뜻에서 의미가 있다. 계절의 변화 역시 리듬과 페이스에 변화를 가져온다. 하나님도 칠 일째에는 휴식을 취하지 않으셨는가?

어떻게 휴가를 보낼 것인가?

휴가는 일상의 틀에 박힌 업무 도중의 휴식이며 편안히 즐거운 시간을 보내는 한때라고 생각되고 있다. 긴장을 제거하고, 육체와 정신에 휴식을 주고, 에너지를 보충하면서 내일을 대비하는 것이 휴가이다. 휴가란 그런 것이라 여겨지고 있다.

그러나 현실은 휴가의 피로를 회복시키기 위해서 오히려 휴양이 더 필요한 것은 아닌지 모르겠다. 교통체증, 북적거림, 바가지 요금, 짜증 부리는 친지나 친구들 등. 그러한 일에 시달리고 이제 업무에 복귀한 후 안도의 한숨을 쉬고 있는것은 아닌지….

🗨 업무 중독증을 위한 휴가법

개중에는 구제할 수 없는 '업무 중독증'에 걸린 여성이 있어 휴가 중에도 일을 하지 않으면 마음이 편안하지가 않다. 그들은 아무것도 안하고 있으면 릴랙스에 들어간 당초보다 더 긴장이 쌓인다. 그들은 업무에 종사하면서 휴가를 취하는 편이 더 적절하다.

예를 들어 의학에 관계 된 여성이면 캠프닥터나 간호부의 자리를 맡으면 된다. 사무직의 여성이면 휴양지의 임시직에서 일하는 것도 좋다.

휴가 중에도 줄곧 돌아가서 해야 하는 일에 걱정을 하는 여성이 많지만 그러한 여성에게는 장기 휴가가 오히려 더 긴장을 낳게 한다. 그러므로 차라리 일을 하면서 짬짬이 쉬는 편이 나을지도 모른다.

휴가에 아이들을 데리고 가느냐의 여부에 관해서는 전문가 사이에도 대립되는 의견이 있다. 부부는 아이들을 남겨두고 둘이서만 여행을 하고 서로를 다시 발견하면서 가정의 책임에서 벗어나는 한때를 가져야 한다고 하는 여성이 있는가 하면 휴가라는 즐거움에 아이들을 동참시켜 화기애애한 경험을 함께 나눔이 더욱 소망스럽고 가정의 유대도 강화

된다는 여성도 있다.

부부가 따로따로 휴가를 보낸다면 어떨까? 일반적으로 대부분의 사회학자는 특히 참작할 만한 사정이 없는 한 거기에는 찬성을 하지 않는 것 같다. 참작할 만한 이유란 부부가 때를 맞춰 휴가를 얻지 못하였거나 사내의 정해진 휴가 계획에 변경이 불가능한 경우이다.

부부가 휴가를 함께 보내기 싫다는 데에는 그 결혼에 어떠한 결함이 있어서일 것이라고 심리학자는 말한다. 하지만 남편이 산에 가기를 원하고 아내가 바다로 가고 싶어 한다면, 그러한 경우에는 한 해에는 한쪽이 원하는 방향으로 휴가를 보내고, 다음 해에는 다음 해대로 즐겁고 형편이 닿는 장소를 택한다는 그러한 방법이 필요하게 될지 모른다. 그리고 거기에는 무엇보다도 타협과 원숙미의 발휘가 필요함은 물론이다.

🎧 휴식 취하기에 가장 좋은 캠핑

일부의 여성에게 – 다들 그렇지는 못하기 때문에 – 가장 릴랙스가 되는 휴가란 천막을 치거나 산장에서 생활을 하면서 오솔길을 거니는 정도로 야외에서 보내는 것이다.

아이들은 산에 가면 따분해 하는 게 사실이지만 미국 여행자협회 전 회장이며 야외생활 전문가인 빌 단로프 씨에 의하면 그것은 부모가 손수 모든 것을 다해 버리고 어린이들에게 참여의 기회를 주지 않기 때문이라는 얘기다.

자녀들에게도 처음부터 - 여행 계획을 세우며 식료품을 사들이며 장비를 갖추는 등 - 여러 단계의 일에 참여를 시켜야 한다. 아이들에게 요리를 담당하게 하고 대신 딸에게 변소용 구덩이를 파게 하거나 장작을 패게 하는 것도 나쁘지 않다.

아버지가 모든 일에 우월감을 자랑하러 나서지는 말아야 할 것이다. 어머니가 평소에 하고 있었던 요리며 세탁, 기타의 가사에 손을 댈 필요는 없다. 하여간 무엇이든 휴가에서는 평소와 같은 판에 박은 일에서 벗어나 다른 역할을 해봄직하다. 그게 휴가의 목적이기도 하니까.

그러나 어떤 휴가도 사전의 면밀한 계획 수립이 긴요하다. 무턱대고 출발해 본다는 게 낭만적으로 들릴지 모르지만 예약도 없이 지쳐서 도착한다면 긴장이 고개를 들 것이 분명하다. 급할 때 어린이들의 화장실이나 끼니를 때울 만한 식당을 찾지 못하면 불안해질 것이다.

하지만 계획 수립에서 가장 어려운 문제가 가족 모두의 기대감을 골고루 어떻게 채워주느냐 하는 점이다. 그렇지 못할 경우 휴가라는 것이 도리어 본인은 물론 가족에게 해로운 긴장이 가득 찬 기간이 되어 버릴 가능성이 있고 또 현실적으로도 그러한 예가 허다하다. 남편과 아내의 휴가에 기대하는 내용이 다르고 아이들은 아이들대로 또 그것이 다른 데도 그러한 차이를 조정하는 사전 협조와 대화가 전혀 이루어져 있지 않는 경우가 적지 않은 것이다. 그렇게 되지 않기 위해서라도 사전 계획은 세워야 한다. 휴가의 즐거움이란 이를 테면 사전 계획에서 얻어지는 부가가치이다.

계획을 세울 때는 차분히 앉아서 무엇을 휴가에서 얻고자 하는가에 대한 리스트를 우선 만든다. 그리고 그것이 실현되도록 계획에 반영시킨다. 그렇게 하면 실망을 최소한도로 막을 수 있다.

인간에게는 고요하게 쉴 공간이 필요하다

심리학자에 의하면 한 가정의 완전한 고립은 가족 누구에게나 좋은 영향을 주지 못한다고 한다.

한 그룹이 긴장을 초래하지 않고 자기네끼리만 고립되어 살 수 있는 시간은 길어야 72시간이다. 인간에게는 조용히 쉴 곳이 필요하다는 말이다. 휴가 동안 쭉 친척 집에 가 있는 것은 그 집에 충분한 방이 있으면서 프라이버시도 허용해 주는 그러한 센스가 있는 집안이 아니면 권장할 만한 일이 못 된다.

걸어온 인생의 추억을 되찾는 여행

당신 같으면 어떻게 휴가에서 스트레스를 풀까? 나이가 좀 든 여성이면 자신이 걸어온 인생길을 되짚어 가면서 즐거운 시간을 보낼 수 있을 것이다. 젊었을 때 즐거웠던 추억이 깃들어 있는 곳을 다시 찾아가 봄

이 좋다. 그러나 옛날보다는 훨씬 여유 있는 걸음이어야 함을 명심하고 있어야 한다.

이상적이려면 4개월에 한 번, 10일 간의 휴가와 되도록이면 긴 주말을 보내야 한다. 그러나 대부분의 여성은 이를 지속하기가 불가능할 것이다.

🔵 휴가를 즐겁게 하기 위한 사전 준비

다음의 몇 가지 준비와 주의사항에 따름으로 해서 휴가 중에 누구나 긴장으로부터 해방이 될 수 있다.

1. 필요하다고 생각되는 갑절의 돈과 절반의 옷을 휴대한다. 여행 자금이 줄어드는 것만큼 우리를 긴장시키는 것은 없다.

2. 시차가 있는 고장으로 여행할 적에는 사전에 체력을 고려해 모조리 두고 가라. 학생이나 직장인 그리고 여성 중에는 일거리를 들고 가서 결국은 하지도 못하면서 휴가를 망쳐버리는 여성이 있다.

3. 휴가에는 변화를 주라.

4. 매년 같은 곳에 가는 여성이 적지 않지만 그래도 만족하면 그런대로 괜찮다. 하지만 새로운 흥미의 대상이나 행선지를 발견함이 더욱 큰 만족감을 안겨줄지 모른다.

5. 휴가 기간을 되는 대로 형편에 맡겨 버려서는 안 된다. 어떻게 보낼 것인지 정확하게 정해 두어라.

6. 자기가 하고 싶은 일에 충분한 시간을 할애하라. 그렇게 하면 결과적으로 피로감이나 욕구불만을 피할 수 있다.

7. 만일 '업무 중독증'이면 서서히 휴가에 길들여지며 즐길 수 있게 하라. 처음에는 3~4일 간의 주말을 이용한 짧은 휴가에서 시작해서 차차 일주일 그리고 열흘씩 하는 식으로 늘려가라.

8. 늦어도 휴가 마지막 날 하루 전에는 귀가하도록 하라. 끝장을 보아야만 귀가하고 허겁지겁 회사에 출근하는 여성이 많은 것 같다.

9. 먼 곳을 가지 않으려면 집에서 차로 2시간 정도의 거리를 택한다. 호젓한 곳을 찾는 것은 좋지만 너무 거리가 멀면 해소는커녕 오히려 스트레스를 유발하게 된다. 요즘은 교통 사정이 좋지 않을 테니까 염두해야 한다. 목적지에 도착하면 피로가 완전히 회복될 때까지 24시간 휴양을 취한 연후에 다음 스케줄에 들어간다.

10. 안경을 낀 여성은 예비의 것을 휴대한다. 정기적인 약 복용을 하는 여성은 출발 전에 휴대용 약의 점검을 잊어서는 안 된다.

11. 사전에 여행지의 기후를 조사해서 거기에 적합한 장비를 갖춘다. 산에서는 여름에도 냉기가 종종 돌 때가 있다.

12. 발에 편안한 신발이 여행 복장 중에서도 가장 중요하다. 발이 아프면 릴랙스 할 수가 없다.

13. 해외여행에 필요한 예방접종은 일찌감치 끝내어 두면, 휴가 길로 떠난 뒤 접종 후의 증상으로 고생하지 않는다.

14. 여행 중에는 음식물에 조심한다. 경솔하게 먹고 마시다 휴가를 망쳐 버리는 사례가 많다. 특히 해외여행에서 유제품과 생야채는 미

국, 캐나다 그리고 서유럽 이외의 나라에서는 피하는 게 무난하다.

15. 아이들을 동반하는 여행에서는 아이들이 얌전하게 하고 있을 수 있는 물건의 휴대를 잊지 말아야 한다. 휴식은 자주 취하고 여느 때와 같은 시간에 식사를 한다. 아이들이 갈아입을 옷을 잊지 말도록 그리고 한꺼번에 많은 것을 하려고 하지 말라. 까다로운 아이에게는 심한 긴장을 불러 일으키는 경우가 있다.

16. 휴가 갈 때에는 일거리나 공부거리를 들고 가지 않는다.

3
스트레스를
물리치는 운동

🔵 근육의 긴장은 신체장애를 가져 온다

긴장을 하거나 스트레스를 받으면 여성이라도 근육이 탄탄해진다. 긴장으로 탄탄해진 근육을 가리켜 '육체의 갑옷' 혹은 '외계에 대한 방패'라고 부른다. 하지만 그 갑옷을 줄곧 입고만 있으면 다시 말해서 긴장을 풀어주지 않으면 우리는 긴장성 두통이라든가 목 허리의 통증과 기타 긴장에서 야기되는 신체상의 여러 장애에 시달리게 된다.

어렸을 때 짜증을 부리면 부모나 어른으로부터 욕을 먹었다. 그러나 뉴저지 주 사우드 오린지의 맥스노비치 박사에 의하면 - 그는 정형외과 의사이며 권투선수 출신인 스포츠의학 전문가이다 - 우리가 성장해서 이렇게 쉽게 초조해지고 자주 긴장이 되는 것이 바로 그러한 훈육 과정이 원인이 되고 있다고 말하고 있다.

아이들에게 "싸우지 말라"는 말은 말아야 한다. 완력을 휘두르고 싸움을 벌여도 방구석에 벌을 세워 두지는 말고 차라리 권투글러브를 들고 체육관에 가게 하는 편이 낫다. 거기서 실컷 싸워보라고 하라고 그는 주장한다.

"애들의 공격성은 정상적인 것이고 성숙되어 가는 과정의 본능적인 힘이다. 그것은 신체의 발달과 장래의 개성과 이어지게 된다. 애들의 공격성이 내부로 향하면 노이로제가 되어 나타날 때가 있다. 학교나 가정에서 반항을 드러내 보일 수 있었던 애는 죄의식에 사로잡힘이 없이 대담하게 상대방과 맞설 수 있게 된다."는 게 맥스노비치 박사의 설명이다.

스포츠의 경험은 인생의 경험과 비슷하다

그는 긴장을 대처하는 방법의 하나로 스포츠 특히 상대방과 겨루는 경기를 권장하고 있다. 그러면서 "스포츠에서는 이기기 위해서 상대방을 분석하지만 우리는 생활 속에서 타인과 경쟁하는 입장에 놓일 때 그와 같은 일을 한다.

어떤 위기가 닥쳐오면 계획하고 있었던 작전을 실시한다.

스포츠에서 경험하는 실망과 좌절은 인생에서의 실망과 좌절과 흡사하다. 그리고 인생이라는 장에서는 용기와 자력 달성의 의지와 여하한 일이 있더라도 승리에 도달한다는 자신이 필요하다."고 말하고 있다.

대개의 스포츠가 젊은 사람들을 위한 것이지만 누구에게나 운동은 건강에 좋다.

다음은 특히 긴장 완화를 위해 고안된 간단한 운동들이다. 근육을 풀게 함으로써 생활 속에서 쌓인 정신적인 긴장도 다소나마 풀어질 것이다.

긴장 완화를 위한 운동

운동 1

얕은 베개를 베고 마루에 눕는다. 무릎을 약간 편안하게 구부린다. 한 손을 배에 또 다른 손을 가슴 위에 올린다. 복식 호흡으로 숨을 들이켜고 볼록하게 배를 내민다. 이때 가슴을 움직여서는 안 된다. 가슴을 움직이지 않으면서 이 호흡을 하고, 코로부터 숨을 토해내면서 "치즈"라고 소리낸다.

이 운동을 다섯 번 반복한다.

그리고 가급적 깊이 심호흡을 한 다음 "파아" 하고 소리를 내면서 숨을 토한다. 턱과 혀, 입에서 힘이 빠져나갈 것이다.

이것을 다섯 번 반복한다.

30초 동안 숨을 멈춘 후 폐에 공기를 전부 비우듯 심호흡을 한다. 그리고 자연스럽게 폐에 공기를 들여보낸다. 이것을 다섯 번 반복한다.

운동 2

무릎에서 힘을 빼고 가볍게 구부린 채 선다. 긴장되는 사람은 무릎에 딱딱하게 힘을 주는데 그러면 몸 전체가 움직여지지가 않는다.

20센티미터 가량 발을 벌린 자세로 무릎을 굽히면 체중이 뒤꿈치와 엄지발가락 밑쪽의 볼록한 부분 사이에 걸리고 균형을 잡을 수가 있다. 무릎 말고는 신체의 모든 부분이 하나의 곧은 선이 되도록 하여 양팔의 힘을 덜렁 빼고 내린다.

배를 내민다. 무리한 힘을 줄 것은 없지만 배가 들어가 있으면 안 된다. 그리고 복식 호흡을 한다. 등을 곧추세우지만 힘이 들어가지 않게 한다. 이로써 골반이 릴랙스 된다. 이 자세를 2분 동안 유지한다.

이것은 줄을 서서 기다리거나 칵테일 파티에서 서 있을 때 긴장을 푸는 자세이다. 오래 서 있어야 할 때 해보라.

운동 3

발끝을 약간 안으로 향하게 하여 발을 벌리고 선다. 무릎을 구부린 채 손끝이 바닥에 닿도록 상반신을 앞으로 굽힌다. 그리고 상반신은 그대로 다리가 와들와들 떨릴 때까지 서서히 무릎을 펴나간다.

무릎에 힘을 주어 뻗치거나 다리를 경직시켜서는 이 운동의 효과가 없어지므로 하지 말라. 이 자세를 유지하는 동안 손끝은 줄곧 바닥과 닿아 있을 뿐이다. 이 자세로 열을 헤아린다.

운동 4

'운동 2'에서처럼 가볍게 무릎을 구부리고 선다. 그리고 무너지듯 바닥에 엎드러진다. 이것을 서서히 실시한다. 융단을 깐 마루에서나 매트리스를 깔고 하면 된다. 세 번 반복한다.

서든지 앉든지 해서 양팔을 어깨에서 펴 올린다. 그리고 자기의 몸을 감싸듯이 팔을 확 앞당기고 다시 원 위치로 올린다. 오른팔로 왼팔을 끌어안고, 다음은 왼팔로 오른팔을 끌어안는다. 이것을 힘 있게 열 번 반복한다.

이 운동은 어디서든지 할 수 있는 것으로 책상에 앉아 있을 때나 회의 중이나 집에 있을 때나 남의 눈에 뜨지 않게 할 수 있다.

엄지발가락에 특별히 주의를 집중시켜 가며 발끝을 1분 동안 움직인다. 그리고 발목을 축으로 양쪽 발을 회전시킨다. 다음은 엉덩이의 근육에 힘을 주었다 다섯을 헤아리고 힘을 뺀다. 다음은 배의 근육에 힘을 넣고 다섯을 헤아렸다가 힘을 뺀다. 뱃속으로 깊이 숨을 들이켜고 서서히 토해낸다.

릴랙스 될 뿐만 아니라 체형을 바로잡을 수 있다. 이것은 텔레비전의 광고 시간을 이용해서 하기에 알맞은 운동이다.

숨을 깊이 들이마시면서 양팔을 어깨 높이로 올린다. 그리고 약손가락과 새끼 손가락이 당기는 느낌이 들 때까지 쭉 팔을 뻗는다. 옆구리로 팔을 내리면서 숨을 토해낸다. 당기는 느낌이 들 때까지 쭉 팔을 뻗는다. 옆구리로 팔을 내리면서 숨을 들이켜고 팔을 올려 머리 위에서 합친다. 이 두 가지 운동을 다섯 번씩 반복한다.

운동 8

앉은 채로 고개를 우측으로 천천히 돌리고 뒤로 젖히고 앞으로 돌린다. 다음은 머리와 어깨를 좌측으로 그리고 우측으로 돌린다. 허리에서 상반신을 뒤로 젖히고 앞으로 구부린다. 오른쪽 어깨를 으쓱 올린다.

이것은 하루 종일 책상 앞에 앉아 있거나 작업대 앞에서 구부리고 앉아 있어야 하는 사람들이 긴장을 푸는 데 좋다.

운동 9

앉은 채로 양손을 의자의 팔걸이나 시트에다 대고 팔의 굴진 운동을 한다. 다시 말하자면 팔의 굴진이나 몸을 들었다 놓았다 하는 것이다. 긴장되었을 때에 힘이 들어가는 반대쪽의 근육을 사용하게 되므로 이 운동은 근육의 긴장을 상쇄해 준다.

운동 10

앉아서 오른쪽 무릎을 턱으로 들어올렸다 내린다. 왼쪽 무릎을 턱으로까지 들어올렸다 내린다. 좌측 무릎을 바깥쪽으로 돌린다. 원 위치로 돌린다. 우측 무릎도 같은 운동을 한다. 이것을 다섯 번 반복한다.

긴장이 되는 것 같다고 느껴질 때는 주먹을 쥐면 좋다. 손톱이 길면 뭔가 손에 들고 꽉 잡는다. 힘껏 힘을 주었다 힘을 빼면 훨씬 릴랙스 된다.

이것은 누군가에게 화가 났을 때 가장 좋은 운동이며 자제하는데 도움이 된다.

운동 12

의자에 반듯이 앉고 무릎을 30센티미터 가량 벌리고 다리를 앞쪽으로 밀어낸다. 그리고 머리로부터 등을 구부리면서 그 무릎 사이를 몸으로 덮는 듯이 한다. 눈을 감고 양쪽 눈이 빠져 나가는 것처럼 상상을 한다. 입을 열고 턱의 힘을 뺀다. 양손을 무릎 위에다 올려 놓는다. 편안한 자세에 있음을 확인하고 오른팔이 무겁다고 자신에게 일러준다.

겨드랑이에서부터 손끝까지 정신을 집중시키면서 이것을 20번 되풀이 한다. 그리고 주먹을 쥐고, 팔을 구부리고 심호흡을 하고 눈을 뜬다. 오른팔이 무겁도록 만들 수 있었다면 왼팔, 양 다리, 몸 전체로 범위를 넓혀 무겁게 만들어 간다. 이런 식으로 머리에서 발끝까지 릴랙스 할 수 있을 때까지 계속한다.

운동 13

눈을 감고 고개를 수그린다. 양쪽의 눈이 흩어져 빠져나갈 것 같다는 상상을 한다. 입을 가볍게 벌리고 턱의 힘을 빼고, 턱을 가슴에다 댄다. 깊은 숨을 들이켜고 멈춘다. 그리고 천천히 고개를 우측으로 돌리고 일주해서 좌측 어깨 위에서 멈춘다. 그리고 숨을 토해낸다. 이번에는 반대 방향으로 반복한다. 다음으로 깊이 숨을 들이켜고는 우측 어깨를 들어 올린다. 그리고 어깨를 원을 그리듯 앞에서 뒤로 돌린다.

숨을 토해낸다. 좌측 어깨도 같이 반복한다.

이것은 긴장성 두통이 있거나 어깨가 결리는 사람에게 좋은 운동이다.

운동 14

이 운동은 언제 어디서든지 서서도 앉아서도 할 수 있다.

그리고 금방 끝난다. 양팔을 위로 뻗으면서 천장이나 하늘을 쳐다본다. 그것뿐이다.

긴장성 두통이나, 어깨의 결림, 목의 통증으로 고생하는 사람에게 좋다. 긴장이 밀어 닥쳐올 것 같은 느낌일 때 이것을 다섯 번씩 반복한다.

운동 15

똑바로 서든가 앉든가 해서 천장이나 하늘을 쳐다본다.

방실 웃으면서 하늘 높이 비누거품을 불어 올리는 듯한 모습을 취한다. 그리고 웃으면서 비누거품을 부는 시늉을 다섯 번을 반복한다. 이것은 긴장으로 굳어진 목덜미와 어깨, 얼굴의 근육을 푸는 운동이다.

욕탕에서나 풀 안에서 발끝을 덜렁덜렁 흔든다. 처음에는 한쪽씩 하다가 다음은 양쪽을 동시에 흔든다. 발은 양쪽 다 처음에는 우측 방향으로 흔들고 다음에는 좌측 방향으로 바꾼다. 두세 번 무릎을 굴진시킨다. 체중을 앉은 엉덩이의 이쪽 저쪽으로 옮긴다. 물 속에서 손목을 좌우로 회전시킨다.

고개를 회전시킨다. 입김을 불어서 물거품으로 올려 보낸다. 이것을 세 번 반복한다.

산책과 조깅

이것들 외에 긴장을 푸는 방법에는 또 다른 두 가지가 있는데 우리는 그것을 다소 가벼이 보는 경향이 있다.

하지만 실은 이 두 가지가 긴장을 푸는 데는 가장 좋은 방법이다.

첫째로 산책을 들 수 있다. 걷기는 쉬운 운동이지만 거기에는 여러 가지 근육이 사용된다. 경관이 좋은 곳이나 흥미가 있는 곳을 거닐면 특히 마음의 평안을 얻게 된다.

'걸어야겠다'는 생각이 들면 목적지보다 멀리 떨어진 곳에 차를 세우고 억지로라도 자신을 걷게 만들어라. 예를 들어 슈퍼마켓으로 갈 때 되도록이면 8백 미터 가량 앞에서 하차하여 걷는다. 쇼핑하느라 걸어 다니고 다른 일에 정신을 팔고 있는 사이에 손발에 적잖게 운동이 되고 있다.

두 번째 방법은 조깅이다. 조깅은 '움직이는 요가'라는 말이 있다. 의사와 의논한 후 실시하도록 하자.

리드미컬한 페이스로 달리면 마음의 평정과 편안함을 얻을 수 있고 화풀이를 하는 데에도 더없이 좋은 방법이다.

그 까닭은 앞의 여러 곳에서 언급을 하였지만 우리의 신체는 스트레스가 쌓이면 거기에서 빠져나가려고 하게 만들어져 있고 조깅은 잘 컨트롤된 도피의 한 방법이기 때문이다.